# Green Care

# Green Care

Dorit van Meel, Petra Hagen Hodgson, Roswitha Wolf (Hrsg.)

**Dorit van Meel**
**Petra Hagen Hodgson**
**Roswitha Wolf**
(Hrsg.)

# Green Care

Lehr- und Praxishandbuch für
Grün- und Gesundheitsberufe

mit Beiträgen von

Christina Bauernfeind
Andrea Göhring
Petra Hagen Hodgson
Georg Jungnitsch
Petra Köchli
Stefan Lirsch
Karoline Meixner-Katzmann
Fritz Neuhauser
Jutta Schneider-Rapp
Dorit van Meel
Roswitha Wolf
Regina Würfl

hogrefe

**Dr. biol. Dorit van Meel** (Hrsg.). Dozentin, Leiterin der Forschungsgruppe „Grün und Gesundheit“ an der ZHAW, Chefredakteurin der Zeitschrift „Green Care“.
Zürcher Hochschule für Angewandte Wissenschaften, Wädenswil; Hochschule für Agrar- und Umweltpädagogik, Wien.
E-Mail: vanm@zhaw.ch

**Dr. phil. Petra Hagen Hodgson** (Hrsg.). Dozentin BSLA, diverse Leitungsfunktionen für Lehre und Forschung, Institut für Umwelt und natürliche Ressourcen an der ZHAW (2007–2023), seither freiberufliche Tätigkeit in Zürich www.petrahagenhodgson.ch.
Zürcher Hochschule für Angewandte Wissenschaften, Wädenswil.
E-Mail: petra.hodgson@bluewin.ch

**Prof.in Dipl.-Ing.in Roswitha Wolf** BEd (Hrsg.). Vizerektorin für Lehre und Hochschulentwicklung Hochschule für Agrar- und Umweltpädagogik, Wien.
E-Mail: roswitha.wolf@agrarumweltpaedagogik.ac.at



**Bibliografische Information der Deutschen Nationalbibliothek**
Die Deutsche Nationalbibliothek verzeichnet diese Publikation in der Deutschen Nationalbibliografie; detaillierte bibliografische Daten sind im Internet über http://www.dnb.de abrufbar.


Verantwortliche Person in der EU: Hogrefe Verlag GmbH & Co. KG, Merkelstraße 3, 37085 Göttingen, info@hogrefe.de

Anregungen und Zuschriften bitte an den Hersteller:
Hogrefe AG
Lektorat Pflege
Länggass-Strasse 76
3012 Bern
Schweiz
Tel. +41 31 300 45 00
info@hogrefe.ch
www.hogrefe.ch

Lektorat: Jürgen Georg, Amélie Oberson
Redaktionelle Bearbeitung: Martina Kasper
Herstellung: René Tschirren
Umschlagabbildung: Getty Images/NikiLitov
Umschlaggestaltung: Hogrefe AG
Satz: Claudia Wild, Konstanz
Druck und buchbinderische Verarbeitung: Finidr s.r.o., Český Těšín
Printed in Czech Republic
Auf säurefreiem Papier gedruckt

1. Auflage 2026


(E-Book-ISBN_PDF 978-3-456-96300-6)
(E-Book-ISBN_EPUB 978-3-456-76300-2)
ISBN 978-3-456-86300-9
https://doi.org/10.1024/86300-000

# Inhaltsverzeichnis

# Dank

Ein Buch thematisch zusammenzustellen und zu schreiben, bedeutet viel Engagement und kostet viel Zeit. Wir möchten allen Autorinnen und Autoren, die zu diesem Buch beigetragen haben, danken. Weiterhin geht unser Dank an M.Sc. Jürgen Georg, Programmleitung Bereich Pflege & Gerontologie des Hogrefe Verlages, für seine Geduld und sein Vertrauen, aus unserem Konzept ein Buch zu machen. Wir danken nicht zuletzt der Redakteurin Martina Kasper, die sich mit viel Engagement an unsere Texte gemacht hat. Ebenso danken wir der Grafikerin zur optischen Gestaltung dieses Werkes.

Vor allem danken wir unseren Familien für ihre verständnisvolle Unterstützung bei diesem langjährigen Projekt.

*Dorit van Meel*
*Petra Hagen Hodgson*
*Roswitha Wolf*

# Vorwort

Seit rund 20 Jahren hat sich der Begriff „Green Care“ international etabliert und wurde auch im deutschen Sprachraum eingeführt. Dabei reichen die Wurzeln von Angeboten, die heute unter diesen Sammelbegriff fallen, historisch weit zurück und beruhen auf langen kulturellen Erfahrungen und Entwicklungen. Das englische „Care“ ist breit gefasst. Es beinhaltet ein wohlwollendes Sorgetragen für etwas oder für jemanden, ein Pflegen, ein jemanden oder etwas in Obhut nehmen, ebenso wie grundsätzlich Sorgfalt walten lassen. In der Kombination mit dem ebenso breit zu verstehenden Wort „Green“, also im weitesten Sinne Natur, ließe sich Green Care wortwörtlich mit „Grüne Pflege“ übersetzen. Doch ist ein solcher Begriff nicht gebräuchlich, sondern jener der „naturbasierten Intervention“.

Green Care, bzw. naturbasierte Interventionen, umfassen von entsprechend geschulten Personen vermittelte und angeleitete Tätigkeiten in der Natur, mit Pflanzen oder Tieren, die zur Stabilisierung, Unterstützung und Förderung physischer, seelischer und sozialer Gesundheit verschiedenster bedürftiger Menschengruppen und zur Stärkung ihrer Lebensqualität und ihres Wohlbefindens beitragen können. Die Bandbreite an möglichen Angeboten, die sich daraus ergibt, ist groß und hängt immer von den einzelnen Menschen ab, die sie ins Leben rufen und durchführen. Sie können auf dem Bauernhof, im Wald oder im Garten einer Institution oder einer Wohnsiedlung stattfinden. In diesem Buch werden deshalb sehr unterschiedliche, exemplarische Beispiele vorgestellt, ausgelotet und aufgezeigt, wie entsprechende Projekte funktionieren. Damit wird ein Überblick geliefert, welchen Beitrag Green Care heute leisten kann und was es dazu braucht. Es werden praktische Ratschläge vermittelt, auf Notwendigkeiten und Stolpersteine hingewiesen sowie Definitionen geliefert. Die Darstellung der historischen Perspektive und der anthropologischen Voraussetzungen bettet die Beispiele in den weiteren Kontext ein. Vor allem werden Geschichten gelingender fürsorglicher, naturbasierter Angebote erzählt, die anregen sollen, selbst ein solches Projekt in die Hand zu nehmen.

So richtet sich dieses Buch zugleich an interessierte Menschen, die einen Einblick in den Bereich Green Care gewinnen oder möglicherweise selbst ein solches Angebot in Anspruch nehmen wollen sowie an Fachleute, die spezifisches Wissen, Erkenntnisse und Erfahrungen abrufen oder ein eigenes Projekt im größeren Kontext verorten wollen.

*Dorit van Meel*
*Petra Hagen Hodgson*
*Roswitha Wolf*

*28. Mai 2025*

# 1 Historische Perspektive und anthropologische Voraussetzungen von Green Care

Petra Hagen Hodgson

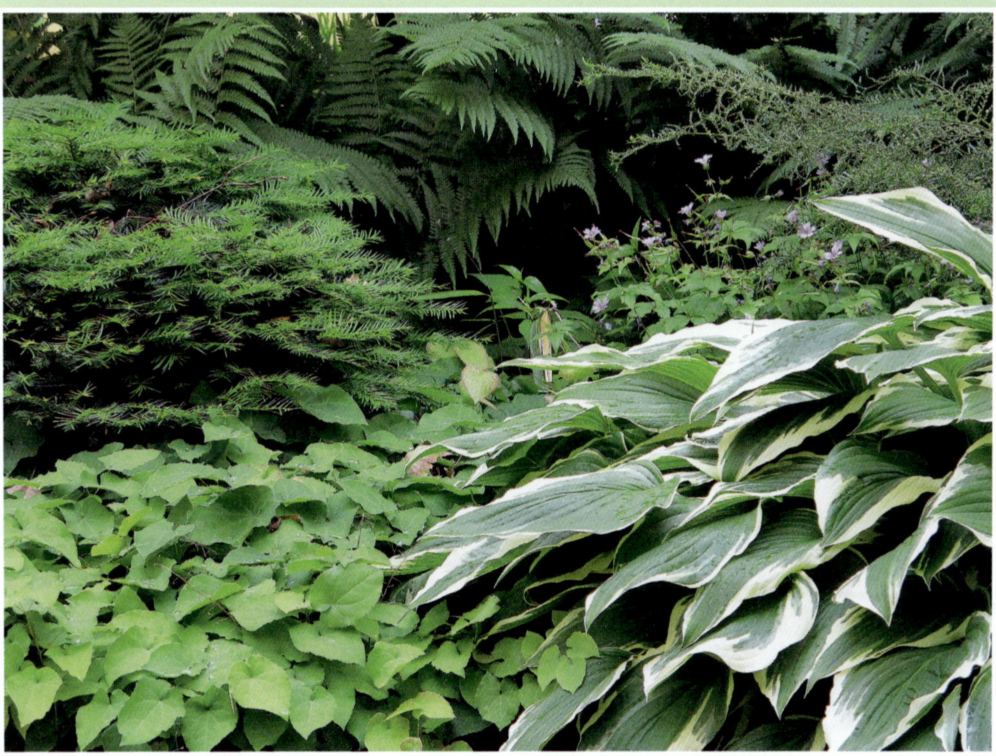

Die Wurzeln von Green Care liegen weit zurück. In diesem Kapitel wird anhand von exemplarischen Beispielen ein Bogen von der Antike bis heute gespannt, mit dem aufzeigt wird, wie Landschaften, Gärten sowie die Beschäftigung mit Pflanzen und auch Tieren seit jeher therapeutisch genutzt wurden. Es werden Vorstellungen, Konzepte und Entwicklungen nachgegangen, die vor und nach der Technisierung der modernen Medizin die heilsamen Wirkungen der Natur im Fokus haben.

Zugleich werden die anthropologischen Voraussetzungen beleuchtet, auf denen gelingende naturbasierte Interventionen basieren. Weiterhin kommen das notwendige psychologische Verständnis und die zwischenmenschlichen Fähigkeiten zur Sprache, denen es bedarf, um erfolgreich ein Green Care-Angebot durchführen zu können und um bedürftigen Menschen eine positive Green Care-Erfahrung zu ermöglichen.

## 1.1 Wurzeln: Natur als Sehnsuchtsort und Heilkraft

Natur und ihre Schönheit berühren. Wir Menschen begnügen uns „nicht mit Funktionalität, mit der reinen Nützlichkeit von Dingen und Lebensumständen“ (Hagen Hodgson & Eberhard, 2018, S. 121). Sofern die Existenz erst einmal gesichert ist, richten wir es uns wohnlich ein. Das betrifft alles von Menschenhand Gestaltete, angefangen bei den (Kultur-)Landschaften, unseren Städten und Wohnstätten bis hin zu Parks und Gärten. Natur- und Landschaftsdarstellungen sind seit Jahrtausenden überliefert. Frühe Beispiele sind die Fresken und Tafelbilder von Akrotiri auf Santorin um 1600 v. Chr., auf denen einzelne Pflanzen sowie erste Ansätze von Landschaften zur Zierde der Räume zu sehen sind. Seit jeher finden wir in allen Kulturen der Welt den Garten als „Projektionsfläche menschlicher Sehnsüchte“ (Schulze, 2006, S. 15) und als Sehnsuchtsort vollendeten menschlichen Wohlbefindens und Glücks. Ein solcher Ort ist etwa im Garten der Götter im *Gilgamesch*-Epos und in der Vorstellung des christlichen Paradieses dargestellt. Homer malte uns circa 800 v. Chr. in der *Illias* und in der *Odyssee* im VII. Gesang (Homer, 1950) das Bild schattiger heiliger Haine und beschrieb üppige Nutzgärten, wie jene des mythischen Phäakenherrschers Alkinoos, bestehend aus Gemüse-, Wein- und Fruchtgärten mit diversen Fruchtbäumen, mit Birnen, Granaten, Äpfeln, Feigen, auch grünen Oliven, roten Trauben und mit zierlichen Beeten duftender Kräuter. Die das ganze Jahr über „andauernde Fruchtfülle wird in der Beschreibung so poetisch hervorgehoben, dass nicht nur der Nutzen, sondern auch die Schönheit des Gartens fassbar wird“ (Kalusok, 2003, S. 21).

Schönheit (Liessmann, 2009) und Nützlichkeit zählten nicht als Gegensatz. Dies verdeutlicht schon die ägyptische Wandmalerei mit der Darstellung des Gartens des Amun-Tempels von Karnak (Luxor) im Grab des Sennefer (um 1400 v. Chr.), welche als eine der ältesten überlieferten Dokumente zur Geschichte der Gartenkunst gilt.

**Abbildung 1-1** zeigt diese Darstellung des Gartens des Sennefer. Er ist von schützenden, hohen Mauern umschlossen und weist Baumalleen und Baumgärten auf sowie Beete, Wasserbecken und im Zentrum eine mit Weinreben behangene Pergola mit direkter Verbindung in den Palast. Unter dem dichten Blätterdach der Pergola fand das tägliche Leben statt. Zahllose weitere Beispiele über die Jahrhunderte folgten.

Nicht nur das Bild des Gartens als Sehnsuchtsort friedlichen Lebens in der Natur und Sinnbild einer harmonischen Einheit von Mensch und Natur, auch die Landschaft war seit jeher Gegenstand sinnlich-emotionaler Erfahrung und wurde immer wieder von Neuem in anderem Kontext als wohltuende Quelle für seelische Erquickung angesehen. Denn der Mensch steht sowohl im Garten wie in der weiten Landschaft „in einem so nahen Verhältnis mit der Natur, dass er ihre Einwirkungen auf seine Seele nicht verleugnen kann“, hieß es bei Christian Cay Lorenz Hirschfeld in dessen ein-

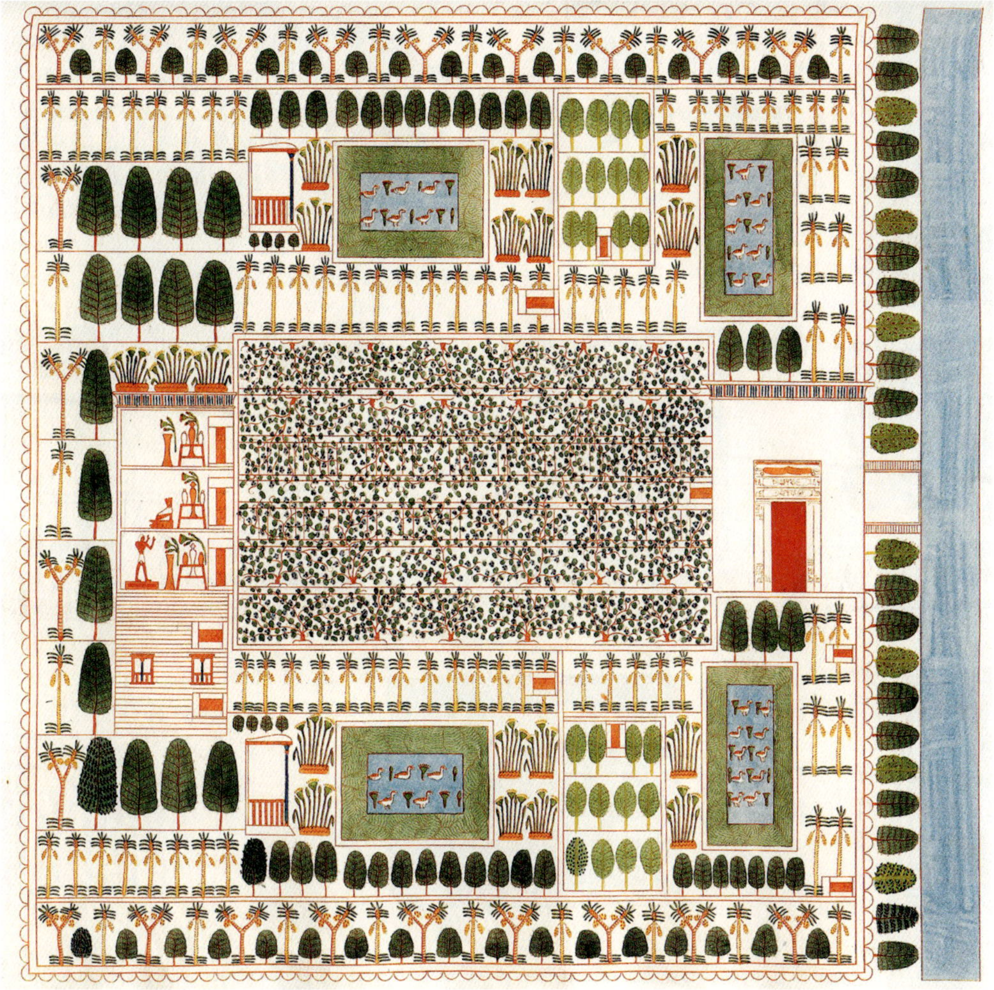

**Abbildung 1-1:** Grab des Sennefer (Quelle: © Universitätsbibliothek Heidelberg; mit freundlicher Genehmigung; Rosellini, Ippolito: I monumenti dell'Egitto e della Nubia, Band 4,2, Atlas: Monumenti civili Pisa, 1834)

flussreicher *Theorie der Gartenkunst* (Hirschfeld, 1779–85, S. 86), die er zu einer Zeit verfasste, als der Gedanke der Natürlichkeit in der Gartengestaltung und eine Verherrlichung des unmittelbaren Naturerlebens im Auf und Ab des Kulturganzen vorherrschte. Weiterhin kreisten über die Jahrhunderte die Vorstellungen von zahllosen Dichterinnen und Dichtern, Malerinnen und Malern sowie Gartenkünstlerinnen und Gartenkünstlern um das Thema Arkadien als einer Landschaft ländlichen, sorgenfreien, unverdorbenen, gesunden Lebens mit friedlich weidenden Schafen und Panflöte spielenden Hirten – einem landschaftlichen Idealbild, das bis heute wirkt.

Auch die Verbindung von Pflanzen und Medizin wurzelt tief in der Menschheitsgeschichte. Nicht umsonst gehört die Pflanzenheilkunde zu den ältesten medizinischen Therapien. Bereits seit dem griechischen Arzt Hippokrates kennen wir schriftliche Aufzeichnungen über heilende Kräfte von Pflanzen. Die ersten Kochbücher waren eher Medizinalbücher, in welchen die gesundheitsfördernden Wirkungen von pflanzlichen Inhaltsstoffen mit der Zubereitung schmackhafter Speisen verbunden wurden. In der Sittenlehre der Philosophen „spielte die Ernährung eine [ebenso] wesentliche Rolle" (Grimm, 2007, S. 70) wie die körperliche Ertüchtigung für das Idealbild eines gesunden Menschen und für das Bild einer idealen Gesellschaft, die u.a. auf der Tugend des Maßhaltens basiert. Bei Plato lässt sich in seiner *Politeia* die Ernährungsweise einer gerechten Gesellschaft anschaulich nachlesen (Grimm, 2007). Weiterhin sah man die Luft und das Wasser früh schon als natürliche, heilende Elemente an, wenngleich über die Jahrhunderte freilich nicht immer in gleichem Maße, weil die Einstellung und das Wissen in Bezug auf die Körperpflege und notwendige körperliche Regeneration nicht immer dieselbe war. Tatsächlich findet sich in den „meisten Kulturen die Vorstellung, dass die Natur heilende Wirkungen hat" (Gesler, 1992, S. 10), einschließlich der Luft, die wir einatmen, wenngleich sich die Erklärungen auch dafür über die Jahrhunderte verändert haben. Bezüglich des Bades und wie dieses im Kulturganzen eingegliedert sei verrät, wie der Kunsthistoriker Siegfried Giedion erkannte, „wie eine Periode zur menschlichen Entspannung sich verhält. Die Stellung, die dem Bad zugebilligt wird und die Art, wie es mit dem Leben verflochten wird, geben oft Auskunft darüber, wie weit das Wohlergehen des Einzelnen als Teil des Gemeinschaftslebens eingeschätzt wird" (Giedion, 1948/1994, S. 679).

Oft wird die bedeutendste antike Kultstätte für den Gott der Heilkunst Asklepios in Epidauros aus dem 5. Jh. v. Chr. als eine der ältesten überlieferten Orte der Heilung der abendländischen Kultur genannt. Hier wurden Waschungen mit heiligem Wasser vorgenommen und unter kühlenden Baumhainen, in der Bibliothek oder im Theater auf günstige Stunden für den heilenden Tempelschlaf im Abaton gewartet. Während des Schlafes soll Asklepios erschienen sein und dem Kranken Anweisungen für zu befolgende Kuren oder Diäten aufgegeben haben, die anschließend von Priestern verordnet wurden. Der Legende nach erschien Asklepios nicht nur in menschlicher Gestalt, sondern auch als Schlange oder als Hund, der den Kranken ableckte und damit zur Heilung beitrug. Offenbar wurden Hunde entsprechend dazu abgerichtet. Für die Geschichte der tiergestützten Interventionen bedeutet diese Erzählung „ein frühes Beispiel institutioneller, tiergestützter Therapie" (Serpell, 2019, S. 22), ein Beleg für die lange Tradition, Tiere mit in Heilungsprozesse einzubeziehen (Fine, 2019).

Gerade zu Hunden haben wir Menschen seit Jahrtausenden eine enge Beziehung. Sie sind uns Arbeitstier, Bewacher, Beschützer, treue Begleiter, freudige Kameraden. In Krisenzeiten können sie Trost und emotionale Unterstützung spenden und werden heute hierfür in Interventionen eingesetzt. Diese enge Beziehung, verewigt in Thomas Manns Erzählung *Herr und Hund* (1918), ist in **Abbildung 1-2** dargestellt. Sie zeigt die 2001 entstandene Skulpturengruppe des Bildhauers Quirin Roth in Gmund am Te-

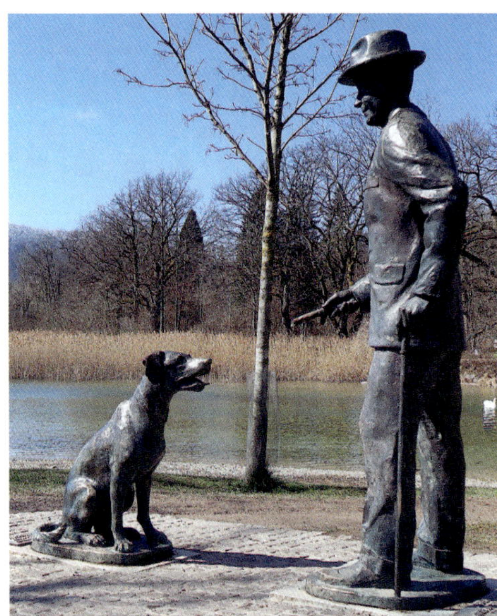

**Abbildung 1-2:** Thomas Mann mit Hund Bauschan, beide ganz aufeinander ausgerichtet, Skulpturengruppe von Quirin Roth 2001 (Foto: Petra Hagen Hodgson)

gernsee, welche den Schriftsteller mit seinem Hund Bauschan veranschaulicht.

Von den Ägyptern der Antike wissen wir, dass sie bereits konkrete medizinische Behandlungen in Gärten durchführten, weil sie die beruhigende Wirkung eines Aufenthalts in der Natur kannten. So verordneten ägyptische Ärzte „psychisch verwirrten Mitgliedern des Königshauses Spaziergänge im Palastgarten“ (Schneiter-Ulmann, 2010, S. 26). Entsprechend entdeckte der römische Arzt Galen von Pergamon, dass ein „Tätigsein in Garten und Landwirtschaft zur Linderung von psychischen Störungen beiträgt“ (Krause, 2008, S. 95). Wir finden also wesentliche Aspekte von Green Care bereits vor rund 2000 Jahren. Was wir nicht wissen, ist, wie sich dieses Tätigsein konkret vollzogen haben mag, ob bzw. wie es mit zwischenmenschlichen Beziehungen verbunden war und wenn ja, wie sich diese gestalteten, weil die Überlieferungen dazu fehlen.

Vertiefte historische Kenntnisse über therapeutisch genutzte Gärten und Landschaften konzentrieren sich vor allem auf die Entwicklung der Hospitäler bzw. der Krankenhäuser und ihrer Freiräume seit dem Mittelalter, insbesondere seit den letzten rund 250 Jahren. Gärten und Parkanlagen sind im Gegensatz zu Bauwerken nicht nur höchst vergänglich, sondern auch aufgrund des lebendigen Materials Pflanze, aus denen sie bestehen, stetem Wandel unterworfen. So sind wir für historisches Wissen über Gärten, Parks und ihre Nutzung in hohem Maße auf Pläne, künstlerische Darstellungen und Schriftliches angewiesen. Die hier getroffene Auswahl aus der langen Geschichte der Gartenkunst, mit der die Gedankengänge und konkreten Vorläufer der heutigen Green Care Angebote aufgezeigt werden, beschränkt sich deshalb auf einige Anmerkungen und Beispiele aus dem Mittelalter sowie Entwicklungen aus den letzten 250 Jahren. Insbesondere für psy-

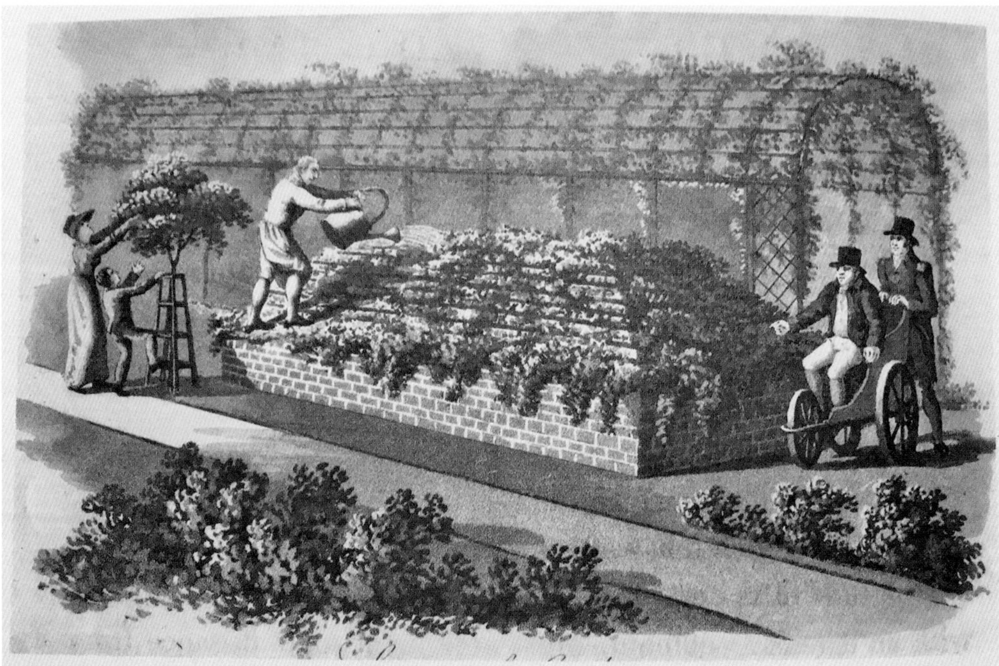

**Abbildung 1-3:** Humphry Repton: Erdbeeren in einem Hochbeet für Behinderte (Quelle: H. Repton: Fragments on the Theory and Practice of Landscape Gardening: including some remarks on Grecian and Gothic architecture. T. Bensley and Son, 1816, S. 183)

chisch kranke Menschen wurden in der jüngeren Vergangenheit Gärten, Parkanlagen und der Ausblick in die Landschaft aus therapeutischen Gründen in die Behandlung einbezogen (Hickman 2013; Markus & Sachs, 2014). Diesen Entwicklungen wollen wir im Folgenden punktuell nachgehen, da Green Care den Anspruch erhebt, nicht nur zur Förderung und Heilung physischer Gesundheit beitragen zu wollen, sondern auch zu mentaler Gesundheit, zu der soziale Gesundheit letztendlich dazugehört. Zur Einstimmung ins Thema sei hier auf die **Abbildung 1-3** verwiesen. Sie stammt vom bedeutenden englischen Landschaftsarchitekt Humphry Repton und ist in Humphreys Sammlung von *Fragmenten über die Theorie und Praxis der Landschaftsgärtnerei*, den *Fragments on the Theory and Practice of Landscape Gardening* (Repton, 1816), enthalten und zeigt ein Hochbeet mit Erdbeeren, zu dem ein Herr im Rollstuhl geführt wird.

## 1.2 Fürsorge im Mittelalter: Hospitäler und Gärten

Fürsorge gehört zu den grundlegenden lebensermöglichenden und lebenserhaltenden Kategorien menschlichen Daseins, weil wir Menschen ihrer über unser gesamtes Leben „als Säugling, als kleines Kind, bei Krankheiten, im Alter oder bei Verletzungen" (Falkenstörfer 2020, S. 1) bedürfen. Wie Fürsorge gehandhabt wird, ist allerdings nicht immer gleich. Im Christentum, das unsere abendländische Kultur wesentlich geprägt hat, hat die Fürsorge einen wichtigen Stellenwert. So findet sich im Matthäusevangelium die Idee der Nächstenliebe, der Barmherzigkeit und der Fürsorge verschriftlicht (Tobit 1:16-17; Tobit 25:35-36). Eine solche grundsätzliche Haltung wirkt bis heute in unsere westliche, säkulare Welt mit ihrer völlig anders konstituierten gesellschaftlich-kulturellen Situation. Sie ist eine der Grundvoraussetzungen für jedes Green Care Angebot. Der Fürsorge- und Barmherzigkeitsgedanke in seinem ursprünglichen christlichen Sinne basierte auf „einer positiven Sicht des Armen als Abbild Christi" (Head-König, 2014, S. 1). Armut wurde dabei als Tugend angesehen. Eine solche Sichtweise eröffnete eine christliche Ethik, mit der sowohl arme wie reiche Menschen zu ihrem Seelenheil gelangen konnten – die einen, indem sie Zuwendungen empfingen und dabei Demut zeigten, die anderen, indem sie Almosen verteilten und um Fürsorge bedacht waren. Mitunter erwarteten manche Spender im Gegenzug für die erhaltenen karitativen Dienste entsprechende Gebete für das Heil ihrer Seelen und ihrer Familien. Die Regel war das aber nicht. Um was für einen Bedürftigen es sich handelte und warum ein Mensch bedürftig geworden war, spielte keine Rolle, vielmehr hatten grundsätzlich alle Menschen Anrecht auf Almosen, Barmherzigkeit und Fürsorge. Die meisten psychisch kranken Menschen wurden innerhalb der eigenen Großfamilie oder in den Dorfgemeinschaften gepflegt und versorgt. Wobei immer galt: „Alle Menschen, auch der Geringste, also auch die ‚Irren', waren nicht auszugrenzen, sondern anerkannt als Kinder Gottes, als der ‚einen Welt Gottes' zugehörig" (Dörner, 1982, S. 429).

Der Fürsorge-Gedanke kristallisierte sich in frühchristlicher Zeit zunächst in den sogenannten Xenodocchien, den Fremdenhäusern, die Unterkunft für Fremde, Pilger und Arme boten und auch schon Kranke pflegten (Dörnemann, 2003). In der Folge entstanden im frühen Mittelalter zahlreiche Hospize oder Hospitäler (lat. hospes = Gast; lat. hospitium = Herberge), den Vorläufern des späteren Krankenhauses. Auch wenn manche von ihnen von Königen, Adligen und Gilden betrieben wurden, war Gesundheit und Soziales Aufgabe der Kirche. Vor allem Mönche und Schwestern in den Klöstern nahmen Hilfsbedürftige aller Art auf und hier entwickelte sich auch das medizinische Wissen weiter. Meist waren solche Hospitäler zunächst für nicht mehr als fünf bis maximal ein Dutzend hilfesuchende Menschen ausgelegt. Auch das vom Bischof Landericus bereits 651 gegründete Pariser Hôtel-Dieu (Herberge Gottes) war anfangs nur eine kleine bescheidene Institution, in der „Waisenkinder, Pilger, Landstreicher, Behinderte, Alte, Kranke und Irre" (Gerlach-Spriggs et al., 1998, S. 8) Zuflucht fanden. Erst allmählich wuchs es zu einer großen, dann aber bald auch schon medizinisch ausgerichteten Institution heran.

Für unseren Zusammenhang interessant ist insbesondere der als Klosterplan von St. Gallen bekannte, um 830 n. Chr. datierte Bauplan, die älteste überlieferte Architekturzeichnung Mitteleuropas, weil er auch etwas über die Außenanlagen des Klosters aussagt, dargestellt in **Abbildung 1-4**. Der Plan ist damit eines der wichtigsten Dokumente der frühmittelalterlichen Gartenkultur, über die wir sonst wenig wissen. Der als Idealplan für das St. Galler Benediktinerkloster angefertigte Plan zeigt eine hoch komplexe bauliche Anlage mit Kirche, diversen Wohngebäuden für unterschiedliche Zwecke bzw. gesellschaftliche Schichten (Mönche, Novizen, Gäste, Pilger, Arme) mit Schule, Werkstätten, Stallungen etc. und einem Haus für Kranke mit eigenem Kreuzgang, das räumlich eng auf das Ärztehaus mit Kräutergarten sowie dem Badehaus und der Küche des Pflegebereiches bezogen ist, während der Obstbaumgarten (als Paradiesgarten) zugleich auch als Friedhof fungiert. Schwer Erkrankte fanden Aufnahme im Ärztehaus mit direktem Blick in den mit Blumen, Arznei- und Heilkräutern bepflanzten Kräutergarten (Thompson & Goldin, 1975).

Eine schriftliche Überlieferung eines klösterlichen Hospital-Gartens und seiner Funktion ist uns vom Zisterzienser-Abt Sankt Bernhard von Clairvaux (1090–1153) erhalten geblieben, der eine Beschreibung der Außenräume seines Klosters verfasst hat. Er spricht darin von zahlreichen unterschiedlichen Fruchtbäumen, die zu einem veritablen Hain in seinem Kloster herangewachsen seien. Dieser Hain aus blühenden und Frucht tragenden Bäumen liege direkt vor den Zellen der Kranken, wobei ihr Anblick den Bettlägerigen Trost spende. Anderen, die laufen könnten, biete er einen schattigen Ort der Ruhe in Sicherheit, während sich die Anwesenden der guten Düfte und frischen Luft erfreuen könnten. Aufgrund der genauen Beschreibung ist dieser Klostergarten als „restorative garden" (Gerlach-Spriggs et. al., 1998, S. 9) als erholsamer, stärkender, heilender Garten bezeichnet worden. Wie schon im antiken Rom war in den städtischen Wohnhäusern ein durch Mauern begrenzter Garten, ein hortus conclusus, üblich geworden. Der als Innenhof gestaltete Garten hatte insbesondere im Kloster den Zweck, diesen als höchst geordnet erscheinen zu lassen, vor den Unwägbarkeiten der Außenwelt zu schützen und zugleich zur Reflexion, Meditation und Kontemplation anzuregen. (Gerlach-Spriggs et al., 1998)

Erst mit dem Anwachsen der Städte im Zuge des Erstarkens des Handels und des städtischen Bürgertums, das auch Dank des Übergangs von Tauschwirtschaft in Geldwirtschaft zu großem Reichtum gelangte, verbunden mit dem gleichzeitigen Kampf um kirchliche oder weltliche Vormachtstellung begann sich ab dem späten Mittelalter die Vorstellung durchzusetzen, dass Armut und Bedürftigkeit ein Übel und der „schlechte" Arme und Bedürftige „unnütz, ja eine Gefahr für die Gesellschaft, da er unstet und müßig sei und die christlichen Bräuche nicht respektiere" (Head-König, 2014, S. 2; Falkenstörfer 2020, S. 35–36). Eine solche Sichtweise legte den Grundstein dafür, dass Irre, wie man sie früher nannte, auch aus Angst und Aberglaube möglichst aus dem Alltag verschwanden, weggesperrt und über Jahrhunderte in speziellen Einrichtungen „gehalten" wurden.

Die Klöster verloren mit der Zeit an Bedeutung, andere kirchliche Institutionen sowie die Öffentlichkeit übernahmen deren karitative Aufgaben und es etablierten sich allmählich öffentliche Gesundheitseinrichtungen. Zugleich gewann wissenschaftliches Vorgehen und bald schon die Naturwissenschaft an Bedeutung, die gerade auch für die Medizin wesentlich wurde.

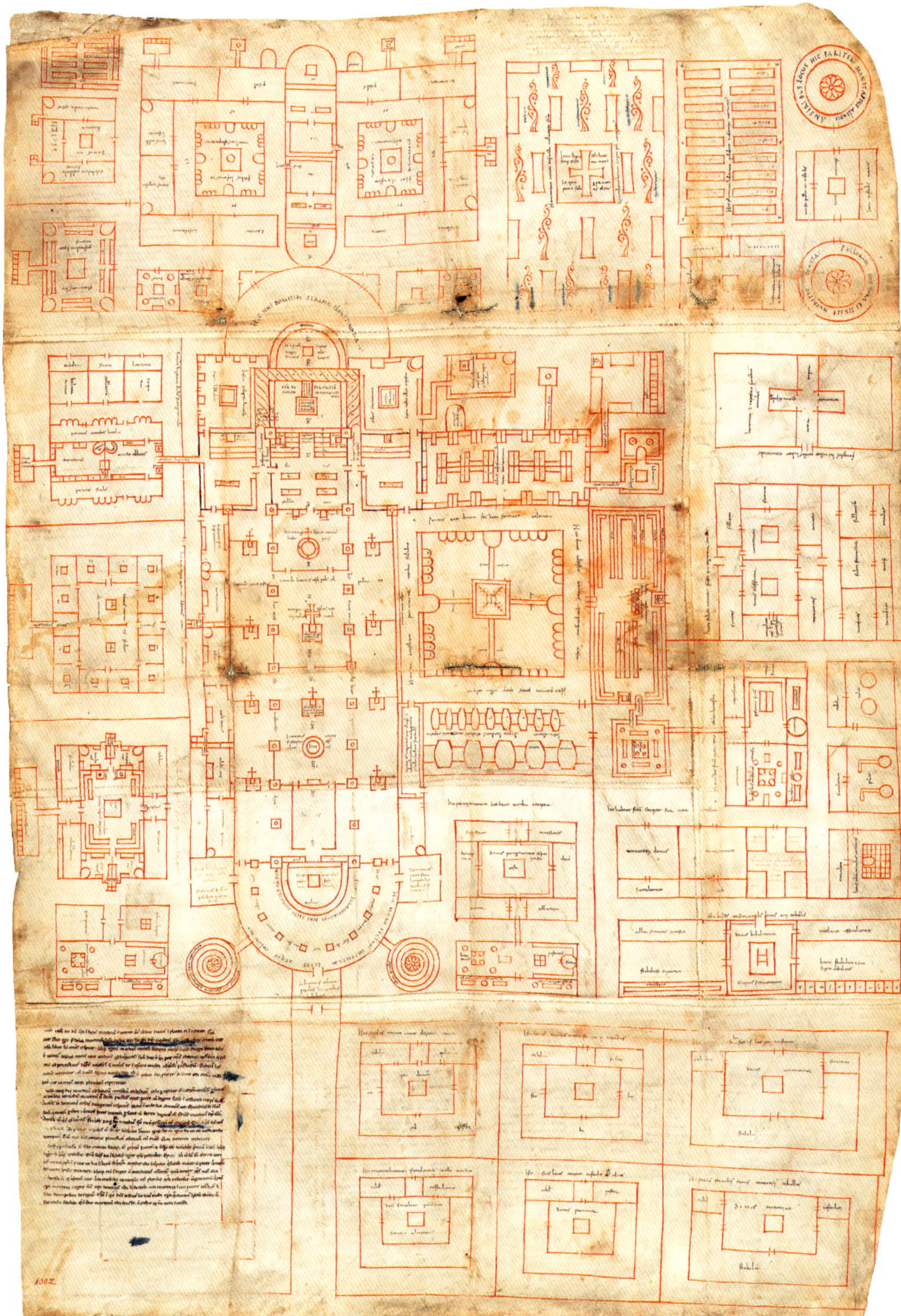

**Abbildung 1-4:** Klosterplan St. Gallen, die älteste überlieferte Architekturzeichnung Mitteleuropas mit Gartenelementen (Quelle: Stiftsbibliothek St. Gallen)

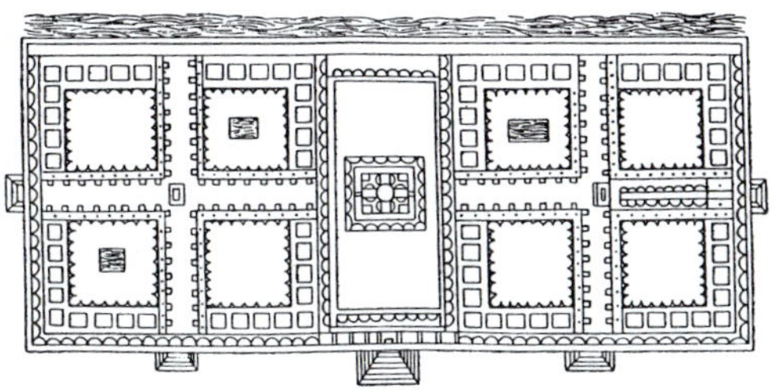

**Abbildung 1-5:**
Filarete: Ospedale Maggiore Umzeichnung von W. v. Öttingen (1890) des Grundrisses aus dem Architekturtraktat von 1460–64 (Quelle: Filarete: Trattato d'architettura 1460/64, Quadflieg, Abb. 3, Wikipedia)

Es entstanden die ersten größeren Krankenhäuser mit regelrechten Betten-Hallen, in die meist eine Kapelle integriert war, in der ein Priester die Messe abhalten konnte. In der Regel waren hier die Betten nach innen auf den Priester hin ausgerichtet aufgestellt, nicht auf eine Sicht nach außen. Entsprechend hoch waren die Fenster angesetzt ohne Blick vom Bett aus nach draußen. Umgekehrt war damit der Anblick von außen auf Krankheit und Siechtum verwehrt (Marcus & Sachs, 2014). Ein frühes kommunales, nicht kirchlich geführtes Beispiel zeigt **Abbildung 1-5**: das von Filarete 1456 entworfene *Ospedale Maggiore* in Mailand, mit um Innenhöfe gruppierten, hohen und langen Krankenhallen. **Abbildung 1-6** stellt einen weiteren solchen Krankensaal eines Hospitals mit Arztbesuch dar.

Insbesondere alte katholische, karitative Einrichtungen behielten aber durchaus ihre Gärten und Innenhöfe bei, die in der Regel mit Schatten spendenden und vor Regen schützen-

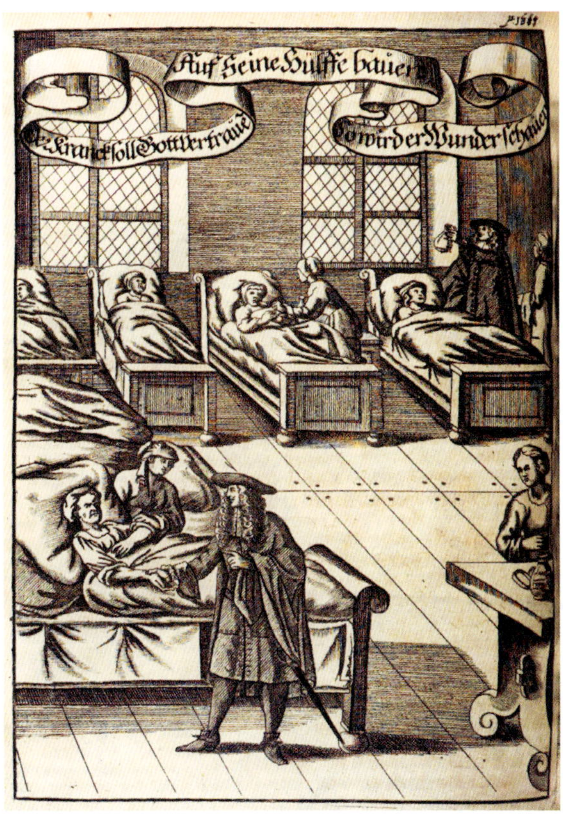

**Abbildung 1-6:**
Krankensaal eines Hospitals mit Arztbesuch. Auf den Banderolen ist zu lesen: „Der Kranke soll Gott vertrauen, auf seine Hülfe bauen, so wird er Wunder schauen" (Quelle: Johann Christoph Thiemen: Haus-Feld-Artzney-Koch-Kunst und Wunderbuch, S. 1384, Wikipedia)

den, umlaufenden Arkadengängen ausgestattet waren, welche zugleich die umliegenden Gebäudeteile miteinander verbanden. Sie blieben bis weit ins 18. Jahrhundert Vorbild für zahlreiche neu entstehende Krankenhäuser für diverse Bedürfnisse (z.B. das von König Louis XIV in Auftrag gegebene *Hôtel royal des Invalides* in Paris für kriegsversehrte, nicht mehr arbeitsfähige Soldaten, 1670–76 erbaut). Mit Francis Bacon, Wegbereiter des Empirismus, hatte im 17. Jahrhundert die Naturwissenschaft an Bedeutung gewonnen, die gerade auch für die moderne Medizin wesentlich wurde. Entsprechend entwickelte sich „die neuartige Institution des medizinischen Krankenhauses, in dem es [allein] um die Heilung von Krankheiten" (Jankoviak, S. 120) geht, mit einem Pavillon-System zur besseren Durchlüftung, weniger Krankheitsübertragung, besserer Wundheilung und besserer Belichtung. Oder es wurden im 17. Jahrhundert Villen reicher, wohlwollender Bürger zu spezialisierten Krankenhäusern, z.B. für Nervenkranke um- und neugebaut, die häufig von begüterten Privaten geführt wurden.

**Abbildung 1-7** zeigt das *Allgemeine (alte) Krankenhaus der Stadt Wien* am Stadtrand gelegen mit Blick auf die Hügellandschaft des Wienerwaldes, mit Innenhöfen zum Spazieren für Arme, invalide Soldaten, Kranke, Ärzte, Pflegepersonal und Besucherinnen und Besucher. Im Hintergrund ist der Narrenturm zu sehen, in dem die Irren weggesperrt wurden. Räumlich wurde ansonsten klar in Zahlende und Nicht-Zahlende (sozialer Status) sowie in Männer und Frauen unterteilt.

## 1.3 St. Luke's Hospital und die „Moral Therapy"

Für unsere Betrachtungen interessant ist das Konzept des sogenannten *Moral Treatment* oder auch *Moral Therapy* genannt, das im späten 18. Jahrhundert in England aufkam und bis

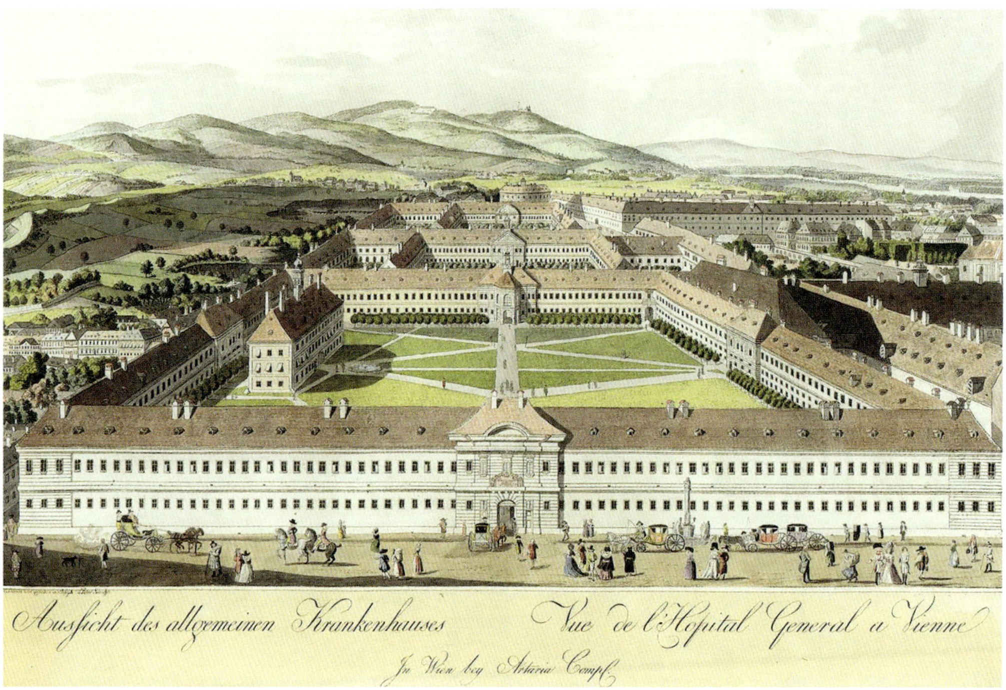


**Abbildung 1-7:** Allgemeines (altes Krankenhaus) Wien (Quelle: CC BY-NC-ND 4.0; Wienbibliothek im Rathaus; mit freundlicher Genehmigung)

weit ins 19. Jahrhundert Einfluss hatte, weil hier der Garten und die Landschaft wieder an entscheidender Bedeutung für die Therapie von seelisch kranken und generell kranken Menschen gewann. In England waren die Auswirkungen der Industrialisierung am frühesten sichtbar geworden, die bedürftigere und seelisch kranke Menschen besonders trafen oder überhaupt erst zu Krankheitszuständen führten. Das Aufkommen der *Moral Therapy* geht nach dem Medizinhistoriker und Sozialpsychiater Klaus Dörner auf den Gründer des einflussreichen Londoner Krankenhauses *St. Luke's Hospital for Lunatics* (1751 eröffnet), den Arzt und Philologen William Battie (1703–1776) zurück (Dörner, 1969). Battie, der 1758 das erste Lehrbuch für Psychiatrie (*Treatise on Madness*) verfasste, das auf „umfangreicher eigener Erfahrung basiert und entsprechend auf alle theoretische Fundierung der Tradition verzichtet" (Dörner, 1969, S. 57), vertrat die Ansicht, dass psychisch Kranke nicht nur versorgt („care") werden sollten, sondern auch durch gezielte Behandlung („cure") geheilt werden könnten. Aus den vermeintlich besessenen „‚armen Irren' wurden Patienten" (Dörner, 1969, S. 56). Sie erhielten damit ihre menschliche Würde zurück. Weiterhin waren im *St. Luke's* Krankenhaus erstmals Studenten zugelassen, die Patient:innen systematisch beobachten und praktische Erfahrung sammeln sollten. Dies war ebenfalls bahnbrechend. Die Auseinandersetzung mit psychisch kranken Menschen „auf der Basis wirklicher Erfahrungen täglichen Umgangs" (Dörner, 1982, S. 433) wurde damit zu einer wissenschaftlichen Disziplin der Medizin. Battie vertrat weiterhin die Ansicht, dass ein menschlicher Umgang und das therapeutische Umfeld viel mehr als medikamentöse Behandlung bewirken können, seine „epochale Zusammenfassung seiner Erfahrung [lautete]: „Management did much more than medicine". Die Beeinflussung der Lebensweise und der Gewohnheiten der Patienten schien ihm wirksamer als die Vergabe von Medikamenten" (Dörner, 1982, S. 433) und befreite mit einer solchen Sichtweise psychisch Kranke zugleich von deren Ausgrenzung und Wegsperrung in düstere Zellen, hinter Gitter, an Ketten. Er stützte sich dabei auf niemand geringeren als den Arzt, Philosophen und Vordenker der Aufklärung John Locke, der in seinem *An Essay Concerning Human Understanding* von 1690 die Ansicht vertrat, dass Geisteskranke ihm nicht so erscheinen würden, als seien sie verwirrt, sondern dass sie Dinge nur falsch wahrnehmen, verstehen und in der Folge als wahr ansehen würden. (Locke, 1690/2020) Locke berief sich dabei auf folgende, seine gesamte Abhandlung leitende Erkenntnis: „Manche sind der festen Meinung, der Verstand enthalte bestimmte angeborene Prinzipien, Urvorstellungen (κοιναὶ ἔννοιαι), gleichsam dem Geist des Menschen aufgestempelte Zeichen, welche die Seele in ihrer frühesten Existenzform empfängt und dann in die Welt mitbringt. Um unbefangene Leser von der Falschheit dieser Annahme zu überzeugen, brauchte ich eigentlich nur zu zeigen [...], auf welche Weise es den Menschen allein durch den Gebrauch ihrer natürlichen Vermögen gelingen kann, ihr gesamtes Wissen ohne Mitwirkung angeborener Eindrücke zu bekommen und ohne Urvorstellungen oder -prinzipien zur Gewissheit zu gelangen" (Locke, 1690/2020, S. 25). Mit einer solchen Denkrichtung war in Frage gestellt, dass eine Geisteskrankheit ein permanenter Zustand und unbehandelbar sei und machte den Weg für andere Behandlungsmethoden frei. Damit nahm Locke und in der Folge die Vertreter der Moral Therapy vorweg, was sich später in der modernen Anthropologie bestätigt findet. Zugleich initiierte Battie eine bessere Ausbildung der Pflegepersonen.

Diese für ihre Zeit erstaunlich fortschrittlichen Sichtweisen übernahm auch der begüterte Geschäftsmann und Philanthrop William Tuke (1732–1822) von der Quäkergemeinde in York. Als Quäker glaubte er an ein nie auslöschendes „inneres Licht" eines jeden Menschen und vertrat aus Überzeugung Gewaltlosigkeit. Angesichts unwürdiger Verhältnisse in der Irrenanstalt *York Lunatic Asylum*, in der unter mysteriösen Umständen ein Mitglied der Quäkergemeinde 1790 verstorben war, initiierte er 1792 den Bau eines privaten Heimes für Geisteskranke in Form einer gemeinnützigen non-profit-Institution mit finanzieller und ideeller Unterstützung der Quäkergemeinde, welches 1796 bezogen werden konnte. Die Institution führte er unter dem bezeichnenden Namen *The Retreat* (Rückzugsort bzw. Zufluchtsort) und praktizierte dort eine „moralische Behandlung" (Charland, 2015, S. 2), wobei dieser Begriff damals im Sinne von mentaler Therapie, weniger als ethische Kategorie (höchstens im Sinne einer menschenwürdigen Therapie) und im Gegensatz zur Vergabe von Medikamenten verstanden wurde. Sie beruhte im Wesentlichen auf der Vorstellung eines heilsamen Einflusses der Gemeinschaft (*sensus communis)* in einem angenehmen, möglichst familiären Umfeld, in „gesunder" landschaftlicher Umgebung, mit bekömmlichem Essen sowie sinnvollen Betätigungsmöglichkeiten und setzte auf Selbstachtung und Selbstkontrolle. Gewalt bzw. mechanischer Zwang wurden nur im äußersten Notfall vor allem zum Selbstschutz der Kranken und des Pflegepersonals angewendet und Medikamente wurden nicht verabreicht. Was es gab, war Bestrafung durch Absonderung für unordentliches oder gewaltsames Verhalten.

Entsprechend diesen Vorstellungen wurde das *Retreat* außerhalb von York in attraktiver, bäuerlich geprägter Landschaft erbaut und verfügte über einen großen Garten mit landwirtschaftlich genutztem Boden. Tatsächlich war für die Kranken die „sorgsam gestaltete" (Hickham, 2013, S. 26) [Übers. d. Autorin], möglichst gewohnte Häuslichkeit vermittelnde Umgebung, zusammen mit dem Leben in der überschaubaren Gemeinschaft statt eines auf sich selbst zurückgeworfenen Lebens in Isolation von entscheidender Bedeutung.

Im Garten, in dem es auch etliche Tiere gab, u. a. Hasen, Hühner, Falken und Möwen, durften sich die Kranken laut Samuel Tuke (1813/1964), der den Garten im 3. Kapitel seiner Abhandlung über das *Retreat* ausführlich beschreibt, frei bewegen. Es handelte sich bewusst um allgemein bekannte Tierarten. Mit ihnen sollte nicht nur „innocent pleasure" (unschuldiges Vergnügen) gefördert, sondern auch „social and benevolent feelings" (Tuke, 1813/1964, S. 96), also wohltuende und soziale, mitmenschliche Gefühle wachgerufen werden. Der Einsatz von Tieren muss auf Gedankengänge von John Locke basieren, der vorschlug, Kindern Hunde, Eichhörnchen, Vögel oder dergleichen Tiere zu geben, damit sie lernen, sich um diese zu kümmern sowie als Mittel, gute, warmherzige Gefühle zu entwickeln und einen Sinn für Verantwortung für andere aufzubauen (Locke, 1699/1964). Zugleich sollten sie als beruhigender Faktor bei der Stressbewältigung dienen.

William Tuke selbst lebte mit der Bewohnerschaft zusammen im Haus, die anfangs nur aus 8 Patient:innen bestand. Auch später unter seiner Führung blieb das *Retreat* ein kleines Haus mit maximal 30 Personen, erst später verwässerte sein Konzept. Empirische Studien freilich wurden dort nicht vorgenommen, doch das Haus stand zu jederzeit offen für öffentliche Besichtigungen und Fachleute konnten im *Retreat* wohnen, um eigene Beobachtungen und Erfahrungen zu sammeln. Das *Retreat* wird inzwischen in der Regel als Vorläufer für die heutige Sozialpsychiatrie angesehen. Tukes Sohn Samuel hat die Institution und die dort praktizierten Methoden 1813 ausführlich beschrieben und damit einer breiten Öffentlichkeit zugänglich gemacht, nachdem bereits 15 Jahre vorher der Schweizer Arzt G. C. de la Rive in Genf wohlwollend über das Haus berichtet hatte (Dörner, 1969).

Zeitgleich, aber unabhängig von William Tuke, setzte sich auch in Frankreich der Arzt Philippe Pinel, der seit 1794 Leiter des *Hôpital Salpêtrière* war, für ein „humane treatment of the insane" (Tuke, 1892, S. 92), für eine menschliche Behandlung der Irren ohne Ketten ein. Auch er vertrat die Hypothese der Heilbarkeit von Geisteskranken und trug zugleich wichtige Impulse zur wissenschaftlichen Psychiatrie bei.

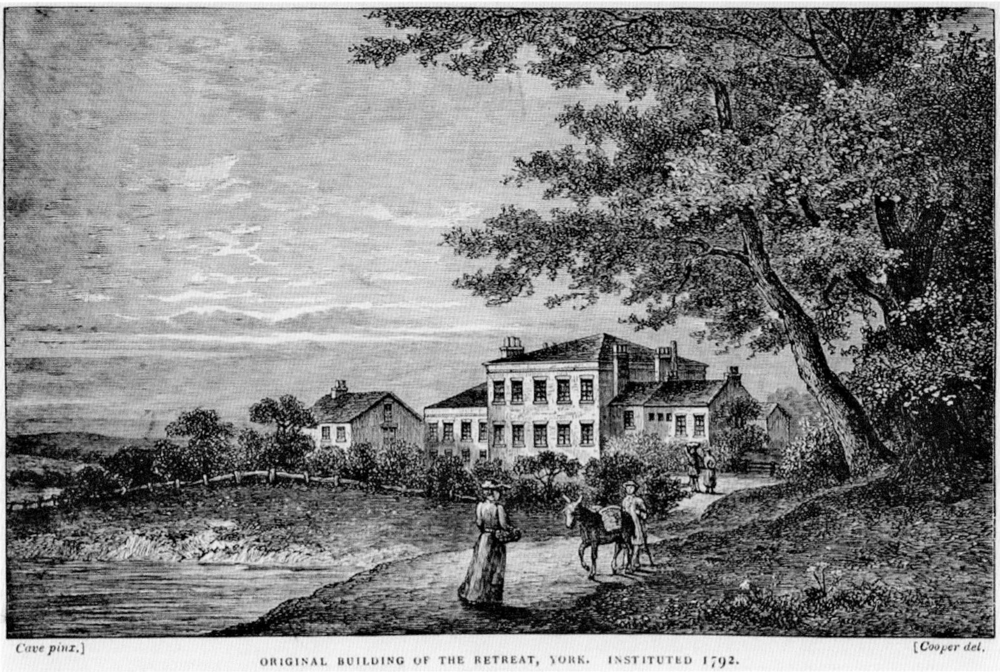
Cave pinx.]
ORIGINAL BUILDING OF THE RETREAT, YORK. INSTITUTED 1792.
[Cooper del.

**Abbildung 1-8:** The Retreat (Quelle: Reform in the treatment of the insane: early history of the retreat, York; its objects and influence, with a report of the celebrations of its centenary).

Das französische *traitement moral* unterscheidet sich von der englischen Variante, bei welcher Zuwendung, Milde und Geduld wesentlich waren, insofern, als für Pinel insbesondere ein medizinisch-wissenschaftliches Interesse mit genauen Klassifizierungen im Vordergrund stand. Beide Richtungen begrüßten Garten- und Feldarbeit. Pinel schrieb: „Eine erquickende Bewegung oder eine mühsame Arbeit hemmen die Ausschweifungen der Wahnsinnigen, verhindern Congestionen im Kopfe, machen den Kreislauf gleichförmiger und bereiten einen ruhigen Schlaf" (Pinel, 1800/1801, S. 211).

Wenn Tuke und Pinel einem Aufenthalt im Grünen und einer Betätigung im Garten oder gar in der Landwirtschaft Bedeutung beimaßen, geschah dies, als in der Gartenkunst die Prinzipien der „Natürlichkeit", wie sie im Englischen Landschaftsgarten zum Ausdruck kommen, wirkten. Der damals einflussreiche Botaniker, Gartenarchitekt und Theoretiker John Claudius Loudon hob in seinem Buch *The Suburban Gardener* (Loudon, 1838/1982), bereits in der Einleitung die gesundheitliche Bedeutung einer sinnvollen Betätigung im Garten hervor, indem er argumentierte, dass man beim Gärtnern das natürliche Material Pflanze wachsen und sich verändern sehe. Der bereits zitierte Hirschfeld seinerseits formulierte das entsprechende theoretische Fundament für die Anlage von Krankenhausgärten. In seiner *Theorie der Gartenkunst* findet sich im 5. Band ein ganzes Kapitel über „Gärten von Hospitälern" (Hirschfeld, 1779–1785, S. 115–116). Hospitäler, schrieb er darin, seien „in Rücksicht sowohl auf die Gesunden, als auch auf die Kranken, außer den Städten anzulegen" und zwar: „in einer gesunden und anmuthigen Gegend, nicht in Thälern und Niederungen, sondern an heitern, von der Sonne erwärmten und von rauhen Winden geschützten Höhen [...]" Nach Hirschfeld sollte „ein Hospital frei liegen" und der Garten „unmittelbar mit dem Gebäude Verbindung haben. [...] Denn ein Blick aus den Fenstern in diese blühenden und fröhlichen Scenen hin belebt schon den Kranken; auch kann er seinen Spaziergang nicht weit suchen. [...] Ein Hospitalgarten soll dem Schwachen einen bequemen Spaziergang, liebliche Erwärmung der Sonne, Erfrischung durch freie Luft, und durch Wohlgerüche der Pflanzen geben; gibt es zugleich lebhafte und erfreuende Aussichten so hat er ein Verdienst mehr [...], alles muss Heiterkeit sein und Heiterkeit verbreiten. Keine Scene der Melancholie [...] viele singende Vögel [...]. Noch könnten größere Hospitalgärten sehr schicklich mit Arzneikräutern bepflanzt werden. Dem Kranken würde der Anblick der Pflanzen, welche die wohlthätige Natur zu seiner Genesung bestimmte, nicht gleichgültig sein", wobei Hirschfeld darüber hinaus ökonomische Überlegungen und Aspekte der Bildung hinzufügte: „Man könnte mit dem Ertrag die Apotheke des Hospitals, vielleicht auch andere Apotheken versorgen, oder doch den Leuten, die für sie sammeln, bestimmt die Pflanzen hier zeigen, die sie zu suchen hätten." (Hirschfeld, Band 5, 1758, S. 115–116). Im Kern handelt es sich bei diesen Aussagen um dieselben Beobachtungen, die einst Sankt Bernhard von Clairvaux gemacht hatte.

Schon bald verbreitete sich der Ansatz der *Moral Therapy* in Europa und bis nach Amerika. Hierzu sei angemerkt, dass bereits damals bekannt war, dass nicht jeder Mensch automatisch einen Zugang zur Natur, zu den Schönheiten einer Landschaft oder zur Landwirtschaft hatte und dass schöne Gärten in entsprechendem seelischem Zustand gleichwohl als „gilded cages" (Hickman, 2013, S. 49), als goldene Käfige empfunden werden können. Eine schöne Umgebung bedeutet per se also noch keine Hilfe für seelisch kranke Menschen. Wir werden auf dieses Thema noch zurückkommen. Die Idealisierung der Natur, eines harmonischen Lebens in und mit der Natur, einschließlich einer Betätigung im Garten und auf dem Feld fernab der Großstadt entsprach den romantischen Vorstellungen der Zeit, die bis in die Lebensreformbewegung des 19. und beginnenden 20. Jahrhunderts hineinwirkten. Der Garten als Ort des Spazierens und des erholsamen, beruhigenden Aufenthalts war bei den Patient:innen des *Retreat* offenbar so beliebt, dass er durch zweimaligen Zukauf erweitert wurde. Zugleich machte Tuke mit einem anderen Patienten aber auch die Erfahrung, dass er diesen gerade nicht zu langen Spaziergängen bei gemeinsamen Gesprächen animieren konnte, zum Arbeiten im Garten hingegen schon. Solche Beispiele ließen Tuke zum Schluss kommen, dass ein Zugang zu den Phänomenen der Natur nicht einfach bei jedem Menschen gegeben ist, sondern von der Heranführung des Patienten an diese durch entsprechende Erziehung und Weitergabe abhängt. In den Worten Samuel Tukes: „had his education enlarged his curiosity, and encouraged a taste and observation respecting the objects of nature and art, he might have derived much greater advantage, as many patients obviously do, from variety of conversation and scenery" (Tuke, 1813/1964, S. 155). Vor allem zeigen Tukes aus Erfahrung gewonnenen Erkenntnisse, dass grundsätzlich das psycho-soziale Moment wesentlich entscheidender für die Heilung ist als allein ein positives Naturerlebnis fernab der damals als chaotisch empfundenen, krank machenden Stadt.

## 1.4 Heil- und Pflegeanstalten im 19. und frühen 20. Jahrhundert

Im Laufe des 19. Jahrhunderts entstanden nach den Vorgaben der Krankenschwester Florence Nightingale (1820–1910), die als Wegbereiterin einer modernen Krankenpflege gilt, zahlreiche allgemeine und spezialisierte Krankenhäuser sowie private Institutionen nach der raumgreifenden Pavillonbauweise. Mit dieser wurden die Kranken in kleineren Gruppen in einer sorgsam gestalteten grünen Umgebung untergebracht, wobei der Außenraum zur Erholung, Beruhigung und zum Spazieren der Kranken diente, gewissermaßen als indirekte Therapieform. Etliche Institutionen für psy-

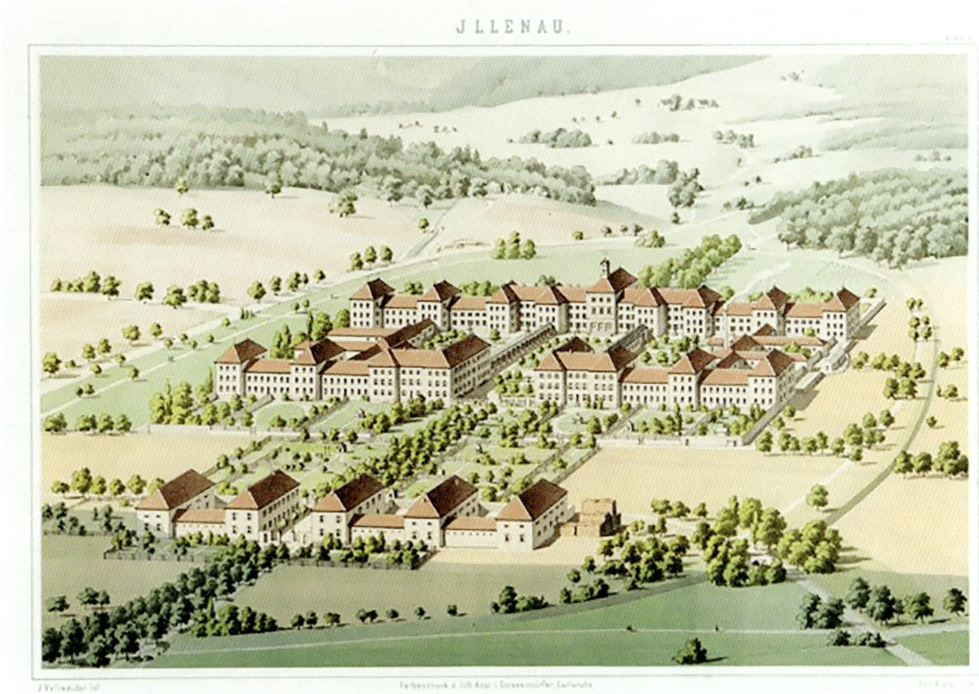


**Abbildung 1-9:** Illenau im Jahr 1865. Nach einer Lithografie von J. Vollweider und C. Kiefer. Lithografische Anstalt L. Geissendörfer Carlsruhe – Reproduktion von Florian Hofmeister, Gemeinfrei (Quelle: Wikimedia, https://commons.wikimedia.org/w/index.php?curid=15916458.

chisch Kranke setzten zugleich Garten- sowie landwirtschaftliche Arbeit zur nützlichen, strukturierten Tätigkeit als aktiven Baustein zur Genesung ein. Auch handwerkliche Tätigkeiten wie Holzhacken oder in der Waschküche mithelfen waren je nach Neigung und Geschlecht der Patient:innen üblich. Eines der bekannten diesbezüglichen deutschen Beispiele der Zeit war die von Christian Roller (1802–1878) geleitete, 1842 eröffnete *Heil- und Pflegeanstalt Klinik Illenau,* veranschaulicht in der **Abbildung 1-9.** Wie damals üblich wurde hier ein großer Nutzgarten mit Gemüse und Obst betrieben. Zum einen galt die Mitarbeit der Patient:innen als Therapiemaßnahme und zum anderen diente der Nutzgarten als ökonomischer Beitrag zur Versorgung der Anstalt. Dies war auch in anderen Institutionen übliche Praxis. In den Gärten der verschiedenen Abteilungen wurden Blumen angepflanzt, die von den Kranken selbst gepflegt wurden.

Die *Schweizer Psychiatrische Universitätsklinik Zürich*, auch *Burghölzli* genannt und zu sehen in **Abbildung 1-10**, ist ein weiteres herausragendes Beispiel aus der Zeit. Ganz Hirschfelds Empfehlungen entsprechend wurde sie 1864–70 außerhalb der Stadt auf einem den Zürichsee überschauenden, sonnigen Hügel errichtet und besaß ein ausgedehntes, parkähnliches Klinikgelände mit eigenen Obst- und Gemüsebaubetrieben sowie einem Rebberg und sogar etwas Wald. Sie wurde fast 30 Jahre von dem Psychiater Paul Eugen Bleuler geleitet (von 1898 bis 1927), der zusammen mit seinem Oberarzt G. C. Jung (von 1900 bis 1909 am *Burghölzli*) durch den erstmaligen Einbezug der Psychoanalyse für Therapiezwecke bahnbrechende Erkenntnisse in der Schizophrenieforschung einleitete

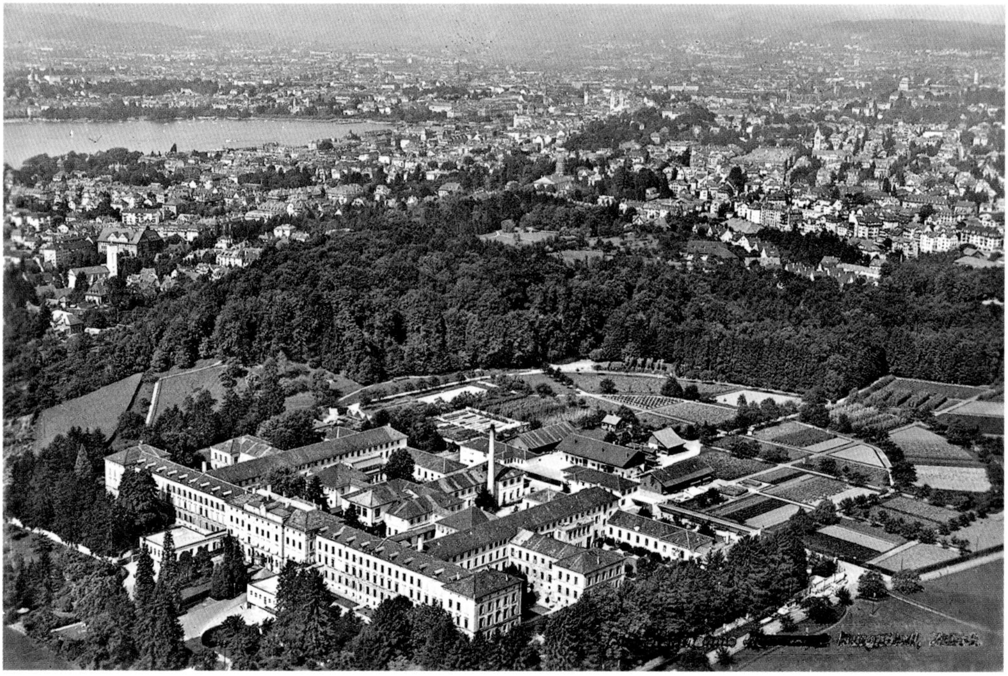

**Abbildung 1-10:** Luftbild der Psychiatrischen Universitätsklinik Zürich, auch Burghölzli genannt, mit ausgedehnten Grünflächen einschließlich einem Stück Wald (Quelle: © BAZ_128359 Bildarchiv Baugeschichtliches Archiv der Stadt Zürich; mit freundlicher Genehmigung)

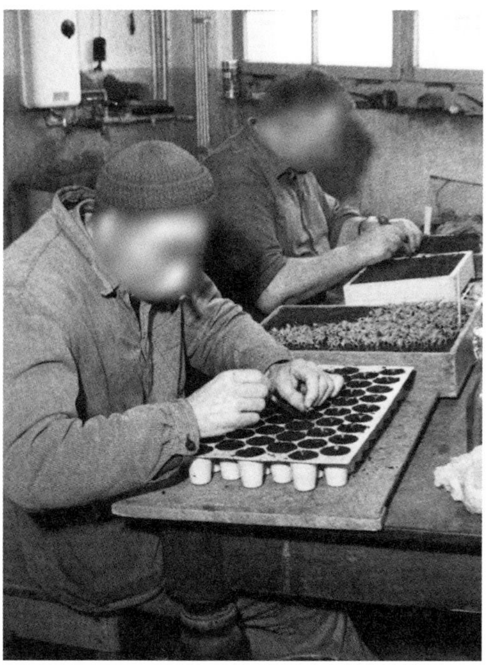

**Abbildung 1-11:** Patienten beim Pikieren von Pflanzen in der Gärtnerei des Burghölzli in den 1940er Jahren (Quelle: Staatsarchiv des Kantons Zürich; mit freundlicher Genehmigung)

und damit einen neuartigen Therapieansatz verfolgte. Mit diesem Ansatz konnte in der Psychiatrie eine völlig neue Sichtweise und ein vertieftes Verständnis für psychische Störungen eröffnet werden, die eine „lebensgeschichtlich bedingte Psychodynamik“ (Kissling, 2025, S. 37) als Ausgangspunkt nahm.

Für Bleuler hatte die Beschäftigung psychisch kranker Menschen mit alltäglichen Aufgaben, um „sich als gewöhnliche Menschen zu fühlen und auch als solche zu benehmen“ (Bleuler 1894/2012, S. 50) und insbesondere Arbeiten im Freien große Bedeutung: „[...] und doch ist die Arbeit im Freien weitaus das beste Beruhigungsmittel für die meisten Unheilbaren“ (Bleuler, 1894/2012, S. 38). In einer Würdigung Bleulers schrieb der bekannte zeitgenössische Psychiater, Psychotherapeut und Depressionsforscher Daniel Hell, dass der Paradigmenwechsel hin zu Bleulers Schizophrenie-Verständnis „als Abkehr von der distanzierenden Beobachtung vom Kranken zur inneren Anteilnahme am kranken Menschen gesehen werden“ (Hell, 2012, S. 25) muss. Auch die am gegenüberliegenden Zürcher Seeufer mit herrlicher Aussicht gelegene *Privat-Heil- und Pflege-Anstalt* in Kilchberg beispielsweise – später *Sanatorium Kilchberg* genannt – reihte sich hier ursprünglich ein. Das Ehepaar Hedinger, welches die Anstalt gegründet, bekannt gemacht und in der Anfangszeit geführt hat, setzten auf viel Bewegung im Freien und einer Beschäftigung im anstaltseigenen Landwirtschaftsbetrieb. „Heilerfolge“, heißt es bezeichnenderweise, „verdanken sich nicht zuletzt der menschlichen Zuwendung, mit der er [Hedinger] sich der Kranken annimmt“ (Gemeinderat Kilchberg, 2016, S. 5).

## 1.5 Licht, Luft, Sonne: Lebensreform und Gartenstadt

Diese Entwicklungen vollzogen sich vor dem Hintergrund des Aufkommens des Industriezeitalters und dessen Motor Eisenbahn. Mit den einhergehenden, ganz neuen, auch sozialen Beschleunigungen (Rosa, 2013) begannen sich die funktional-räumlichen wie sozial-räumlichen Beziehungen des Lebens neu zu ordnen. Die typischen Phänomene der modernen Industriestadt – industrielle und finanzielle Konzentration, Landflucht und Geburtenüberschuss – ließen die Städte in kürzester Zeit beispiellos anwachsen (Hagen Hodgson, 1992). Weil es nur wenige Auflagen für Entwässerung und bauliche Konstruktionen gab, versanken die Städte in Dreck, Rauch und Übervölkerung mit Typhus- und Cholera-Epidemien. So formierte sich alsbald eine Kritik grundsätzlich an der Moderne, eine Kritik an der Industrialisierung, am Materialismus, an der Urbanisierung, an der Technisierung und mündete u. a. in die verschiedenen Facetten der Lebensreformbewegung, die zunächst eher medizinisch-hygienisch und später sozial-reformerisch ausgerichtet war (Kurzmeyer, 2012). Zugleich war die Lebensreformbewegung eine Suche nach neuen ethischen und sozialen Werten als „Reformbewegung des ‚dritten Weges‘ jenseits von Kapitalismus und Kommunismus“ (Linse, 1999, S. 319). Naturheilkunde, gesunde Ernährung, überhaupt ein gesundes Leben in und mit der Natur, brachten die Betonung auf eine Ich-bezogene Körperkultur hervor, mit der Arbeit am Körper (Ertüchtigung) sowie für den Körper mit Sonnen- und Luftbädern, bequemer Kleidung und vegetarischer (Rohkost-)Ernährung, wie sie der Naturheilarzt Maximilian Oskar Bircher-Benner vertrat. Hier reihen sich auch die Wandervogelbewegung und die Reformpädagogik ein mit Landschulheimerziehung, Anschauungs- und Erlebnispädagogik einschließlich Waldschulen, während die einstigen Armengärten in der Schrebergartenbewegung eine neue Bestimmung fanden. **Abbildung 1-12** zeigt das Sonnenbaden im *Luft- und Sonnenbad Zürichberg* um circa 1909.

Für eine gesunde Entwicklung der Städte wurde die Forderung nach „sanitärem Grün“ mit Volksparks und Sportstätten, kurz, nach einer Durchgrünung der Stadt laut. Insbesondere das gesamtheitlich gedachte Konzept der Gartenstadt wurde zum wohl einflussreichsten städtebaulichen Modell des 20. Jahrhunderts, das eine „gesunde“, sozial ausgerichtete Form des Zusammenlebens der Menschen im Industriezeitalter skizzierte. Entwickelt hat es der Londoner Gerichtsprotokollar Ebenezer Howard angesichts der desolaten Ost-Londoner Wohn- und Lebensverhältnisse der Arbeiterklasse. Sein Modell veröffentlichte er zuerst 1898 unter dem bezeichnenden Namen *To-morrow. A Peaceful Path to Real Reform*. Erst die zweite Auflage von 1902 hieß dann *Garden Cities of To-morrow*.

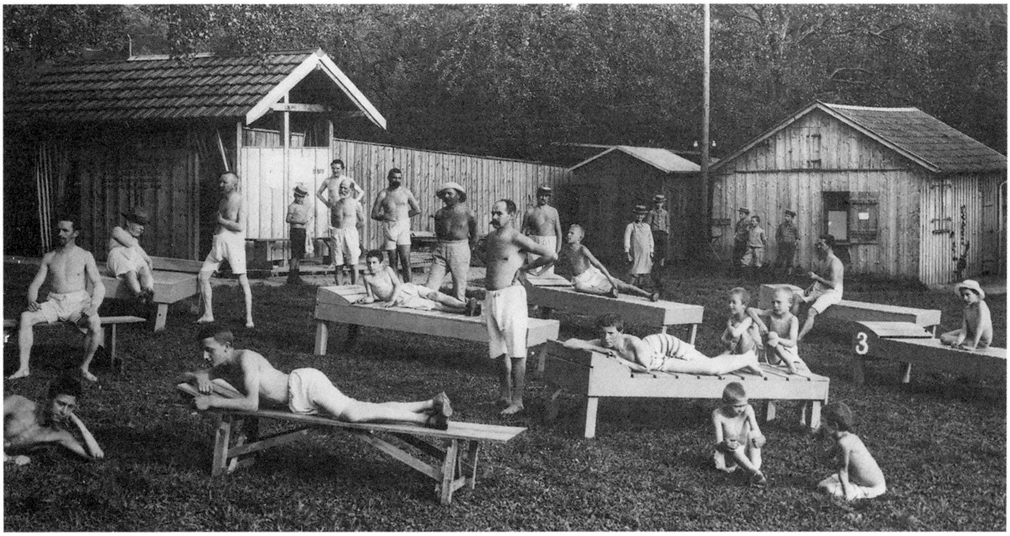

**Abbildung 1-12:** Sonnenbad Zürichberg des Vereins für Volksgesundheit um 1909 (Quelle: BAZ_107728, Bildarchiv Baugeschichtliches Archiv der Stadt Zürich)

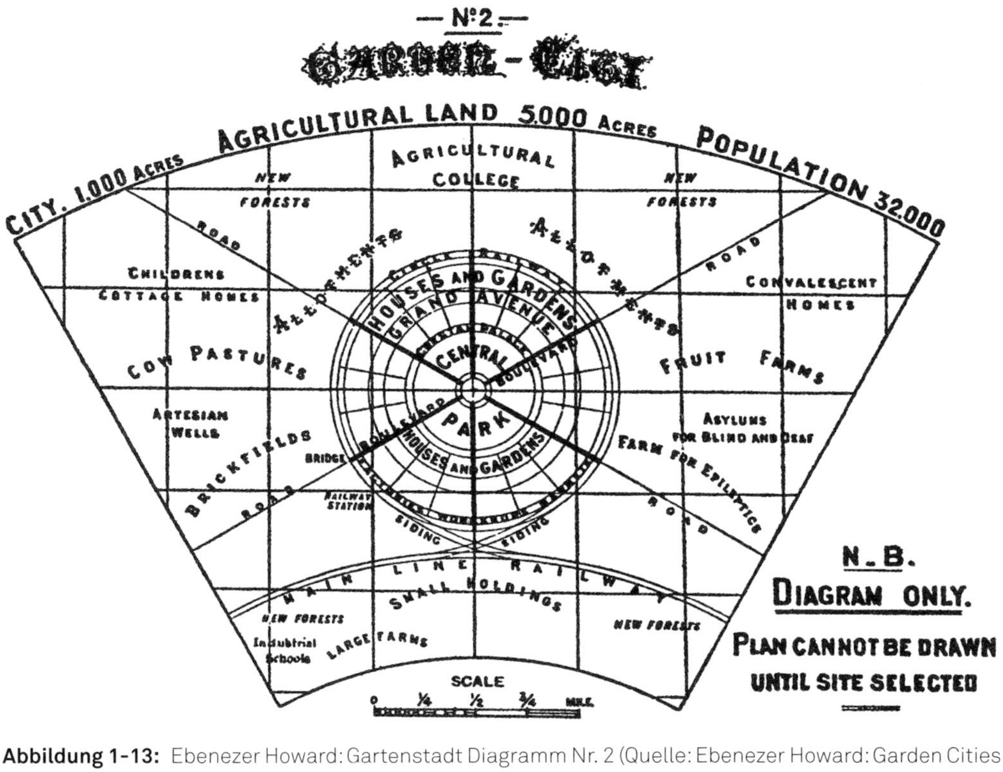


**Abbildung 1-13:** Ebenezer Howard: Gartenstadt Diagramm Nr. 2 (Quelle: Ebenezer Howard: Garden Cities of Tomorrow, Zuerst publiziert 1898 als: To-morrow. A Peaceful Path to Real Reform. Überarbeitete Neuauflage des Reprints von 1902, Attic Books, Eastbourne, East Sussex 1985, hier S. 15).

**Abbildung 1-13** zeigt das schematische Diagramm 2, welches Ebenezer Howard (1898) zur Veranschaulichung seiner Vorstellungen einer Gartenstadt beigefügt hat. Die für alle gesellschaftlichen Schichten entworfene Gartenstadt, in der alle Menschen ein gesundes, naturnahes, modernes Leben mit allen Annehmlichkeiten von Stadt und Land zugleich führen sollten, umgab Howard mit einem Grüngürtel. Hier sollten nicht nur regional angepflanzte, gesunde Lebensmittel für die Bewohnerschaft der Stadt produziert werden, sondern auch – nebst Kuhweiden, landwirtschaftlich genutzten Feldern, Obstbaumwiesen und Wäldern – diverse soziale Institutionen eingebettet sein: ein Heim zur Rekonvaleszenz, ein Blinden- und Taubstummenasyl, ein Bauernhof für Epileptiker, ein Kinderheim, eine Landwirtschaftsschule – höchst aktuelle Überlegungen (Hagen Hodgson, 1992; Hagen Hodgson, 2018). Leider hat Howard den *Bauernhof für Epileptiker* und die anderen sozialen Institutionen in seiner Abhandlung nicht weiter beschrieben.

Spezialisierte medizinische Institutionen, welche die Landschaft, einen Park, frische Luft, Licht und Sonne als unterstützende Elemente für eine Behandlung und den Heilungsprozess erachteten, wurden auch im 20. Jahrhundert noch gegründet – z. B. das berühmte Tuberkulose-Sanatorium Waldhaus 1911 in Davos, in dem Katja Mann eine Weile wohnte, verewigt von Thomas Mann im Roman „Der Zauberberg".

## 1.6 Technikbegeisterung

Doch mit rasanten Entdeckungen und Entwicklungen in der Medizin (mit neuen, bis heute gültigen Theorien der Krankheitsübertragung, neuen Theorien der Bakteriologie, mit Antibiotika und modernen Schmerzmitteln) sowie neuer anti- und aseptischer Verbands- und Operationsmethoden (einschließlich Anästhesie) brauchte es keine besondere Krankenhausbauweise mehr. Gleichzeitig ging der Trend grundsätzlich immer weiter in Richtung einer rein medikamentösen Behandlung und Versorgung kranker Menschen (Gerlach-Spriggs et al., 1998). Die erstarkenden Gewerkschaften ihrerseits sahen die bewährten Arbeitseinsätze in psychiatrischen Kliniken nun als Ausbeutung an. So fanden dort gärtnerische Aktivitäten bald nur noch in kleinstem Rahmen statt. Auch verlagerte sich die Lebensrealität der Menschen allgemein immer weiter weg von einem agrarischen Hintergrund hin zu einer rein städtischen Lebensweise. Damit verringerte sich der Bezug zur Landwirtschaft und zu Gartenarbeit.

Die Begeisterung für moderne Technik und exakte Wissenschaft fand nicht zuletzt im Krankenhaus-Design ihren Niederschlag. Nach dem Diktum der 1920er Jahre nach Licht, Luft und Sonne auch in der modernen Architektur, gekoppelt mit wissenschaftlichen Berechnungen (z. B. zum bestmöglichen Lichteinfall) und neuen technischen Konstruktionsmöglichkeiten kam das Terrassenkrankenhaus mit großflächigen Verglasungen als neuer Bautypus auf, während die Gärten immer weniger Bedeutung hatten (Hickham, 2013). Spätestens seit den 1950er Jahren galt dann das kompakte, gläserne Hochhaus als ideale Gebäudeform – hochtechnisiert, funktional und effizient. In der Weiterentwicklung führte das gläserne Hochhaus zu den Megastrukturen der 1960er und 1970er Jahre (Thompson & Goldin, 1975; Murken, 1988). Dieser grundlegende Wandel lässt sich am Außenraum der Londoner Klinik St. Bartholomew's höchst anschaulich aufzeigen: Da, wo früher die Patientinnen und Patienten vom Pflegepersonal bei Sonnenschein in ihren Betten nach draußen in einen schön begrünten Gartenhof gefahren wurden, degradierte dieser Ort ab den 1960er Jahren zu einem Parkplatz (Hickham, 2013). Tatsächlich wurden Krankenhäuser zu effizienten Maschinen der Medizin. In dieser Fortführung sollen Medizin und Pflege im Krankenhaus inzwischen Teil einer gewinnbringenden Unternehmensführung sein. Das 1973–1983 erbaute Aachener Universitätsklinikum ist mit seiner architektonischen High-Tech-Megastruktur eines der bekannten Bei-

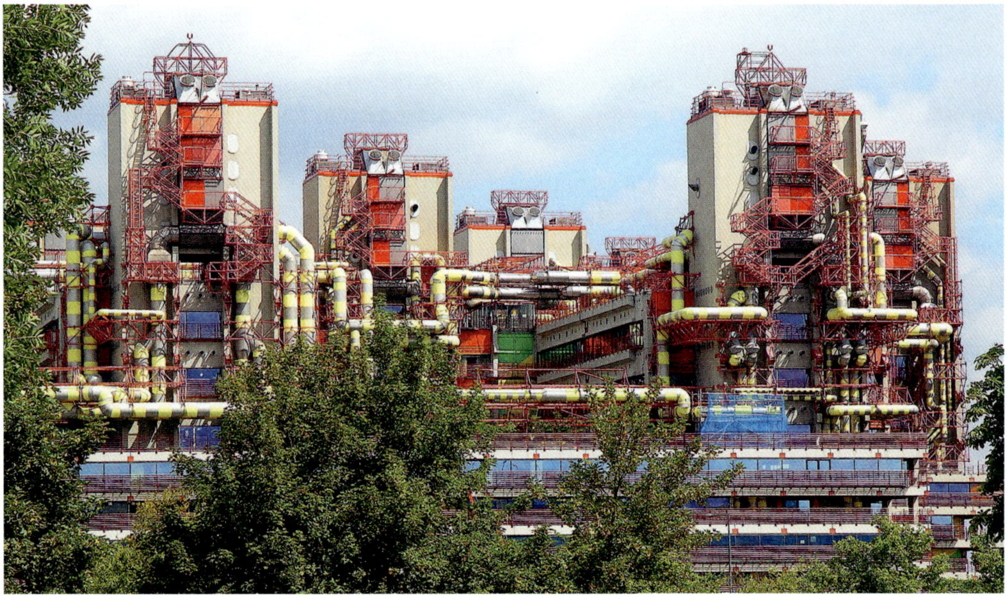

**Abbildung 1-14:** Die denkmalgeschützte Uniklinik RWTH Aachen (1971–83): Großkrankenhaus mit rund 1600 Betten und 52 Operationssälen als Hight-Tech-Maschine mit sichtbarer Gebäudetechnik konzipiert. Entworfen von Weber, Brand & Partner in Zusammenarbeit mit Benno Schachner (Foto: Uniklinik RWTH Aachen, mit freundlicher Genehmigung)

spiele für eine solche Weiterentwicklung hin zu einer ökonomisch ausgerichteten Krankenhausmaschine, dargestellt in **Abbildung 1-14**. 2001 wurde das Klinikum in eine Anstalt des öffentlichen Rechts umgewandelt und wird seither als Wirtschaftsunternehmen geführt, während Forschung und Lehre ausgelagert wurden und die Pflege vor allem „effizient" sein soll.

## 1.7 Von „heilenden Gärten" und „therapeutischen Landschaften"

Unser Wissen über die Ursachen von Krankheiten aller Art ist erheblich gewachsen, viele medizinische Vorgänge sind weitgehend erklärbar. Ebenso sind wir aber auch in der Lage, die besonderen gesundheitsfördernden Kräfte der Natur recht präzise zu ermitteln. Heute liegen etliche empirische Studien vor, so beispielsweise jene des Architekturprofessors Roger Ulrich (Ulrich, 1984), der sich seit den 1980er Jahren mit umweltpsychologischen Fragen befasste und in einer oft zitierten Studie aufzeigen konnte, dass ein Blick aus dem Fenster ins Grüne statt auf eine Betonwand den Aufenthalt im Krankenhaus tatsächlich zeitlich verkürzen kann – mit Zahlen gemessen und belegt. Oder es haben medizinische Untersuchungen wie etwa die Lichttherapieforschung den Nachweis erbracht, dass das Sonnenlicht tatsächlich ein wichtiger Faktor für Gesundheit und Wohlbefinden ist – nicht bloß als Vitamin D-Spender, sondern ebenso als Mittel gegen depressive Verstimmungen. Ein täglicher, halbstündiger Spaziergang in den Morgenstunden im Freien auch bei bedecktem Himmel kann hier wirksam sein (Wirz-Justice & Bromundt, 2013). Eine Lichttherapielampe wäre die technische Variante. Hinzu kommen jene Erkenntnisse aus den 1980er und folgenden Jahren u.a. von Rahel und Stephen Kaplan (Kaplan & Kaplan, 1989) oder etwa Clare Cooper Marcus (Marcus & Sachs, 2014), die sich mit der psychologischen Perspektive der Naturerfahrung befasst haben. Auch über die Arbeitsagogik und die moderne Physiotherapie sind weitere Impulse gekommen. So spricht man heute von „heilenden Gärten“ und „restaurativen“ oder „therapeutischen Landschaften“, die landschaftsarchitektonisch zu gestalten seien. David E. Cooper hat in *A Philosophy of Gardens* (2006) nicht nur die Bedeutung von Gärten und des Gärtnerns für uns Menschen nochmals neu philosophisch untersucht und anschaulich dargelegt, dass, wenn man sich aufs Gärtnern einlässt, Gärten dem eigenen Leben Struktur, Ordnung und Rhythmus geben können, sondern zugleich auch aufgezeigt, dass Gärten und das Gärtnern entscheidende Tugenden wie Geduld, Sorgfalt, Verantwortung, Demut aber auch Gelassenheit und Hoffnung in uns fördern (Cooper, 2007). Beides lässt sich auch in Bezug auf Bauernhöfe und die dort anstehenden Tätigkeiten sagen, sofern sie auf einem entsprechend geführten Bauernhof (d.h. kein unpersönlicher Groß- sondern ein Kleinbetrieb mit angeleiteter Betreuung etc.) stattfinden.

All diese Erkenntnisse haben direkt oder indirekt dazu beigetragen, dass Gärten, eine Betätigung mit Pflanzen und im Garten wieder mehr Bedeutung für moderne Krankenhäuser, Pflege- und Rehabilitationsinstitutionen unterschiedlichster Art erhalten haben. So bietet die bereits erwähnte *Psychiatrische Universitätsklinik Zürich* heute neben Arbeitsagogik, Ergotherapie, Ernährungsberatung, Kunst- und Musiktherapie auch wieder Gartengruppen und Tiergestützte Interventionen an, wenngleich nur in bescheidenem Ausmaß. Die *RehaClinic Bad Zurzach* nutzt gartentherapeutische Anwendungen in einem speziell angelegten Erlebnis- und Therapiegarten bei diversen Patient:innengruppen, wobei drei Patient:innengruppen (mit Schlaganfall, chronischen Rückenschmerzen und Fibromyalgie) 2006–2009 wissenschaftlich begleitet wurden (Schneiter-Ulmann, 2010). Die **Abbildung 1-15** zeigt den Therapie- und Erlebnisgarten der *RehaClinic Zurzach* kurz nach der Anlage und in **Abbildung 1-16** ist die Anlage in heutigem Zustand zu sehen, mit einem Gewächshaus, in dem auch Interventionen stattfinden.

Ein weiteres Schweizer Beispiel ist die 2002 eröffnete *Klinik für Neurorehabilitation und Paraplegiologie* in Basel (REHAB), die seit 2013 einen „Therapie-Tiergarten“ mit verschiedenen Tieren aufweist, die in der Rehabilitation als zusätzliche Therapiemöglichkeit sehr erfolgreich eingesetzt werden. Zusammen mit der Universität Basel wurden Studien im REHAB durchgeführt, die wissenschaftlich nachgewiesen haben, dass Patientinnen und Patienten bei Anwesenheit von Tieren in der Therapie mehr Sozialverhalten aufweisen, mehr positive Emotionen zeigen, dass der Blutdruck sinkt, die Lernprozesse besser sind sowie weniger depressive Symptome, Ängste und Schmerzen auftreten. In einem vom REHAB Basel ausgestrahlten Film wird eine junge Frau mit schweren Schädelhirnverletzungen gezeigt, wie sie freudvoll und hoch konzentriert Futter für Meerschweinchen unter An- und Begleitung von Therapeutinnen zurechtschneidet und die Tiere damit füttert. Ganz offensichtlich bringt diese Patientin einen positiven Zugang zu Tieren mit, zugleich wird im Film sichtbar, wie wesentlich die gute Gestimmtheit, die Zuversicht und behutsame Hilfestellung der Therapeutin in der zwischenmenschlichen Situation ist (REHAB Basel, 2023).

Die heutige Green Care Arbeit beruht auf all diesen Erkenntnissen und es gibt inzwischen sehr unterschiedliche Varianten an Unterstützungs- und Fördermöglichkeiten für Menschen, bei denen es darum geht, ihre geistige, emotionale, somatische, physische oder soziale Gesundheit aufzubauen, zu stabilisieren und zu stärken. Ob es um körperlich und motorisch beeinträchtigte Menschen, um traumatisierte Flüchtlinge oder Asylbewerber:innen, um psychisch beeinträchtigte Menschen, um solche mit schwerwiegenden Kontakt- und Kommuni-

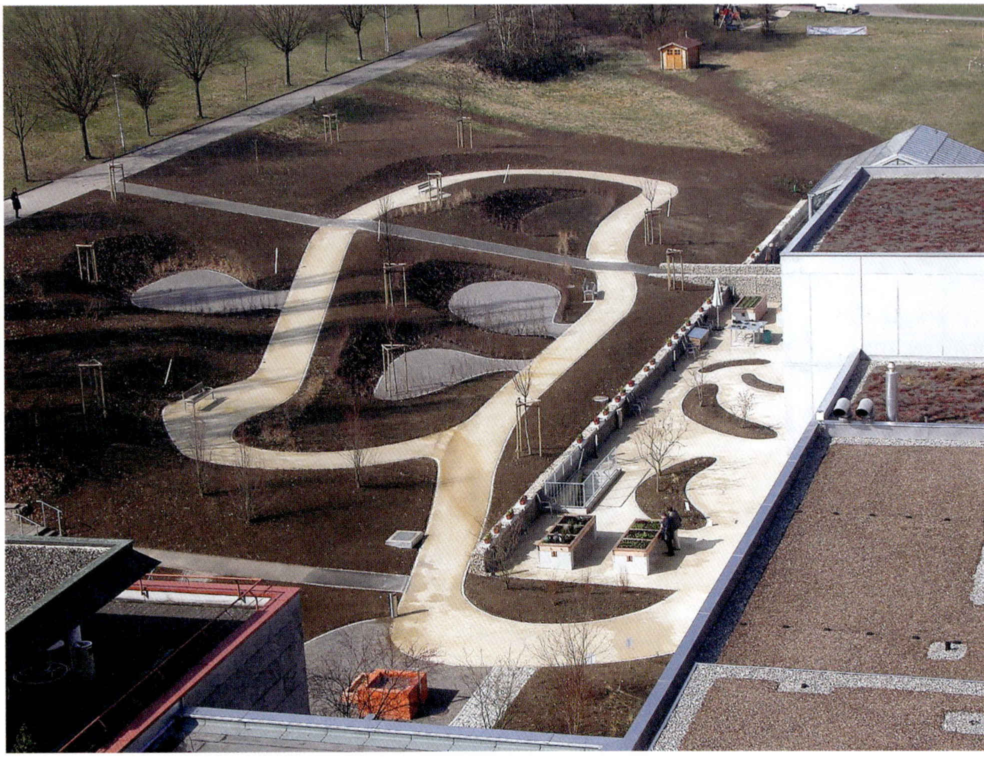

**Abbildung 1-15:** Der Therapie- und Erlebnisgarten der RehaClinic Zurzach, kurz nachdem er angelegt worden ist – begleitet von einem Forschungsprojekt der ZHAW und HSR mit Wirkungsanalysen und Erfolgskontrollen (2006–2009) (© Martina Föhn; mit freundlicher Genehmigung)

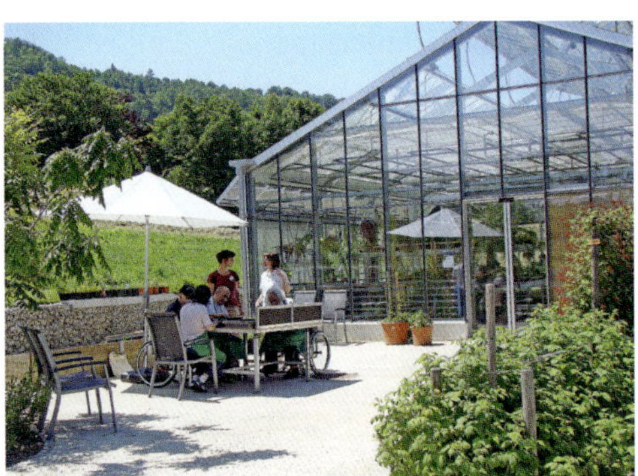

**Abbildung 1-16:** Gartentherapie in der RehaClinic Zurzach, im Hintergrund das Gewächshaus, in dem auch Interventionen stattfinden (© Martina Föhn; mit freundlicher Genehmigung)

kationsstörungen oder um sozial wenig integrierte, eher vernachlässigte ältere und jüngere Bewohner:innen einer Wohnsiedlung in einem wenig erbaulichen Umfeld geht, bei allen Menschen werden letztendlich dieselben Bedürfnisse angesprochen. Für wirksame Green Care Angebote ist das Verständnis dieser Bedürfnisse grundlegend. Sie werden deshalb im Folgenden in ihren Grundzügen aufgezeigt.

## 1.8 Der Mensch – ein ultrasoziales Wesen

Unser Bezug als Mensch zur Natur ist von jeher ein vermittelter. Niemand kommt auf die Welt und hat a priori ein eigenes, individuelles Naturverhältnis. Vielmehr entwickelt das Kind seine persönliche Einstellung zu und seinen Umgang mit den Naturerscheinungen aufgrund seiner Hinführung durch die Eltern oder durch entsprechende Bezugspersonen. Anschließend formt das sich erweiternde soziale Umfeld mit (Hobson, 2003; Harris, 2012). Die Haltung, die das Kind bei seinen Eltern erlebt und die Art und Weise, wie es von ihnen zum Beispiel lernt, den Kontakt mit einem Haustier aufzunehmen und dessen Bedürfnisse nach Zuwendung, Spielfreude, Bewegungsdrang, Nahrung und Ruhe wahrzunehmen und zu verstehen, erfordert die entsprechende Anleitung durch seine Bezugspersonen. Daraus erwächst mit der Zeit das Maß an genuinem Interesse am Tier und entsprechend an der Pflanzenwelt (oder an der Landschaft), an der Freude, ein Blumenbeet zu pflegen, einen Garten oder ein Feld mit Gemüse und Früchten zu bearbeiten, das erworbene Wissen, die Kompetenz und das Feingefühl im Umgang mit den Haus- oder auch Hoftieren anzuwenden. Wir erinnern uns an William Tukes Erfahrung mit einem Patienten, der zwar keinen engeren Bezug zur Landschaft, aber durchaus zum Gärtnern mitbrachte und sich deshalb eher für das letztere entschließen konnte.

Dieser bewusste oder auch zuweilen unbewusste, sozial vermittelte Prozess des entstehenden kindlichen Weltbezugs baut auf der anthropologischen Voraussetzung auf, dass wir Menschen eine „ultrakooperative" Lebensweise führen, wie der Psychologe und Anthropologe Michael Tomasello es nennt (Tomasello, 2020, S. 43) und vom „ultrasozialen Wesen" (Tomasello, 2014a, S. 187) des Menschen spricht. Mit seiner fast 20-jährigen Forschung am *Max-Planck-Institut für evolutionäre Anthropologie* mittels zahlloser Experimente zum Vergleich der Entwicklung des Menschen und der Menschenaffen (unserem nächsten biologischen Verwandten) hat er die besondere, ausgeprägte Sozialnatur des *Homo sapiens sapiens* greifbar gemacht und erklärt, wieso nur dieser sich zu einem Kultur schaffenden und Kultur geprägten Wesen mit vielen möglichen Varianten an Lebensführung entwickeln konnte. Die Ontogenese des Menschen zeigt, dass bereits das knapp einjährige Kind zur aktiven Kooperation mit seinen Bezugspersonen in der Lage ist und auch spontan die Bereitschaft und Fähigkeit zeigt, Intentionen von Erwachsenen zu verstehen und sich adäquat helfend zu verhalten. Dieses Vermögen, Absichten eines anderen Menschen zu erfassen und ihm von sich aus adäquat zu helfen (ohne dazu aufgefordert worden zu sein) nennt Tomasello „geteilte Intentionalität" (Tomasello, 2014b, S. 1). Ein Experiment mag diesen Gedankengang veranschaulichen. Es zeigt folgende Szene: Ein mit Ordnern schwerbeladener Erwachsener betritt einen Raum, in dem eine Mutter mit ihrem Kind sitzt. Die Personen kennen sich nicht. Der beladene Mann geht zu einem Schrank und versucht wiederholt, diesen zu öffnen, aber vergeblich, weil er die Hände nicht frei hat. Nach kurzer Zeit läuft das Kind, ohne Aufforderung, von der Mutter weg auf den Schrank zu, öffnet diesen und schaut dann den Erwachsenen erwartungsvoll an und scheint zu sagen: „Voilâ!"

## 1.9 Erkenntnisse der Bindungsforschung

Die Einsichten Tomasellos verdeutlichen, dass der Erfolg des Lebensverlaufs eines Menschen in allen Phasen wesentlich von dessen Verbundenheit mit seinen Mitmenschen abhängt. Schon der Säugling muss für eine gesunde Entwicklung zu seinen nächsten Bezugspersonen eine vertrauensvolle Bindung aufbauen können, welche die Basis für seine sämtlichen weiteren sozialen Beziehungen sein wird. Das sozial-emotionale Bedürfnis nach Zuwendung, Zärtlichkeit, Anerkennung, Förderung, Ermutigung und Hilfestellung trifft für alle Menschen zu und bildet die Voraussetzung dafür, dass der Mensch ein grundlegendes Vertrauen zu seinen Bezugspersonen und zu Menschen überhaupt entwickeln kann sowie auch zu sich selbst. Die Bindungstheorie (Bowlby 1995; Ainsworth, 1967; Grossmann & Grossmann, 2017), die diesen Sachverhalt erklärt, gehört heute zu den wissenschaftlich am besten untersuchten psychologischen Zusammenhängen. Sie lässt verständlich werden, wieso die menschliche Autonomie von der Bindungssicherheit abhängt, die ein Kind in seiner Kindheit erlebt hat. Praktisch alle Entwicklungsdefizite in sozialer, emotionaler und kognitiver Hinsicht haben ihre wesentliche Quelle darin, dass dieses basale zwischenmenschliche Vertrauen bei einem Menschen nicht oder bisher nur bedingt entstehen konnte.

Die Green Care-Projekte, die in diesem Buch vorgestellt werden, handeln alle von therapeutischen, sozialintegrativen, sozial- und umweltpädagogischen Bemühungen um Menschen, die in ihrer Lebensführung in verschiedenerlei Aspekten beeinträchtigt sind:

- Flüchtlingen und Langzeitarbeitslosen mit einer psychischen Beeinträchtigung werden durch den Erwerb von Kompetenzen in Projekten der sozialen Landwirtschaft Fähigkeiten vermittelt, die ihr Selbstwertgefühl stärken und ihre Fähigkeiten zur gesellschaftlichen Integration wesentlich erweitern.
- Patient:innen einer psychiatrischen Einrichtung, die nicht alle freiwillig und manche für lange Zeit stationär aufgenommen worden sind mit zum Teil geringem Antrieb bzw. Motivation zur selbstverantwortlichen Gestaltung des Alltags erhalten die Gelegenheit, im Garten ohne Stress und Anspruch Hand anzulegen und bei der gemeinsamen, entspannten und entspannenden Pflege der Beete aus ihrer Isolierung herauszutreten und auf unbefangene Weise in Kontakt mit anderen zu treten.
- Eine weniger bemittelte Bewohnerschaft mit zahlreichen älteren Bewohner:innen, viele mit Migrationshintergrund, in einem marginalisierten Quartier inmitten eines umweltbelasteten Umfelds, viele von ihnen einsam, manche ohne freundschaftliche Kontakte und nachbarschaftliche Beziehungen, erleben und gestalten in einem partizipativen Prozess gemeinsam die Entstehung eines Gartenparks und Gartenpavillons mit Pflanz- und Begegnungsmöglichkeiten, der die Menschen mehr zusammenbringt sowie ihre Selbstwirksamkeit und Eigenaktivität stärkt.
- Kinder mit Schwierigkeiten u. a. bei der zwischenmenschlichen Kontaktnahme oder mit diversen, mitunter schweren körperlichen Beeinträchtigungen erleben auf einem Bauernhof eigene Bedeutung und Selbstwirksamkeit durch ihren Umgang mit Nutztieren wie Schafen, Schweinen und Hühnern. Die tägliche Stallarbeit und erforderliche Tierpflege vermitteln ihnen die nötige Motivation, trotz ihrer Einschränkungen eine sinnstiftende, wertvolle Arbeit erfüllen zu können, ohne das Gefühl zu haben, therapiert zu werden. Zugleich stärken sie ihre körperliche Motorik.
- Menschen mit ebenfalls schweren Kontakt- und Kommunikationsproblemen, aber auch sozial und generell reifemäßig entwicklungsretardierte junge Menschen werden über tiergestützte Interventionen dazu veranlasst, sich aktiv um das Wohl der ihnen anvertrauten Tiere (hier Alpakas) zu kümmern, einer Tierart, die selbst in der Pflege eine respektive Distanz schätzt, was den Schwierigkeiten der Patientinnen und Patienten entgegenkommt.
- Kinder, Jugendliche und Lehrlinge werden durch waldpädagogische Angebote in ihrer Entwicklung unterstützt, gestärkt und der respektvolle Umgang mit der Natur gefördert. Menschen mit Suchtproblemen und sonstigen psychischen Beeinträchtigungen werden durch die gemeinsame Erschließung der natürlichen Besonderheiten des Waldes die Möglichkeit zur psychischen Rehabilitation eröffnet. Der positive, insbesondere emotionale Naturzugang soll für die Patient:innen

zur Wiedererlangung der geschwächten Lebenskompetenzen wesentlich beitragen.

## 1.10 Notwendiges psychologisches Verständnis

Diese verschiedenen Green Care Angebote erscheinen auf den ersten Blick recht einfach umzusetzende Angebote zu sein, die mit funktionalen, technisch-methodischen Maßnahmen zu bewältigen sind. Tatsächlich wird im Allgemeinen unterschätzt, wie viel psychoedukative und didaktische sowie therapeutische Kompetenzen vonseiten der Green Care Fachleute erforderlich sind, damit die Potenziale der Angebote auch wirklich zielführend sein können. Die Heranführung der Klient:innen an die Green Care Angebote und ihre Involvierung in die Aktivitäten brauchen viel psychologisches Verständnis, Mit- und Feingefühl – dies nur schon, um die jeweiligen Teilnehmenden zu motivieren, ohne zu überfordern, sich überhaupt auf das Angebot einzulassen sowie sie während den Aktivitäten immer wieder zu ermutigen und die erforderliche Unterstützung zuzusichern. Psychisch beeinträchtigte, sich minderwertig oder kontaktarm fühlende Menschen sind sehr dünnhäutig und auch empfindlich hinsichtlich dessen, ob man sie ernst nimmt, sie im Auge hat und geben bei neuen Anforderungen sehr rasch auf. Alle Menschen ohne Unterschied – seien es Kinder, Jugendliche oder Erwachsene, ohne oder mit körperlichen oder geistigen Einschränkungen – sind emotional darauf angewiesen, wahr- und ernstgenommen, geschätzt und unterstützt zu werden. Dies ist die entscheidende Grundlage, um von den therapeutischen, sozialpädagogischen und bildungsaufbauenden Green Care Bemühungen profitieren zu können.

Hinzu kommt, was die jeweilige teilnehmende Person an Naturbezug und Naturzugang mitbringt und was sie sich von der Auseinandersetzung mit den naturverbundenen Angeboten überhaupt verspricht. Je vertiefter die bisherigen positiven Erfahrungen mit der Natur sind, desto einfacher ist es, eine Klientin/einen Klienten motivieren zu können, sich auf entsprechende neue Erfahrungen einzulassen und umgekehrt. Bei denjenigen Menschen, die wenig positiven Naturbezug und Naturzugang mitbringen, spielt das Vertrauen in die unterstützende Fachperson eine umso entscheidendere Rolle, damit sich die betreffende Person auf eine diesbezügliche neue Erfahrung überhaupt einlassen kann. Weiterhin: Bis sich eine erfolgreiche Entwicklung einstellen kann, gibt es zahlreiche, nicht unbedingt immer vorhersehbare, psycho-soziale und gegebenenfalls körperliche Hürden, die ohne Druck und Zwang überwunden werden müssen. Dies betrifft alle Green Care-Angebote, sei es, beim Gemüseanbau die notwendigen Handlungen und das erforderliche Wissen zu erwerben, sei es zu lernen, wie man den Kontakt mit einem Alpaka oder anderen Tieren herstellen und ausbauen kann oder sei es mit kontaktarmen, vernachlässigten Menschen ein gemeinsames, sozial aufbauendes Projekt zu initiieren und schrittweise aufzubauen, indem es die Teilnehmenden selbst sind, welche das Projekt wesentlich mitgestalten. Bei allen diesen Projekten und Angeboten sind stets die zwischenmenschlichen Fähigkeiten der leitenden Person entscheidend dafür, wie tief das emotionale Erlebnis ist, das in der Green Care-Erfahrung ermöglicht wird.

## 1.11 Literatur


Ainsworth, M. D. S. (1967). *Infancy in Uganda. Infant Care and the Growth of Love*. The Johns Hopkins Press.

Bleuler, E. (2012). Die Erweiterung der zürcherischen Irrenpflege. In R. Mösli (Hrsg.), *Eugen Bleuler. Pionier der Psychiatrie* (S. 33–50). Römerhofverlag. (Originalquelle veröffentlicht 1894)

Bowlby, J. (1995). *Elternbindung und Persönlichkeitsentwicklung. Therapeutische Aspekte der Bindungstheorie* (A. Hillig & H. Hanf, Übers.). Dexter. (Originalquelle veröffentlicht in 1988)

Charland, L. C. (2015). Moral Treatment. In R. L. Cautin & S. O. Lilienfeld (Hrsg.), *The Encyclopedia of*

*Clinical Psychology* (1. Aufl.). John Wiley & Sons. https://doi.org/10.1002/9781118625392.wbecp094

Cooper, D. E. (2006). *A Philosophy of Gardens*. Clarendon Press. https://doi.org/10.1093/oso/9780199290345.001.0001

Cooper, D. E. (2007). Tugenden des Gartens. In A. Moritz & H. Schwillus (Hrsg.), *Gartendiskurse: Mensch und Garten in Philosophie und Theologie* (S. 23–32). Peter Lang.

Dörnemann, M. (2003). *Krankheit und Heilung in der Theologie der frühen Kirchenväter*. Mohr Siebeck.

Dörner, K. (1969). *Bürger und Irre. Zur Sozialgeschichte und Wissenschaftssoziologie der Psychiatrie*. Europäische Verlagsanstalt.

Dörner, K. & Plog, U. (1982). *Irren ist menschlich oder Lehrbuch der Psychiatrie/Psychotherapie* (6. Aufl.). Psychiatrie Verlag.

Falkenstörfer, S. (2020). *Zur Relevanz der Fürsorge in Geschichte und Gegenwart. Eine Analyse im Kontext komplexer Behinderungen*. Springer. https://doi.org/10.1007/978-3-658-30482-9

Fine, A. H. (2019). *Handbook on Animal-Assisted Therapy. Foundations and Guidelines for Animal-Assisted Interventions* (5. Aufl.). Academic Press.

Gemeinderat Kilchberg (Hrsg.). (2016). *150 Jahre Sanatorium Kilchberg* [Neujahrsblatt Nr. 58].

Gerlach-Spriggs, N., Kaufman, R. E. & Warner, S. B. (1998). *Restorative Gardens. The Healing Landscape*. Yale University Press.

Gesler, W. M. (1992). Therapeutic landscapes: Medical issues in light of the new cultural geography. *Social Science & Medicine, 34*(7), 735–746. https://doi.org/10.1016/0277-9536(92)90360-3

Giedion, S. (1994). *Die Herrschaft der Mechanisierung. Ein Beitrag zur anonymen Geschichte*. Europäische Verlagsanstalt. (Originalquelle veröffentlicht in 1948)

Grimm, V. (2007). Zum lecker bereiteten Mahle. Geschmack in der Antike. In P. Freedman (Hrsg.), *Essen. Eine Kulturgeschichte des Geschmacks* (S. 63–97). Primus Verlag.

Grossmann, K. & Grossmann, K. E. (2017). *Bindungen – das Gefüge psychischer Sicherheit* (7. Aufl.). Klett-Cotta.

Hagen Hodgson, P. (1992). Die gesunde Stadt: Letschworth Garden City gestern und heute. *Werk, Bauen + Wohnen, 79*(4), 8.

Hagen Hodgson, P. (2018). Vom schönen Nützlichen und Nützlichen im Schönen – Anmerkungen zu den Freiräumen. In Stadtzürcher Heimatschutz (Hrsg.), *Gartenstadt Friesenberg. Familienheim-Genossenschaft Zürich Etappen I/II*. [Neujahrsblatt 2018 des Stadtzürcher Heimatschutzes (S. 26–33)].

Hagen Hodgson, P. & Eberhard, P. (2018). *Gartenleben im Alter. 66 Schritte zu einem gemeinsam gestalteten und bewohnten Garten*. Haupt.

Harris, P. L. (2012). *Trusting What You're Told. How Children Learn from Others*. Harvard University Press.

Head-König, A.-L. & Christ, T. (2014, 22. Mai). *Fürsorge. Armenwesen* (M. D. Corbellari, Übers.). Historisches Lexikon der Schweiz HLS. (Originalquelle veröffentlicht in 2014) https://hls-dhs-dss.ch/de/articles/025809/2014-05-22/

Hell, D. (2012). Herkunft, Kindheit und Jugend. In R. Mösli (Hrsg.), *Eugen Bleuler. Pionier der Psychiatrie* (S. 15–26). Römerhof.

Hickman, C. (2013). *Therapeutic landscapes. A history of English hospital gardens since 1800*. Manchester University Press.

Hirschfeld, C. C. L. (1779–1785). *Theorie der Gartenkunst* (Band 1–5). M. G. Weidmanns Erben und Reich.

Howard, E. (1898). *Garden Cities of Tomorrow*. Zuerst publiziert 1898 als: To-morrow. A Peaceful Path to Real Reform. Überarbeitete Neuauflage des Reprints von 1902, (1885), Attic Books.

Hobson, P. (2003). *Wie wir denken lernen. Gehirnentwicklung und die Rolle der Gefühle*. Walter.

Homer. (1950). *Odyssee* (R. A. Schröder, Übers.). Suhrkamp.

Jankowiak, T. (2010). *Architektur und Tod. Zum architektonischen Umgang mit Sterben, Tod und Trauer. Eine Kulturgeschichte*. Wilhelm Fink.

Kalusok, M. (2003). *Schnellkurs Gartenkunst*. DuMont.

Kaplan, R. & Kaplan, S. (1989). *The Experience of Nature: A Psychological Perspective*. Cambridge University Press.

Kissling, B. (2025, 4. Januar). Mehr Diagnosen, weniger Menschlichkeit. *Neue Zürcher Zeitung*, 37.

Krause, G. (2008). Therapiegartenplanung versus Gartentherapie. Forschung und Lehre an der Fachhochschule Erfurt. In Deutsche Gesellschaft für Gartenkunst und Landschaftskultur e. V. (Hrsg.), *Garten und Gesundheit. Zur Bedeutung des Grüns für das Wohlbefinden* (S. 95–99). Callwey.

Kurzmeyer, R. (2012, 3. Juli). *Lebensreformbewegung*. Historisches Lexikon der Schweiz HLS. https://hls-dhs-dss.ch/de/articles/016446/2012-07-03/

Liessmann, K. P. (2009). *Schönheit*. Facultas. https://doi.org/10.36198/9783838530482

Linse, U. (1999). Lebensreform. In C. Auffarth, J. Bernard, & H. Mohr (Hrsg.), *Metzler Lexikon Religion*.

*Band 2: Haar – Osho-Bewegung* (S. 319–321). J.B. Metzler.

Locke, J. (1964). *Some Thoughts Concerning Education* [Nachgedruckt mit einer Einleitung von F.W. Garforth]. Heinemann. (Originalquelle veröffentlicht in 1699)

Locke, J. (2020). *An Essay Concerning Human Understanding. Versuch über den menschlichen Verstand.* (J. Schulte, Übers.; K. Saporiti, Hrsg.). Reclam. (Originalquelle veröffentlicht 1690)

Loudon, J.C. (1982). *The Suburban Gardener, and Villa Companion* [nachgedruckt in The English Landscape Garten Series]. Garland. (Originalquelle veröffentlicht in 1838)

Marcus, C.C. & Sachs, N.A. (2014). *Therapeutic Landscapes. An Evidence-Based Approach to Designing Healing Gardens and Restorative Outdoor Spaces.* Wiley.

Murken, A.H. (1988). *Vom Armenhospital zum Großklinikum. Die Geschichte des Krankenhauses vom 18. Jahrhundert bis zur Gegenwart.* DuMont Buchverlag.

Pinel, P. (1801). *Philosophisch-medicinische Abhandlung über Geistesverwirrungen oder Manie* (M. Wagner, Übers.). Carl Schaumburg und Companie. (Originalquelle publiziert in 1800) https://www.digitale-sammlungen.de/de/view/bsb10473949?page=1

REHAB Basel. (2023, 17. Oktober). *Diagnose Tiergestützte Therapie im REHAB Basel Telebasel* [Video]. Youtube. https://www.youtube.com/watch?v=sQIVhsUcUNw

Repton, H. (1816). *Fragments on the Theory and Practice of Landscape Gardening. Including some Remarks on Grecian and Gothic Architecture.* T. Bensley and Son.

Rosa, H. (2013). *Beschleunigung und Entfremdung.* Suhrkamp.

Schneiter-Ulmann, R. (Hrsg.). (2010). *Lehrbuch Gartentherapie.* Verlag Hans Huber.

Schulze, S. (Hrsg.). (2006). Gärten – Ordnung, Inspiration, Glück. Konzeption und Ausstellungsrundgang. In S. Schulze (Hrsg.), *Gärten – Ordnung, Inspiration, Glück* (S. 14–59). Städel Museum Ausstellungskatalog, Hatje Cantz.

Serpell, J.A. (2019). Animal-assisted interventions in historical perspective. In A.H. Fine (Hrsg.), *Handbook on Animal-Assisted Therapy. Theoretical Foundations and Guidelines for Practice* (3. Aufl, S. 17–32). Academic Press. https://doi.org/10.1016/B978-0-12-815395-6.00002-X

Thompson, J.D. & Goldin, G. (1975). *The Hospital: A Social and Architectural History.* Yale University Press.

Tomasello, M. (2014a). The ultra-social animal. *Journal of Social Psychology, 3*(44), 187–194. https://doi.org/10.1002/ejsp.2015

Tomasello, M. (2014b). *A Natural History of Human Thinking.* Harvard University Press. https://doi.org/10.4159/9780674726369

Tomasello, M. (2020). *Mensch werden. Eine Theorie der Ontogenese.* Suhrkamp.

Tuke, D.H. (1892). *Reform in the Treatment of the Insane. Early History of the Retreat, York; its Objects and Influence, with a report of the celebrations of its centenary.* J. & A. Churchill. https://archive.org/details/39002086343507.med.yale.edu/page/92/mode/1up

Tuke, S. (1964). *Description of the Retreat* [Nachgedruckt mit einer Einleitung von R. Hunter & I. Macalpine]. Dawsons of Pall Mall. (Originalquelle veröffentlicht in 1813)

Ulrich, R.S. (1984). View through a window may influence recovery from surgery. *Science, 224*(4647), 420–421.

Wirz-Justice, A. & Bromundt, V. (2013). Lichttherapie. *Schlaf, 2*(1), 20–29. https://doi.org/10.1055/s-0038-1626044

# 2 Green Care und Gesundheit – Zu den Begrifflichkeiten

Dorit van Meel

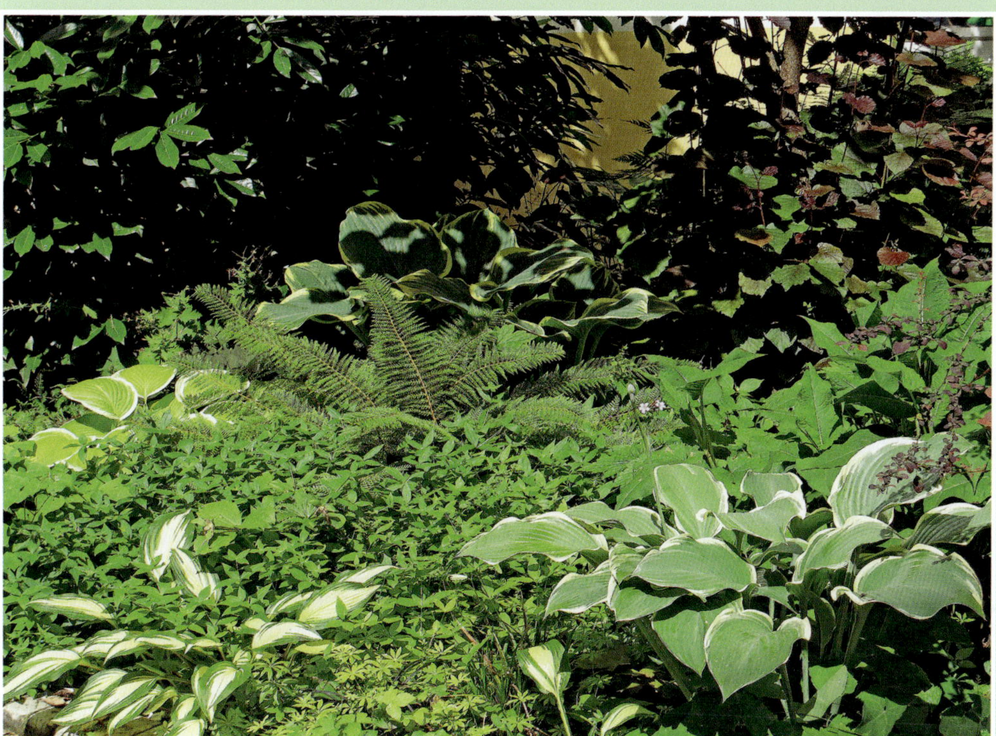

Nach einer Erörterung wesentlicher gesellschaftlicher und kultureller Entwicklungen, welche dem Green Care Konzept zugrunde liegen, befasst sich dieses Kapitel mit der Herleitung des Begriffes, seinem Verständnis sowie seiner Verknüpfung mit Gesundheit, Lebensqualität und Wohlbefinden. Wir gehen darauf ein, wann von einem Green Care Angebot gesprochen werden kann, wo die Grenzen liegen und nennen einige relevante Wirkfaktoren.

## 2.1 Was ist Green Care?

Das Verständnis von Green Care hat sich seit seiner Einführung immer wieder geändert und auch heute gibt es weltweit keine einheitliche Begriffserklärung, da es sich um ein dynamisches Forschungs- und Praxisgebiet handelt. Deshalb ist es durchaus möglich, dass sich die Auffassungen und Definitionen rund um dieses Konzept auch zukünftig weiter ausdifferenzieren und entfalten werden – angepasst an die fortlaufenden Prozesse aus Wissenschaft und Anwendung.

Die in diesem Buch verwendete Definition von Green Care baut auf vorhergehenden auf, etwa denen von Haubenhofer und Autorenteam (2010), Sempik und Autorenteam (2010) oder Schneiter-Ulmann (2010).

**Kasten 2.1: Green Care**

**Definition von Haubenhofer und Autorenteam (2010)**

[...] green care is an umbrella term for a broad spectrum of health-promoting interventions that all use both biotic and abiotic elements of nature in their treatments. The ultimate goal is to maintain or promote a person's social, physical, mental, and even educational well-being."

„Green Care ist ein Sammelbegriff für ein breites Spektrum gesundheitsfördernder Maßnahmen, die alle sowohl biotische als auch abiotische Elemente der Natur in ihre Behandlung einbeziehen. Oberstes Ziel ist die Erhaltung oder Förderung des sozialen, körperlichen, geistigen und sogar erzieherischen Wohlbefindens einer Person." (Übersetzung van Meel, 2025)

**Definition von Sempik und Autorenteam (2010, S. 11)**

„Green care is an inclusive term for many ‚complex interventions', such as care farming, animal-assisted therapy, therapeutic horticulture and others. What links this diverse set of interventions is their use of nature and the natural environment as a framework in which to create these approaches.
It is important to remember that green care is an intervention i.e. an active process that is intended to improve or promote health (physical and mental) and well-being not purely a passive experience of nature."
„Green Care ist ein Sammelbegriff für viele „komplexe Interventionen", wie z.B. Care Farming, tiergestützte Therapie, therapeutischer Gartenbau und andere. Was diese verschiedenen Interventionen miteinander verbindet, ist die Nutzung der Natur und der natürlichen Umgebung als Rahmen für die Entwicklung dieser Ansätze.
Es ist wichtig, sich daran zu erinnern, dass Green Care eine Intervention ist, d.h. ein aktiver Prozess, der die (körperliche und geistige) Gesundheit und das Wohlbefinden verbessern oder fördern soll, und nicht eine rein passive Erfahrung der Natur." (Übersetzung van Meel, 2025)

**Definition von Schneiter-Ulmann (2010, S. 25)**

„Obschon sich der Begriff ‚green care' [Anm. der Autorin: Braastad et al., 2007, S. 13, 17] auf landwirtschaftliche Betriebe bezieht, werden auch Projekte in den Bereichen ‚horticultural therapy', Gartentherapie und ‚social and therapeutic horticulture', die nicht direkt mit landwirtschaftlichen Betrieben in Verbindung stehen [...] einbezogen" (Schneiter-Ulmann, 2010, S. 25).

Grundsätzlich werden unter dem Green Care Konzept in Österreich, sowie zunehmend in der Schweiz und teilweise auch in Deutschland, naturgestützte Interventionen zusammengefasst, die gezielt Tiere, Pflanzen und natürliche Landschaften im Sinne von Naturerfahrungen und beziehungsbildenden Maßnahmen einsetzen, um die körperliche, psychische und soziale Gesundheit, die Lebensqualität und das Wohlbefinden von Menschen zu fördern, bzw. diese zu erhalten, ihnen Wissen zu vermitteln und sie bei ihrer persönlichen Entwicklung zu unterstützen. Der konkrete Ort, der zeitliche Ablauf, die Dauer und die damit angesprochenen Zielgruppen sind in diesem Zusammenhang vielfältig, ebenso die zur Erreichung der Zielsetzungen eingesetzten Methoden oder Inhalte. Ein Green Care Angebot kann drinnen oder draußen stattfinden, in einem Garten, einem Wald, auf einer Wiese, einem landwirtschaftlichen Betrieb, aber auch in einer pädagogischen oder medizinischen Einrichtung oder einer Strafanstalt. Es kann sich um ein einmaliges Angebot handeln von einer Stunde Dauer oder um eine langfristige Maßnahme über viele Wochen oder Monate im regelmäßigen Abstand. Pädagogische und körperliche Lebensbereiche können ebenso angesprochen werden wie psychische und soziale.

Diese breit gefasste Definition wird zunehmend auch von anderen Ländern übernommen, sowohl in Europa als auch Übersee, etwa in Asien oder in Nord-Amerika.

In einigen Teilen Deutschlands, in den Niederlanden und weiteren europäischen Nationen wird der Begriff Green Care anders definiert: In diesen Ländern beschränkt sich der Begriff auf naturgestützte Angebote (sozialer und therapeutischer Art), die ausschließlich *auf landwirtschaftlichen Betrieben* angeboten werden. Pädagogische Angebote auf landwirtschaftlichen Betrieben, sowie jegliche Arten anderer naturgestützter Interventionen in anderen Settings, fallen dort *nicht* unter den Begriff von Green Care.

Um diese teilweise doch stark voneinander abweichenden Auffassungen und Nutzungen der verschiedenen Begriffe zu verstehen, muss man einige Jahre zurückblicken und ergründen, wie und wo sie sich entwickelt haben.

## 2.2 Entstehung des Green Care Konzeptes

Entscheidend für die hier verwendete Definition und Nutzung des Begriffs Green Care war die Cost Action 866 „Green Care in Agriculture", welche in den Jahren 2006 bis Ende 2009 stattfand. Treibende Nationen dieser Cost Action waren die Niederlande, Norwegen, England, Italien, Deutschland und Österreich, wobei schlussendlich insgesamt 14 Länder Europas daran beteiligt waren. Eine generelle Beschreibung dazu, was Cost Actions sind, befindet sich in **Kasten 2.2**.

**Kasten 2.2: Cost Action**

„Eine COST Action ist ein interdisziplinäres Forschungsnetzwerk, das Forscher und Innovatoren zusammenbringt, um ein Thema ihrer Wahl für 4 Jahre zu untersuchen. COST Actions bestehen in der Regel aus Forschern aus Wissenschaft, KMU, öffentlichen Einrichtungen und anderen relevanten Organisationen oder Interessenten" (European Cooperation in Science and Technology (COST), o. D.).

Grundsätzlich sollte es in der Cost Action 866 – nomen est omen – um den Austausch zum Thema „Green Care in Agriculture" gehen – also eigentlich um das, was heute international unter „care farming" verstanden wird und nur (nicht pädagogische!) Angebote meint, die auf landwirtschaftlichen Betrieben stattfinden (**Kasten 2.3**).

Dafür gab es drei Arbeitsgruppen:

- Arbeitsgruppe 1 beschäftigte sich mit Definitionen, Terminologien und Abgrenzungen (unter der Leitung von England)

- Arbeitsgruppe 2 beschäftigte sich mit ökonomischen Fragen (unter der Leitung von Italien)
- Arbeitsgruppe 3 beschäftige sich mit Richtlinien (unter der Leitung von Deutschland).

**Kasten 2.3: Care farming**

Care farming fasst international nicht pädagogische Angebote auf landwirtschaftlichen Betrieben zusammen, die eine therapeutische, rehabilitative, pflegende oder (re-)integrative bzw. inklusive Ausrichtung im Sinne der Sozialen Arbeit haben.

In *Deutschland* wird dieser Begriff mit dem der „Sozialen Landwirtschaft" übersetzt. Pädagogische Angebote werden dort unter dem Begriff „Lernort Bauernhof" dem der „Sozialen Landwirtschaft" gegenübergestellt. In der *Schweiz* ist dies ebenfalls so, wobei pädagogische Angebote hier zumeist „Schule auf dem Bauernhof" genannt werden.

*Österreich* fasst den Begriff der „Sozialen Landwirtschaft" etwas weiter, da hier pädagogische Angebote (oftmals ebenfalls als „Schule am Bauernhof" bezeichnet) inkludiert werden. In Österreich ist also Soziale Landwirtschaft care farming *plus* Schule am Bauernhof.

Obwohl der Fokus anfangs auf das Setting landwirtschaftlicher Betriebe beschränkt war, schlossen sich bald Wissenschaftlerinnen und Wissenschaftler aus anderen Fachrichtungen diesem internationalen Forschungsnetzwerk an, um gemeinsam an Begrifflichkeiten, Abgrenzungen, praktischen Umsetzungsmöglichkeiten, deren Herausforderungen, sowie Chancen und Problemen bei der Implementierung zu arbeiten. Bald saßen nicht mehr ausschließlich care farming Expert:innen an den Tischen, sondern auch Personen aus Fachgebieten der Gartentherapie, der tiergestützten Interventionen, oder der Naturpädagogik. Man erkannte, dass es zwar Unterschiede hinsichtlich der Settings, Zielgruppen, Methoden und Inhalte gab, dass man sich aber sowohl in der Forschung als auch in der Praxis oftmals in vergleichbaren Situationen wiederfand, mit ähnlichen Herausforderungen zu kämpfen hatte, und auch die nötigen Weiterentwicklungsschritte nicht allzu unterschiedlich waren.

Die Ursache dafür lag darin, dass die meisten naturgestützten Interventionen damals (wie heute) innerhalb Europas Nischenangebote darstellten, egal, ob es sich dabei um Interventionen auf landwirtschaftlichen Betrieben handelte, in einem Garten, mit Tieren in einer medizinischen oder pädagogischen Einrichtung, oder in einem Wald. Deshalb machte es während der Cost Action 866 großen Sinn, sich thematisch zu öffnen, über den eigenen wissenschaftlichen Tellerrand zu blicken, und den Austausch mit Expert:innen aus anderen Fachrichtungen zuzulassen. Auf diese Weise entstand damals ein breites, europaweites Netzwerk aus Wissenschaftler:innen, welches auch heute teilweise noch aktiv ist.

Als die Cost Action 866 Ende 2009 abgeschlossen wurde, erschienen mehr als nur einige Publikationen zu den erarbeiteten Ergebnissen (Sempik et al., 2010; Dessein & Bock, 2010). In einigen der beteiligten Länder wurde der Beschluss gefasst, die erarbeiteten Resultate aktiv weiter zu nutzen. Hierbei gingen die einzelnen Nationen jedoch teilweise unterschiedliche Wege. Da die Autorin dieses Kapitels, Dorit van Meel, Teil des österreichischen Teams war, können die Entwicklungen in diesem Land am detailliertesten beschrieben werden:

Hier wurde der Entschluss gefasst, mit dem erweiterten Verständnis des Begriffes Green Care weiterzuarbeiten (**Kasten 2.1**). Mit der Hochschule für Agrar- und Umweltpädagogik in Wien, den Landwirtschaftskammern, den Ländlichen Fortbildungsinstituten, der Bundesanstalt für Bergbauernfragen, dem Österreichischen Kuratorium für Landtechnik und Landentwicklung und anderen Institutionen wurden innerhalb weniger Jahre etliche Personen und Einrichtungen gefunden, die sich daran beteiligten.

Ziel war, die gewonnenen Erkenntnisse aus der Cost Action 866 aktiv für die österreichische Situation zu nutzen und darauf aufzubauen. Zu dieser Zeit gab es schon unterschiedliche naturgestützte Angebote in Österreich, etwa tiergestützte Interventionen mit Pferden, Kleintieren und auch landwirtschaftlichen Nutztieren in verschiedenen Settings – von pädagogischen Einrichtungen über landwirtschaftliche Betriebe bis zu Krankenhäusern oder Pflegeeinrichtungen, Gartentherapie und Gartenpädagogik, Schule am Bauernhof, Waldtherapie und Waldpädagogik, sowie das breite Spektrum naturgestützter Therapie und Pädagogik. All diese Angebote waren (und sind) unterschiedlich weit professionalisiert, bekannt und anerkannt, und es war das Ziel der Österreichischen Green Care Expert:innen, auf Basis der Erkenntnisse aus der Cost Action 866 eine Plattform zu schaffen, die es den Akteuren dieser Fachrichtungen ermöglichte, sind untereinander zu vernetzen, auszutauschen, voneinander zu lernen, und auch gemeinsam ein stärkeres Sprachrohr zu haben für mehr Anerkennung und Gehör hinsichtlich dieser Thematik nach außen.

Um eine solche Plattform entstehen zu lassen, ging es zunächst unter anderem um die Frage, mit welchem Begriff man weiterarbeiten sollte. Zunächst suchte man nach einer passenden deutschsprachigen Übersetzung für den Begriff „Green Care". Varianten wie „grüne Pflege" oder „grüne Fürsorge" wurden mit nationalen und internationalen Akteuren diskutiert und erprobt, doch keine konnte überzeugen. Dies aus der Befürchtung heraus, mit dem Wort „grün" nicht erwünschte politische Assoziationen hervorzurufen, und mit „Pflege" oder „Fürsorge" zu einseitig oder esoterisch zu wirken. Deshalb einigte man sich darauf, den englisch-sprachigen Terminus beizubehalten. Dies mit dem Argument, dass man ihn ohnedies würde erklären müssen, und man andererseits international weiterhin leicht im Austausch bleiben könne.

In den Jahren nach 2010 wurden die Überlegungen und Resultate, welche während der Cost Action 866 gesammelt worden waren, in der Praxis, Forschung, und im Aus- und Weiterbildungsbereich weiterentwickelt, professionalisiert und bekannter gemacht. Zum Beispiel wurden an der Hochschule für Agrar- und Umweltpädagogik und den Ländlichen Fortbildungsinstituten Fort- und Weiterbildungsangebote umgesetzt bis hin zu einem Green Care Masterstudium, die Fachzeitschrift GREEN CARE wurde ins Leben gerufen, und der Verein „Green Care Österreich – Wo Menschen aufblühen" wurde gegründet, über welchen sich landwirtschaftliche Betriebe mit einer Green Care Zertifizierung auszeichnen lassen können.

**Abbildung 2-1** zeigt relevante Bereiche zur Implementierung des Green Care Konzeptes. Um Green Care erfolgreich implementieren und professionalisieren zu können, sind viele Fachpersonen in unterschiedlichen Schlüsselpositionen von Nöten. Dies, weil parallel unterschiedliche Zahnräder in Bewegung gesetzt werden müssen, welche hier zwar als separate Säulen und Dach dargestellt sind, in Wirklichkeit aber eng miteinander vernetzt sind. In der Praxis geschehen die Erprobung und die Anwendung. Sie liefert die relevanten Forschungsfragen an die Wissenschaft, die ihre Erkenntnisse dann wieder an die Praxis zurückspielt. Parallel dazu müssen Aus-, Fort- und Weiterbildungsangebote geschaffen werden (ggf. auch mit Zertifizierungsmöglichkeiten). All diese Aktivitäten gewinnen nur dann Anerkennung, wenn ihre Aktivitäten und Erfahrungen in unterschiedlichen gesellschaftlichen, politischen, rechtlichen und wirtschaftlichen Systemen Fuß fassen.

Andere Nationen gingen andere Wege: In *Deutschland* und der *Schweiz* hielt man zunächst daran fest, den Begriff Green Care mit care farming gleichzusetzen und keine überregionale Vernetzung naturgestützter Interventionen voranzutreiben. Dies hatte unterschiedliche kulturelle, politische und auch gesellschaftliche Gründe, welche an dieser Stelle nicht weiter ergründet werden können.

Im Laufe der letzten Jahre hat sich das Verständnis von Green Care als breitgefasster

**Relevante Bereiche zur Implementierung des Green Care Konzeptes**

**Dissemination**
in Gesellschaft, Politik, Wirtschaft, Gesundheitssystem, Bildungssystem, Agrarsystem, Berufsverbänden,...

**Involvierte Bereiche aus der Praxis**
- Dachverbände
- Vereine und Organisationen
- GC-Einzelpersonen

**Wissenschaftliche Aktivitäten**
- Entwicklung Konzepte, Theorien, Modelle
- Methodische Unterstützung zu deren Umsetzung
- Angewandte Forschung (Begleitstudien, Wirkungsstudien, Umsetzungsstudien, etc.)

**Aus-, Fort- und Weiterbildung**
- Entwicklung und Umsetzung von Ausbildungsangeboten (Schulen, Hochschulen, Universitäten)
- Entwicklung und Umsetzung von Fort- und Weiterbildungsangeboten (berufsbegleitend)

**Theoretisches Green Care Konzept (Cost Action 866)**

**Abbildung 2-1:** Relevante Bereiche zur Implementierung des Green Care Konzeptes (Quelle: Dorit van Meel)

Terminus für unterschiedliche naturgestützte Angebote jedoch auch hier begonnen zu etablieren. In der Schweiz z.B. an der Zürcher Hochschule für Angewandte Wissenschaften oder durch die Gründung des Dachverbandes Green Care Schweiz im Jahr 2022. Die Entwicklungen in Deutschland sind bundesländergeprägt. Hier findet man Akteure, welche von Green Care als care farming sprechen neben jenen, die das breitgefasste Konzept vertreten. Die Zukunft wird zeigen, wie sich hier die Auffassungen entwickeln werden. Die für die weitere Entwicklung von Green Care förderlichen Aktivitäten, welche in **Abbildung 2-1** dargestellt sind, laufen in Deutschland und der Schweiz zeitversetzt und unterschiedlich im Vergleich zu Österreich und natürlich kann nicht vorhergesagt werden, ob sie zu vergleichbaren Ergebnissen führen werden.

## 2.3 Wann spricht man von einem Green Care Angebot?

Es gibt vier Parameter, die gegeben sein müssen, damit ein Angebot in der Praxis zu Green Care gezählt werden kann (Haubenhofer et al., 2013). Diese werden im Folgenden näher erörtert:

1. Konkrete Haupt-Zielsetzung
2. Einbezug von natürlichen Elementen (Pflanzen, Tiere, Landschaft)
3. Dokumentation
4. Evaluation

**Konkrete Haupt-Zielsetzung**

Im Vorfeld eines Angebotes soll auf individueller Ebene – also im optimalen Fall situationsgerecht an jede:n Klient:in angepasst, eine oder mehrere Haupt-Zielsetzungen festgelegt werden. Diese können bzw. sollen bei längerdauernden Angeboten auch fortlaufend überprüft und ggf. angepasst werden. Solche Haupt-Zielsetzungen müssen die Förderung der menschlichen Gesundheit, der Lebensqualität und/oder des Wohlbefindens in den Fokus stellen. Der Begriff „Gesundheit“ ist dabei bewusst breit zu verstehen – also bezogen auf die physische, die psychische und soziale Gesundheit (**Kap. 2.4**). Auch Zielsetzungen zur persönlichen Weiterentwicklung und Bildung können dazugerechnet werden. In Fällen, bei welchen keine Verbesserung des aktuellen Zustandes erreicht werden kann, gilt es, diesen möglichst lange zu erhalten bzw. Verschlechterungen zu verzögern (etwa bei Menschen mit demenziellen Syndromen oder auf Palliativstationen). Da physische, psychische und soziale Aspekte der Gesundheit oftmals schwer voneinander abzugrenzen sind, und Gesundheit, Wohlbefinden und Lebensqualität ebenfalls eng miteinander verwoben sind (**Kap. 2.4**), kann es hier natürlich zu mehreren Haupt-Zielsetzungen aus unterschiedlichen Bereichen kommen (z. B. Verbesserung der Körperkoordination und Balancefähigkeit, welche dann auch eine Auswirkung auf die Selbstständigkeit bei alltäglichen Handlungen und somit das Wohlbefinden ergeben).

### Einbezug von natürlichen Elementen

Um diese Ziele zu erreichen, werden Landschaften, Tiere und/oder Pflanzen bewusst und aktiv in die Green Care Maßnahme inkludiert: Dabei ist es nicht ausschlaggebend, ob das Angebot in einem geschlossenen Raum oder draußen stattfindet. Es können einzelne Tiere, Pflanzen oder auch nur Pflanzenteile zum Einsatz kommen oder ganze Settings in komplexen Landschaften: Abhängig von den Rahmenbedingungen und den Zielsetzungen kann mit ausgewählten Blättern, Zapfen, Früchten, speziell ausgebildeten Tieren, in einem Gartenareal, im Wald oder auf einem landwirtschaftlichen Betrieb gearbeitet werden, wo viele solche natürlichen Elemente automatisch vorhanden sind.

Dieser Einbezug von natürlichen Elementen führt zu einer Interaktions-Triade zwischen der anbietenden Person, der Klientin/dem Klienten und den natürlichen Elementen, wobei die Intensivität und Art der Interaktion als dynamischer Prozess zu verstehen sind. Zeitweise mag eine Klientin nur mit dem anwesenden Hund interagieren, und der Therapeut schlüpft in die Rolle des Beobachters. Dann wiederum kommt es zum Gespräch zwischen dem Therapeuten und der Klientin, und der Hund legt sich schlafen. In einem anderen Setting sind Pädagogin und Kind im Garten aktiv. Mal arbeiten sie gemeinsam, mal leitet die Pädagogin das Kind an, oder tritt zurück und lässt das Kind handeln; manchmal wird Pause gemacht oder sie spielt etwas mit dem Kind.

**Abbildung 2-2** veranschaulicht eine Interaktions-Triade bei Green Care Angeboten. Die Pfeile stellen Beispiele der Interaktions-Triade während Green Care Angeboten dar. In Beispiel 1 kann man sich z. B. eine tiergestützte Intervention vorstellen, in welcher sich eine Klientin gerade intensiv mit dem Tier beschäftigt und der Therapeut zwar regulierend unterstützt, um für die nötige Sicherheit und Qualität für Mensch und Tier während der Interaktion zu sorgen. Er interagiert jedoch bewusst wenig direkt mit der Klientin. In Beispiel 2 befinden wir uns vielleicht in einem Garten, wo die Therapeutin einem Patienten gerade eine gärtnerische Handlung erklärt und vorzeigt, und der Patient beobachtet, bevor er selbst aktiv wird. In Beispiel 3 stellen wir uns vor, dass ein Waldspaziergang gerade zu Ende gegangen ist und sich die Teilnehmende und die Therapeutin noch für ein reflektierendes Gespräch hingesetzt haben.

### Dokumentation und Evaluation

Um sicherzustellen, dass man sich auf dem Weg der vorab festgelegten Zielsetzungen befindet, ist eine strukturierte Dokumentation der Geschehnisse und Abläufe nötig. Dies kann in schriftlicher Form geschehen, aber auch in mündlicher. Beispiele für schriftliche Vorgehensweisen sind Protokolle, Notizen oder vorgefertigte Formulare, in welche eine Person, die ein Green Care Angebot durchführt, ihre Erfahrungen, Erkenntnisse und Bemerkungen notiert. Dafür ist es sinnvoll, vorab einen Kriterienkatalog zu erstellen (anhand der vordefinierten Zielsetzungen), der dann abgearbeitet werden

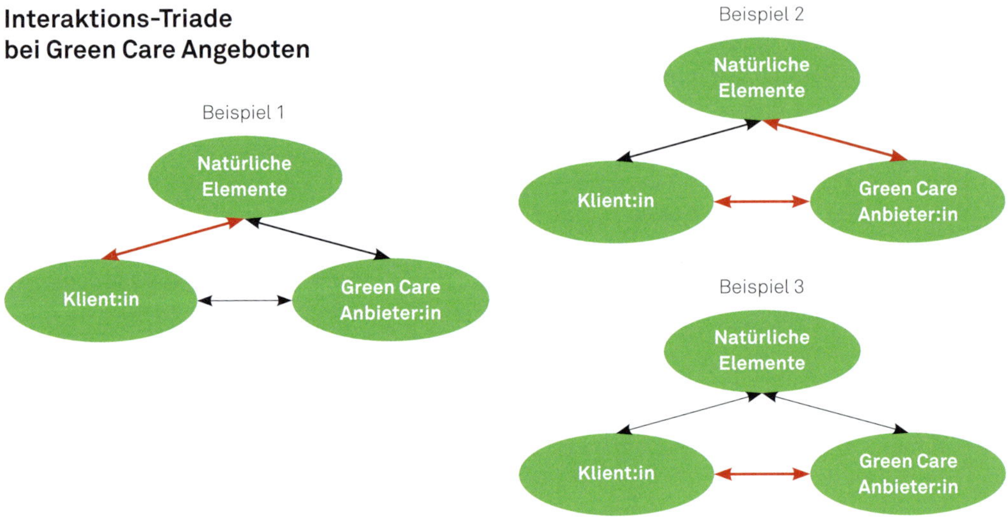


**Abbildung 2-2:** Interaktions-Triade bei Green Care Angeboten (Quelle: Dorit van Meel)

kann. Mündliche Vorgehensweisen sind z. B. der Austausch mit Kooperationspartner:innen vor und/oder nach einem Green Care Angebot, weiteren Fachleuten, Angehörigen, etc. Oftmals macht auch eine Kombination Sinn. Wie wichtig gerade auch der Austausch mit anderen Akteur:innen des jeweiligen Green Care Angebotes ist, wird in den Kapiteln der Praxisbeispiele in diesem Buch besonders deutlich. Es zeigt sich, dass in vielen gut funktionierenden Green Care Angeboten die Person, welche für das Angebot verantwortlich ist, bei weitem nicht die einzige daran beteiligte Person ist. Oftmals handelt es sich um ein Netzwerk mit anderen Menschen, die sich ebenfalls mehr oder weniger aktiv für das Gelingen des Angebotes einsetzen.

Um überprüfen zu können, ob die geplanten Zielsetzungen auch erreicht werden konnten, sollte zudem eine Evaluation durchgeführt werden (fortlaufend während des Angebotes oder zumindest an dessen Ende). Auch hier sind die Methoden, der Aufwand und der Ablauf abhängig vom jeweiligen Green Care Angebot und auch hier gilt, wie auch bei der Dokumentation, dass die Evaluation nicht von der für das Angebot verantwortlichen Person durchgeführt werden muss, sondern im Zusammenspiel mit den anderen an dem Angebot beteiligten Akteur:innen.

Wenn man sich diese Parameter als Entscheidungshilfe vor Augen führt mag es klarer werden, wann man von einem Green Care Angebot spricht und wann nicht. Die Briefträgerin, die sich zu Fuß durch einen Grünraum bewegt, aber ohne die Zielsetzung, bewusst etwas für ihre körperliche Fitness oder mentale Entspannung zu tun, befindet sich nicht in einer Green Care Aktivität. Ebenso wenig der Landwirt, der zwar täglich auf seinem Betrieb arbeitet, dies aber nicht mit dem *Haupt*-Ziel der mentalen Entspannung tut, sondern zum Broterwerb (natürlich mag auch er von der Tätigkeit körperlich und/oder mental profitieren, wenn dies jedoch nicht als *Haupt*-Ziel definiert ist, fällt es nicht unter Green Care).

Ganz wichtig ist auch, dass Green Care Angebote in der Regel immer nur bestimmte Zielgruppen ansprechen. Auch sind sie kein Allheilmittel für die Vielzahl körperlicher, seelischer und sozialer Herausforderungen, von denen Menschen betroffen sein können. Sie können und sollen andere pädagogische, therapeutische, pflegende und präventive Maßnahmen weder ersetzen noch verdrängen, sondern die-

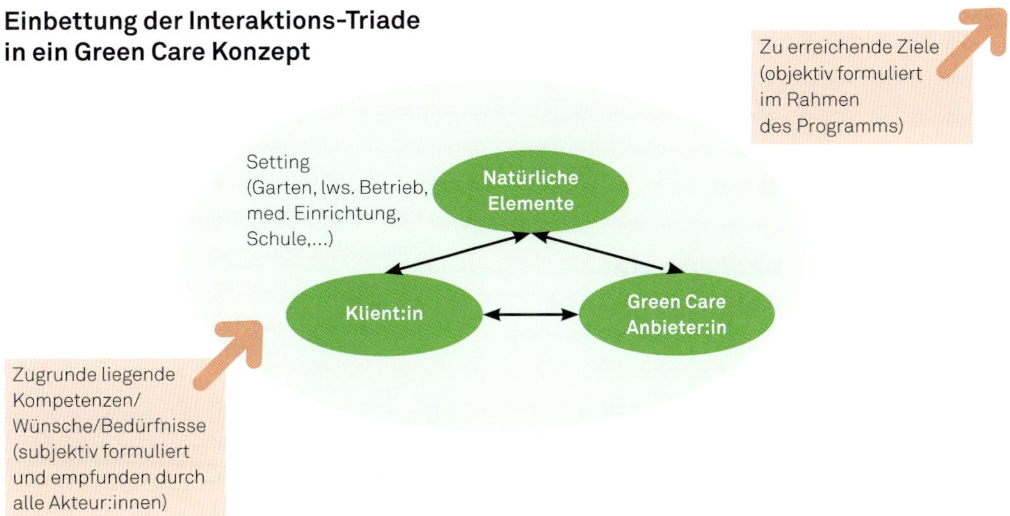


**Abbildung 2-3:** Einbettung der Interaktions-Triade in ein Green Care Konzept (Quelle: Dorit van Meel)

nen vielmehr zu ihrer Unterstützung. Sie sind als EINE zusätzliche Möglichkeit unter vielen zu verstehen, die – richtig geplant und umgesetzt – viel Gutes bewirken können.

Und so gehört es zu einer qualitativ hochwertigen Vorbereitung, herauszufinden, welche Form von Green Care Angebot man für eine Person überhaupt in Betracht ziehen könnte.

Dabei können u. a. folgende Fragen gestellt werden (Achtung: hierbei handelt es sich weder um eine Checkliste noch um eine vollständige Auflistung von Aspekten, die es zu bedenken gilt):

1. Demografische Daten der potenziellen Klientin/des Klienten (Alter, Geschlecht, Wohnort, Mobilitätsradius, Familienstand, finanzielle Möglichkeiten, ...)
2. Biografie der jeweiligen Person
3. Vorlieben, Wünsche, Bedürfnisse und Abneigungen der Person (kulturell oder persönlich bedingt)
4. Etwaige Allergien und andere gesundheitliche Einschränkungen
5. Problemstellungen und Herausforderungen in den Bereichen Gesundheit, Lebensqualität und Wohlbefinden, an welchen ein Green Care Angebot ansetzen könnte.

Sofern nach diesen und ähnlichen Kriterien bei der Auswahl eines Green Care Angebotes vorgegangen wird, können maßgeschneiderte Angebote geschaffen werden, die die Klient:innen individuell und persönlich dort abholen, wo es gerade nötig ist und zumindest teilweise jene Unterstützung bieten, die sie gerade brauchen, um ihre Zielsetzungen zu erreichen.

**Abbildung 2-3** stellt die Einbettung der Interaktions-Triade in ein mögliches Green Care Konzept vor. Hier wird deutlich, wie wichtig einerseits der Einbezug subjektiv empfundener Wünsche, Bedürfnisse, und Kompetenzen ist (zu Beginn formuliert und kommuniziert zwischen den am Green Care Angebot beteiligten Akteuren), der Interaktions-Triade während des Angebotes, sowie der reflektierenden Evaluation während oder nach dem Angebot, für welche die subjektiven Wahrnehmungen in objektivierbare Zielsetzungen umgewandelt werden.

Diese Gedanken verdeutlichen auch, warum der (regelmäßige) Austausch mit der Klientin/dem Klienten einerseits, und andererseits mit den anderen Akteur:innen, die an dem Green Care Angebot beteiligt sind, so wichtig ist für die Person, die für das Green Care Angebot verantwortlich ist. Es handelt sich hier um gemeinschaftliche Prozesse, die nur dann gelingen können, wenn alle Beteiligten freiwillig und motiviert bei der Sache sind und das gemeinsame Ziel verfolgen, Gesundheit, Wohlbefinden und Lebensqualität der betroffenen Person zu unterstützen.

## 2.4 Zu den Konzepten von Gesundheit, Wohlbefinden und Lebensqualität

Dieses Kapitel beschäftigt sich mit der Frage, wie Gesundheit, Wohlbefinden und Lebensqualität zu definieren sind und welche Konzepte und Auffassungen dieser Begriffe im Zusammenhang mit Green Care in diesem Buch in Betracht gezogen werden.

### 2.4.1 Gesundheit

Die Auffassungen von Gesundheit, Wohlbefinden und Lebensqualität haben sich im Laufe der Zeit immer wieder gewandelt und sind stark kulturell geprägt. In Europa wurde lange der körperliche Zustand in den Fokus gesundheitlicher Betrachtungen gestellt und dem Krankheitsbegriff gegenübergestellt. Das Empfinden von Gesundheit lässt sich nur schwer quantitativ feststellen, messen oder erklären, und wird zudem leicht von internen und externen Parametern beeinflusst. Die westliche Medizin spezialisierte sich davon ausgehend auf das Feststellen, Objektivieren und Messen von Krankheitssymptomen. Mit zunehmendem methodologischem und technischem Fortschritt konnte immer leichter und detailgenauer festgestellt werden, ob bestimmte Krankheitssymptome auftreten, körperliche Schäden vorliegen, oder spezifische Parasiten oder Erreger vorhanden sind, um daraus eine „Erkrankung“ oder ein „Gebrechen“ abzuleiten. Insofern ist unsere heutige Medizin sehr gut darin, körperliche Gefährdungen, Einschränkungen, oder Belastungen zu erkennen und oftmals auch zu behandeln. Viele Fachbereiche drehen sich darum, die Häufigkeiten, Symptome und Verläufe von Krankheiten statistisch zu erfassen, zu objektivieren, zu klassifizieren und zu ergründen und sie somit einschätzbar und behandelbar zu machen.

Der Schluss, beim Fehlen (oder zumindest nicht Nachweisen-Können) solcher körperlichen Störungen oder Beeinträchtigungen automatisch von einem „gesunden“ Menschen ausgehen zu können, ist jedoch ein trügerischer. Man kennt die Situation – physisch ist nichts festzustellen, trotzdem fühlt man sich nicht gut ... Also doch auch nicht gesund, oder? Gesundheit ist demnach mehr als nur das Fehlen von Krankheit (**Kasten 2.4**).

**Kasten 2.4 Persönliche Reflexion**

Es folgt eine kleine Anregung zur persönlichen Reflexion: Legen Sie das Buch zur Seite, genehmigen Sie sich eine Tasse Tee, Kaffee oder auch nur ein paar tiefe Atemzüge, und reflektieren Sie ein paar Minuten über die folgenden Fragen:

- Was bedeutet „Gesundheit“ für mich persönlich?
- Was bedeutet „Krankheit“ für mich persönlich?
- Wann bin ich krank, wann gesund?
- Wie geht es mir jetzt gerade?

Eine umfassende Betrachtung des Gesundheitsbegriffes, welcher nicht nur den rein körperlichen Zustand in Betracht zieht, erarbeitete im Jahr 1945 die Weltgesundheitsorganisation (WHO). Diese WHO-Konstitution wurde am 22. Juli 1946 in New York unterzeichnet und in den nachfolgenden Monaten und Jahren von vielen Nationen weltweit ratifiziert (**Kasten 2-5**).

Neu daran war, Gesundheit nicht ausschließlich auf physische Belange zu beziehen und auch nicht mit dem Fehlen von Krankheit gleichzusetzen, sondern gleichwohl körperli-

**Kasten 2.5: Gesundheitsbegriff der WHO**

„Die Gesundheit ist ein Zustand des vollständigen körperlichen, geistigen und sozialen Wohlergehens und nicht nur das Fehlen von Krankheit oder Gebrechen" (WHO, 1946/2020) (Übersetzung Verfassung der Weltgesundheitsorganisation)

che, geistige und soziale Aspekte miteinzubeziehen: Neben der körperlichen Gesundheit, welche als physisch-biologisches (weiterhin durch die Schulmedizin) objektivierbares Wohlergehen definiert werden mag, wurden nun die psychische und soziale Gesundheit platziert, gemäß dem gleichnamigen Faktenblatt der WHO aus dem Jahr 2019 (**Kasten 2.6**).

**Kasten 2.6: Psychische und soziale Gesundheit nach WHO**

„Psychische Gesundheit [ist] ein Zustand des Wohlbefindens, in dem eine Person ihre Fähigkeiten ausschöpfen, die normalen Lebensbelastungen bewältigen, produktiv arbeiten und etwas zu ihrer Gemeinschaft beitragen kann" (WHO, 2019, S. 1)

Auch mit dem Begriff der sozialen Gesundheit hat sie sich auseinandergesetzt und unter anderem im Jahr 2004 die 2. Ausgabe der „Sozialen Determinanten von Gesundheit" herausgegeben. Darin spricht sie hinsichtlich sozialer Gesundheit von der Wichtigkeit emotionalen sowie praktischen Rückhalts durch soziale Unterstützung aus stabilen zwischenmenschlichen Beziehungen und der Einbindung in soziale Netze (Wilkinson & Marmot, 2004).

Bei dieser Definition von Gesundheit der WHO aus dem Jahr 1946 ist die Erkenntnis unübersehbar, dass Gesundheit über körperliche Belange hinausgeht und dass es von Nöten ist, den Menschen in seiner psycho-somatisch-sozialen Gesamtheit zu betrachten. Zudem wird der Mensch nicht mehr als isoliertes Einzelwesen gesehen, sondern als ein Organismus, welcher nur im fortlaufenden interaktiven Austausch mit anderen Organismen existieren kann. Ebenfalls auffällig ist, dass in der Definition der WHO von „Wohlergehen" im Zusammenhang mit Gesundheit die Rede ist, um dadurch festzuhalten, dass Gesundheit mehr ist als nur das Nicht-Vorhandensein von Krankheit.

Nichtsdestotrotz weist diese Gesundheitsdefinition einen Mangel auf, indem sie Gesundheit als einen statischen *Zustand* des vollständigen [körperlichen, geistigen und sozialen] Wohlergehens bezeichnete und somit als eine Art Ideal, welches es anzustreben gilt, das gleichzeitig aber nur schwer erreicht beziehungsweise festgestellt werden kann. Wann ist ein (stabiler?) Zustand erreicht, in welchem man von vollständigem physischem, psychischem und sozialem Wohlergehen sprechen kann?

Um diese Mängel zu beheben, hat die WHO ihre Gesundheitsdefinition im Jahr 1986 mit Hilfe der Ottawa-Charta weiterentwickelt und ihr jenen Prozesscharakter verliehen, den sie auch heute noch trägt (**Kasten 2-7**).

**Kasten 2-7: Ottawa-Charta der WHO**

„Gesundheit wird von Menschen in ihrer alltäglichen Umwelt geschaffen und gelebt: dort, so wie spielen, lernen, arbeiten und lieben. Gesundheit entsteht dadurch, dass man sich um sich selbst und für andere sorgt, dass man in die Lage versetzt ist, selbst Entscheidungen zu fällen und eine Kontrolle über die eigenen Lebensumstände auszuüben sowie dadurch, dass die Gesellschaft, in der man lebt, Bedingungen herstellt, die all ihren Bürgern Gesundheit ermöglichen" (WHO, 1986, S. 5)

Diesen Prozessen vorangegangen waren unterschiedliche Arbeiten namhafter Persönlichkeiten wie zum Beispiel die des Soziologen Aaron Antonovsky, der in den 1970er Jahren das Salutogenese-Konzept entwarf, welches inzwischen vielfältig weiterentwickelt und in unterschiedliche Fachrichtungen der Psychologie und Gesundheitswissenschaften übertragen worden ist (Antonovsky, 1997). In diesem Konzept wird in Bezug auf Begrifflichkeiten wie Gesundheit und Krankheiten ebenfalls nicht von Zuständen gesprochen, sondern von Prozessen beziehungsweise einem Kontinuum, innerhalb dessen man sich als Lebewesen zwischen Gesundheit und Wohlbefinden auf der einen Seite und Krankheit oder Beeinträchtigung auf der anderen Seite bewegen kann (**Kasten 2.8**).

„Als Determinanten von Gesundheit werden Stressoren, die Art ihrer Bewältigung und verfügbare Widerstandsressourcen herangezogen. Ein Schlüsselkonzept ist das Kohärenzgefühl, das sich im Laufe des Lebens auf der Basis von Ressourcen entwickelt und aussagt, ob das eigene Leben als verstehbar, bewältigbar und sinnhaft erlebt wird" (Faltermaier, 2023).

Dieses prozesshafte, differenzierte Verständnis von Gesundheit lässt sich gut mit dem Konzept von Green Care verknüpfen. Gesundheit wird hier nicht als Zustand verstanden, den es anzustreben oder zu erreichen gilt, sondern als die Summe einer Vielzahl von Prozessen, Entscheidungen, Rahmenbedingungen und Handlungen, die einerseits systemisch bedingt sind, und die andererseits von den Beziehungen und Interaktionen mit anderen Individuen abhängen und auch (pro-)aktiv gestaltet werden können.

**Kasten 2.8: Aus dem Salutogenese-Konzept von Antonovsky**

Eine kurze Erläuterung zu den Komponenten Verstehbarkeit, Handhabbarkeit und Sinnhaftigkeit des Salutogenese-Konzeptes nach Aaron Antonovsky:

1. *Verstehbarkeit*: Das Gefühl, dass man interne und externe Reize überschauen, ordnen, für sich selbst strukturieren und teilweise auch vorhersagen kann.
2. *Handhabbarkeit:* Das Vertrauen durch Erfahrung darauf, dass auftretende Schwierigkeiten bewältigbar sind und dass man Mittel und Wege zur Verfügung hat, schwierige Situationen zu meistern.
3. *Sinnhaftigkeit:* Das Gefühl, dass es sich lohnt, sich für eine (oder mehrere) Aufgaben oder Herausforderungen im Leben aktiv und emotional beteiligt zu engagieren. Hier geht es um den „Sinn des Lebens" (Antonovsky, 1997).

### 2.4.2 Wohlbefinden und Lebensqualität

Auch zu den Begrifflichkeiten „Wohlbefinden" und „Lebensqualität" gibt es keine einheitlichen, universell gültigen Definitionen.

Grundsätzlich kann Wohlbefinden als Zustand – oder auch hier wieder besser als Prozess – aufgefasst werden, in dem die eigenen Lebensumstände als positiv wahrgenommen werden (Blümel, 2024). Dabei kann zwischen subjektivem und objektivem Wohlbefinden unterschieden werden:

1. Das *objektive* Wohlbefinden, welches für das subjektive als notwendige Basis erachtet werden kann, umschreibt objektivierbare Lebensverhältnisse, wie etwa das ökonomische, ökologische oder humane Kapital einer Gesellschaft (demnach also materielle, soziale und gesundheitliche Bereiche im Sinne kontextueller Faktoren, zu welchen auch z.B. Selbstverwirklichung und Teilhabe gerechnet werden können). Das objektive Wohlbefinden bildet also den (gesellschaftlichen, wirtschaftlichen und politischen) Rahmen für das subjektive Wohlbefinden.
2. Bei *subjektivem* Wohlbefinden handelt es sich um eine Form der Zufriedenheit mit dem eigenen Leben, als Ergebnis von Vergleichen des Selbst mit der Umwelt. Begrifflichkeiten wie „Glück" oder „Lebenszufriedenheit" als Schlussfolgerungen aus diesen Vergleichen mögen hier passend erscheinen. Oftmals werden diese subjektiven Merkmale für das

Wohlbefinden als entscheidender wahrgenommen als die kontextuellen, obwohl ein Zusammentreffen beider Seiten für wichtig erachtet wird, um „Wohlbefinden" empfinden zu können.

Wer sich tiefgreifender mit dieser Materie auseinandersetzen möchte, dem sei z. B. Röhrle (2023) ans Herz gelegt, auch hinsichtlich einer modellhaften Erörterung der Zusammenhänge zwischen Wohlbefinden und Gesundheit.

Lebensqualität wiederum kann als eine individuelle Wahrnehmung von Menschen verstanden werden hinsichtlich ihrer eigenen Lebenslage im Rahmen der Kultur und des Wertesystems, in welchen sie leben und in Bezug auf ihre persönlichen Ziele, Erwartungen, Gepflogenheiten und Befürchtungen (**Kasten 2.9**). Im Unterschied zum subjektiven Wohlbefinden befasst sich das Konzept der Lebensqualität also nicht ausschließlich mit der persönlich empfundenen Quantität und Qualität von Zufriedenheit, sondern inkludiert deutlich mehr Lebensbereiche. Insofern kann subjektives Wohlbefinden also als ein Teil von Lebensqualität verstanden werden. Es handelt sich dabei um ein breites Konzept, das von der körperlichen Gesundheit, der psychischen Befindlichkeit, persönlichen Überzeugungen, sozialen Beziehungen und anderen einflussnehmenden Faktoren aus der persönlichen Umwelt abhängt (eigene Übersetzung und Adaptierung eines Originalzitates auf Englisch des WHOQOL: Measuring Quality of Life der World Health Organization (2012, 1. März).

**Kasten 2.9: Reflexion**

Es folgt die neuerliche Anregung, das Buch zur Seite zu legen, sich zurückzulehnen, die Augen zu schließen, und über die folgenden Fragen nachzudenken:

1. Welche internen wie externen Reize gibt es zurzeit in meinem Leben, welche mich beschäftigen oder herausfordern?
2. Wie gehe ich mit ihnen um?
3. Wie nehme ich für mich persönlich die Begriffe Gesundheit, Wohlbefinden und Lebensqualität wahr?
4. Was kann ich selbst tun, um sie aktuell in meinem Leben zu fördern bzw. um sie zu erhalten?
5. Wie werde ich durch andere in meiner Gesundheit, meinem Wohlbefinden und meiner Lebensqualität beeinflusst und wie beeinflusse ich andere dahingehend?

Im Sinne der persönlichen „Seelenreinigung" kann man es sich auch zur Gewohnheit machen, sich diese Fragen nicht nur einmal beim Lesen dieser Lektüre zu stellen, sondern immer wieder in (un-)regelmäßigen Abständen, wann immer man das Bedürfnis danach verspürt.

Für eine detailliertere sozialwissenschaftliche Auseinandersetzung mit dem Thema sei die Abhandlung „Lebensqualität – ein Konzept der individuellen und gesellschaftlichen Wohlfahrt" von Heinz-Herbert Noll (2022) empfohlen.

Demnach setzt sich Lebensqualität also aus der Summe objektiver Lebensverhältnisse und subjektivem Wohlbefinden zusammen, wobei objektive Lebensverhältnisse mehr beinhaltet als rein wirtschaftlicher Wohlstand (z. B. das Erleben einer intakten Umwelt, das Vorhandensein von Beziehungen, die Möglichkeit zur positiven Freizeitgestaltung, etc.).

## 2.5 Verknüpfung zwischen Menschen, ihrer Gesundheit und Green Care

Gesundheit ist mit vielen internen wie externen Faktoren verknüpft. Genetische Veranlagungen spielen hier ebenso eine Rolle wie Umwelt- und Ökosystemfaktoren, (gesundheitliche, wirtschaftliche und politische) Versorgungssysteme und sozioökonomische Bedingungen, sowie der persönliche Lebensstil (Wohnbedingungen, Bildung, Ernährung, ...). Sie alle hier aufzulisten wäre zwecklos und auch nicht Ziel dieses Buches. Wohl aber wollen wir im Folgenden exemplarisch auf einige Zusammenhänge zwischen der menschlichen Gesundheit und unserer natürlichen Umgebung eingehen.

### 2.5.1 Erklärungen für das Warum

Zunächst kann man sich die (wissenschaftstheoretische) Frage stellen, warum die uns umgebende belebte und unbelebte Umgebung überhaupt einen (positiven) Einfluss auf uns Menschen haben kann. Die einfachste Antwort mag sein, weil wir ein Teil von ihr sind und über viele organische wie kulturelle Beziehungsebenen mit unserer natürlichen Umwelt verknüpft sind. Da diese Antwort zu oberflächlich und vage erscheinen mag, wurden über die Jahrtausende unterschiedliche Theorien und Konzepte in den Naturwissenschaften, den Geisteswissenschaften, den Sozialwissenschaften, der Theologie, der Philosophie, Psychologie, etc. erarbeitet, die sich mit dem Bezug zwischen Menschen und ihrer Umwelt auseinandersetzen.

Eine weit verbreitete ist z.B. die Biophilie oder Biophilia Hypothese aus den 1980er Jahren nach Edward O. Wilson und anderen Forschenden (Wilson, 1986). Kurz zusammengefasst geht es hier um eine evolutionsbiologische Perspektive, in welcher davon ausgegangen wird, dass der Mensch seit jeher (überlebens-)wichtige Informationen aus seiner belebten und unbelebten Umgebung gewonnen hat, um dadurch seine eigenen Überlebenschancen zu vergrößern. Pflanzen und Tiere können uns mit wichtigen Informationen versorgen, ob irgendwo latente oder akute Gefahr lauert, oder ob wir uns entspannen können, um z.B. Nahrung zu uns zu nehmen, zu rasten, oder sozialen Interaktionen nachzugehen.

In eine etwas andere Richtung zielen die Studien von Roger S. Ulrich (1984), welche zwischenzeitlich ebenfalls vielfach durch R.S. Ulrich selbst und andere Forschende weiterbearbeitet, vertieft, ergänzt und gefestigt wurden. Darin geht es um die Erkenntnis, dass die Farbe Grün eine beruhigende und gesundheitsfördernde Wirkung auf uns Menschen hat. In den ursprünglichen Studiendesigns wurden Menschen während Krankenhausaufenthalten beforscht, die auf unterschiedliche Kulissen von ihrem Krankenhausfenster oder -bett aus blicken konnten (etwa Grünräume im Vergleich zu Mauerwerk). Personen mit einer „grünen“ Aussicht berichteten von höherem subjektiv empfundenem Wohlbefinden, es konnten aber auch verringerte Medikamentengaben, verkürzte Krankenhausaufenthalte und bessere Schlafqualität erfasst werden. Wie gesagt wurden diese Studien in den letzten Jahrzehnten vielfach erweitert, ergänzt und variiert, sodass inzwischen der Farbe Grün eine relevante Rolle bei diesen förderlichen Effekten zugesprochen werden kann.

Auch sehr bekannt sind die Untersuchungen von Rachel und Stephen Kaplan (1989), auf deren Basis die sogenannte Attention Restoration Theory erarbeitet wurde. Hierbei geht es grundsätzlich um die Annahme, dass Aufenthalte in der Natur es uns ermöglichen, in eine Phase der mühelosen, ungerichteten Aufmerksamkeit einzutreten, welche sich vielleicht am besten mit „die Gedanken schweifen lassen“ umschreiben lässt. In Phasen dieser ungerichteten Aufmerksamkeit fokussieren wir uns nicht auf ein bestimmtes Thema, sondern wir lassen unsere Gedanken und Emotionen fließen. Im Gegensatz dazu verlangen Zeitspannen der gerichteten (oder willkürlichen) Aufmerksamkeit viel Konzentration von uns, sind anstrengend, und können abhängig von Alter, Tagesverfassung und Übung auch nur wenige Minuten oder etwas länger erfolgreich aufrechterhalten werden. Da diese willkürliche Aufmerksamkeit uns viel Energie und Kraft abverlangt, muss sie von Phasen der ungerichteten Aufmerksamkeit durchbrochen werden, damit wir leistungsfähig und in Balance bleiben. Diesbezüglich können uns entspannende Aufenthalte in der Natur (in Form eines Spazierganges oder z.B. auch leichter Gartenarbeit) dabei helfen, schnell in diesen Zustand zu kommen.

### 2.5.2 Positive Wirkfaktoren von Green Care Angeboten

Was bedeuten solche wissenschaftstheoretischen Konzepte nun übertragen auf die gelebte Praxis von Green Care Angeboten?

Grundsätzlich ist es natürlich nicht leicht und oftmals auch nicht klar voneinander differenzierbar, welche Parameter eines Green Care Angebotes nun tatsächlich zu den gewünschten Zielsetzungen führen. Vielleicht ist es in der gelebten Praxis auch gar nicht vorrangig relevant. Nichtsdestotrotz ist es aus wissenschaftlicher Sicht interessant, nicht nur der Frage nachzugehen, welche positiven Effekte mit einem Angebot erreicht werden können, sondern durch welche konkreten Wirkmechanismen sie ausgelöst wurden. Denn je besser man darüber Bescheid weiß, wodurch ein bestimmtes Ziel erreicht werden kann, umso zielgerichteter kann dahingehend gearbeitet werden.

**Abbildung 2-4** stellt modellhaft dar, dass bei einem beispielhaften Green Care Angebot viele unterschiedliche Wirkmechanismen zusammenkommen können (wobei die genauen Wirkgefüge in Abhängigkeit vom individuellen Green Care Angebot stehen).

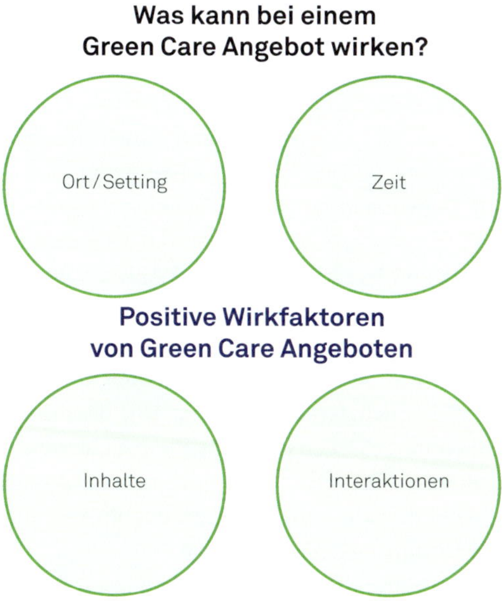


**Abbildung 2-4:** Positive Wirkung von Green Care Angeboten in den vier Kategorien Ort/Setting, Zeit, Inhalte und Interaktionen (Quelle: Dorit van Meel)

Diese Wirkmechanismen lassen sich in vier Kategorien gliedern:

1. Kategorie 1: Ort/Setting
2. Kategorie 2: Zeit
3. Kategorie 3: Inhalte
4. Kategorie 4: Interaktionen

**Kategorie 1: Ort/Setting**

Hier befinden sich jene Wirkmechanismen, die mit dem Ort bzw. dem Setting zu tun haben, in welchem das jeweilige Green Care Angebot stattfindet. Solche Orte können sehr unterschiedlich sein – in einem Innenraum (etwa einer pädagogischen Einrichtung, oder einer medizinischen, einem Betreuungs- Pflege-, Therapie-, oder Rehabilitationszentrum, einer ärztlichen Praxis, einem privaten Wohnraum, einer Scheune, einem Stall, oder einer Waldhütte) oder draußen (in einem Garten, auf einem Feld, einer Wiese oder im Wald). Jede Umgebung, in welcher man sich befindet, hat seine eigene Atmosphäre, Bedeutung und Wirkung. Der Tatsache, dass bei Green Care Angeboten Landschaften, Tiere und Pflanzen bewusst eingesetzt werden, ist dabei geschuldet, dass es sich hierbei um Räume handelt, in welchen solche Kontakte aktiv herbeigeführt werden können. Der damit in Verbindung stehende „Tapetenwechsel", der dafür vollzogen werden muss, bleibt nicht ohne Einfluss. Damit ist das Herausbewegen aus den eigenen Alltagsräumen hinein in einen noch gänzlich unbekannten oder zumindest nicht alltäglichen Ort gemeint. Dies hat einen großen Effekt auf unser Gehirn und unsere (sinnliche) Wahrnehmung: Unser Gehirn erarbeitet sich bis ins Erwachsenenalter hinein die faszinierende Fähigkeit, viel Filterarbeit für unser Bewusstsein zu leisten: Während unsere Sinnesorgane unser Gehirn permanent mit Informationen versorgen, und auch unser Körper selbst nicht müde wird, ständig dem Gehirn mitzuteilen, wie er gerade funktioniert, lässt unser Gehirn mit zunehmendem Alter nur noch jene Informationsbrocken in unser Bewusstsein durchdringen, welche es für den Augenblick gerade als relevant erachtet. Dabei baut es auf den Erfahrungen auf, welche es im Laufe der Jahre gesammelt hat. Deshalb funktioniert dieses Filtersystem am besten in Alltagssituationen, in welchen das Gehirn sich routiniert und „sicher fühlt". Jede:r kennt das – bei vielen alltäglichen Handlungen, welche wir jeden Tag auf dieselbe Art und Weise abspulen, müssen wir gar nicht mehr bewusst und konzentriert darüber nachdenken, sie laufen „nebenbei" ab. Natürlich leiten unsere Ohren, Augen, die Nase, Haut, ... fortlaufend eine ganze Flut von Informationen an uns weiter, aber wenn sie dem Gehirn in der jeweiligen Situation als nicht wichtig erscheinen, brauchen wir uns dessen gar nicht bewusst zu werden – wir befinden uns ja in der „sicheren" Alltagsroutine. Dies ist für unser Gehirn und unseren Körper auch sehr wichtig, denn so wird viel weniger Konzentrationsfähigkeit und Energie verbraucht und beides für die wirklich wichtigen „Ausnahmesituationen" aufgehoben, in welchen volle Konzentration geboten ist. Verlassen wir aber unseren gewohnten Bereich, begeben wir uns an einen anderen (uns unbekannten) Ort und setzen uns mit neuen Bewegungs- und Handlungsabläufen auseinander, muss das Gehirn viel mehr Informationen von unseren Sinnen und physischen Abläufen in unser Bewusstsein lassen, muss seine Filterfunktion zu einem höheren Teil außer Kraft setzen, denn es könnte sich ja um potenziell gefährliche Situationen handeln. Nun müssen wir bewusster wahrnehmen, was wir sehen, riechen, fühlen und schmecken. Subjektiv fühlt es sich so an, als würden unsere Sinne „erwachen", als wären wir plötzlich aus einer Art Halbschlaf auferstanden und „voll da". Physiologisch hat es nichts damit zu tun, dass an dem neuen Ort die Sinne besser funktionieren, das Gehirn lässt nur mehr Information in unser Bewusstsein, damit wir die Situation, in der wir uns befinden, bewusster wahrnehmen und beurteilen können. Diesen wundersamen Effekt kennen wir auch, wenn wir z. B. auf Urlaub an einem anderen Ort sind. Die Farben leuchten, das Essen schmeckt intensiver, die Geräusche sind lauter als daheim. Natürlich sind sie es grundsätzlich nicht, wir nehmen sie nur bewusster wahr. Diesen Effekt des „Tapetenwechsels" kann man sich aktiv bei Green Care Angeboten zu Nutze machen, indem man das Gehirn der Klient:innen aktiv aus dem Routinemodus herausholt und sie an neuen Orten aktiv zur bewussteren Wahrnehmung anregt.

**Kategorie 2: Zeit**

Auch der Faktor Zeit kann bei Green Care Angeboten eine wichtige Rolle spielen und bewusst eingesetzt werden, um damit zu arbeiten, gerade auch in Verbindung mit dem Ort/Setting. Ein bestimmter Ort (egal, ob es sich dabei um einen Garten, eine Wiese, oder einen Wald handelt) stellt sich im Frühling ganz anders dar als im Sommer, Herbst oder Winter. Dabei gilt es zu betonen, dass sich Green Care Angebote, welche draußen stattfinden, nicht auf die „schönen Jahreszeiten" beschränken müssen. Bewusst Angebote auch in der kalten Jahreszeit bei Wind, Schnee und Regen durchzuführen, kann ganz besondere Effekte hervorrufen. Aber nicht nur Jahreszeiten spielen eine Rolle. Ein landwirtschaftlicher Betrieb etwa kann an einem Montag ganz andere Aktivitäten bieten als am Dienstag, und dasselbe gilt natürlich auch für andere Institutionen und Einrichtungen. Man kann also auch den Wochentag und sogar die Tageszeit aktiv nutzen. Fast nirgendwo stellt sich ein Ort morgens ebenso dar wie abends. Diese zeitlichen Prozesse und Abläufe dürfen getrost bewusst und aktiv in Green Care Angeboten zum Einsatz gebracht werden.

Mit der Zeit ändert sich natürlich auch das Wetter – auch daran sei gedacht. Wie bereits betont müssen Green Care Angebote nicht immer nur bei Schönwetter stattfinden und so können auch die Temperatur, die Luftfeuchtigkeit und die Witterung genutzt werden.

Dies gilt natürlich auch in Bezug auf Metaphern. Viele örtliche und zeitliche Aspekte können sehr gut als solche dienen für menschliche Lebensprozesse und Handlungsabläufe. Oftmals kann man scheinbar beiläufig auf Herausforderungen im Leben der Klient:innen zu sprechen kommen, wenn man im Garten arbeitet oder im Wald spazieren geht und sich doch dabei eigentlich ursprünglich über die diesjährige verpatzte Tomatenernte oder das Wetter unterhalten hatte. Sieht man den Pflanzen und Tieren im Jahres- und Lebenskreislauf zu, kann dies wunderbar übertragen werden auf die Geschehnisse im Leben der Klient:innen.

**Kategorie 3: Inhalte**

Dies führt uns zu den inhaltlichen Aspekten. Natürlich lebt ein Green Care Angebot in großem Maße von den Dingen, Aktivitäten und Handlungen, die in dessen Zug durchgeführt werden. Im Unterschied zu örtlichen und zeitlichen Parametern, welche vielleicht nicht immer gänzlich beeinflussbar sind, können die Inhalte von Green Care Angeboten detailgenau geplant und umgesetzt werden (oder natürlich auch bewusst offengehalten werden). Sie können individuell und teilweise auch sehr flexibel und kurzfristig an die Zielsetzungen, Wünsche, Bedürfnisse und Kompetenzen der beteiligten Akteure angepasst werden und bieten somit einen sehr großen Spielraum bei der persönlichen Gestaltung von Green Care Angeboten. Hier bieten die Praxisbeispiele in **Kapitel 4-9** wertvolle Anregungen. Nichtsdestotrotz soll hier betont werden, dass jedes Green Care Angebot auch von seiner Einzigartigkeit lebt. Natürlich macht es Sinn, sich Ideen und Ratschläge von anderen zu holen, gerade wenn man neu mit einem Green Care Angebot starten möchte. Und natürlich sind auch entsprechende Aus-, Fort- und Weiterbildungen relevant, um hochwertige und sichere Angebote entwickeln zu können. Dennoch zeichnen sich alle Green Care Angebote mitunter durch ihren unverwechselbaren Charakter aus. Kein Green Care Angebot gleicht dem anderen, und das ist auch gut so, denn sie alle leben von den individuellen Rahmenbedingungen und Eigenschaften der Orte, an denen sie durchgeführt werden, und von den Personen, die an ihnen beteiligt sind. Diese Eigenschaft soll auch als Stärke gesehen werden und als kreative Möglichkeit. Oftmals müssen es auch gar keine „großen“ Dinge sein, die gemacht werden, viel Zauber liegt im Kleinen und im Detail. Exemplarisch sei hier ein Beispiel genannt einer Bäuerin, die vor einigen Jahren einen Ort der Entspannung bei sich auf dem Hof entwickelt hat für Menschen zur präventiven Vorsorge. Irgendwann bemalte eine Teilnehmerin einen etwa handtellergroßen, flachen Stein mit bunten Farben und schrieb „Wunschstein“ darauf. Seitdem bekommt an jedem neuen Morgen eine andere Person aus der Gruppe den Stein und darf sich etwas wünschen, was die Gruppe dann gemeinsam an diesem Tag macht oder unternimmt. Solche kleinen „Selbstläufer“ können viel bewirken.

**Kategorie 4: Interaktionen**

Sehr eng damit in Beziehung stehen die Wirkmechanismen der letzten Kategorie – die der Beziehungen, welche im Rahmen von Green Care Angeboten eingegangen werden. Hierbei kann es sich um Interaktionen mit anderen Menschen handeln, aber auch mit Tieren, Pflanzen und ganzen Settings – den Räumen, die uns umgeben. Von welcher Dauer, Form, Intensität und Qualität diese Beziehungen sind, hängt wiederum vom jeweiligen Green Care Angebot ab und kann zu einem bestimmten Grad ebenfalls beeinflusst und gesteuert werden, sollte aber auf jeden Fall immer bewusst bei der Planung und Umsetzung von Green Care Angeboten mit bedacht werden. Im Gegensatz zu Inhalten lassen sich Beziehungen jedoch nicht detailgenau planen, steuern und vorhersagen. Hier ist sicherlich ein gewisses Maß an Flexibilität der beteiligten Akteure gefragt, um sich auf die unterschiedlichen Beziehungs- und Interaktionsflüsse einzustellen. Eine Klientin spricht z. B. sehr gut darauf an, die Hühner zu versorgen, die es auf dem landwirtschaftlichen Betrieb gibt, welchen sie regelmäßig im Rahmen eines therapeutischen Angebots besucht. Es macht ihr Freude, die Tiere zu füttern, ihren Stall auszumisten, die Eier einzusammeln und sich mit den Vögeln zu beschäftigen. Da macht es keinen Sinn, sie mit Nachdruck aufzufordern, mehr Zeit mit den ebenfalls auf dem Betrieb anwesenden Schafen zu verbringen, nur weil man zuvor vielleicht dachte, dass sie mit den Schafen gut zurechtkommen würde. Es ist auch möglich, dass es während Green Care Angeboten zu herausfordernden Situationen kommt, in welchen es auf der Kommunikations- und Interaktionsebene nicht so läuft, wie man sich dies wünschen würde. Meinungsverschiedenheiten, das Nicht-Einhalten von Regeln, und sogar Vandalismus oder selbst- und fremdgefährdendes Verhalten können vorkommen. Dies sind Themen, die es zu bedenken gilt. Erfahrungen und Ausbildungen können im Umgang damit helfen. Auch die Inanspruchnahme von Supervision oder Mediation kann nützlich sein. Wichtig ist nicht zu vergessen, dass eine Person nur dann qualitätsvolle und professionelle Unterstützung anbieten kann, wenn es ihr selbst gut geht und sie mit sich und ihrem Tun im Reinen ist. Sollte dies nicht mehr gegeben sein, darf auch eine Green Care betreibende Person nicht davor zurückschrecken, Rat und Unterstützung bei anderen einzuholen.

### 2.5.3 Breite Wirkungsmöglichkeiten

Wir haben schon festgestellt, dass Green Care Angebote auf ein breites Spektrum des präventiven Gesundheitserhalts bzw. der Gesundheitsförderung (physisch, psychisch und sozial) wirken können. Darüber hinaus umfassen sie vielfältige pädagogische Angebote vom Kindergarten, über die Schule, bis hin zur Erwachsenenbildung im Sinne des Lebenslangen Lernens.

Voraussetzung müssen natürlich immer entsprechende Standards bei Hygiene, Sicherheit, und Qualität sein, sowie die nötige individuelle und fortlaufende Abstimmung und Anpassung an die jeweiligen Klient:innen und ihre Wünsche, Bedürfnisse und Möglichkeiten. Dies erfordert ein hohes Maß an fachlichen, methodischen und sozialen Kompetenzen, und ebenso Zeit, Personal und Geld. Doch nur so können die gewünschten Ziele bei den Nutzer:innen bestmöglich erreicht werden.

Green Care Angebote können jedoch nicht nur direkte Wirkungen auf die eigentlichen Klient:innen haben. Vielmehr können sie auch gesellschaftlichen und kulturellen Einfluss nehmen: Sie bieten Möglichkeiten, wieder mehr mit der natürlichen Welt, Tieren und Pflanzen und dadurch vielleicht auch mit sich selbst als Homo sapiens – einer im Laufe des Evolutionsprozesses dieses Planeten entstandenen Art mit hoch und sehr differenziert entwickelten kulturellen Kompetenzen – in Beziehung zu treten. Green Care Angebote bieten die Chance, hierfür viele Anknüpfungspunkte zu bieten: Sei es über direkte Kontakte und Beziehungsaufbau zu Tieren und Pflanzen, sei es über die Auseinandersetzung mit der (persönlichen oder gesellschaftlichen) Ernährung und Nahrungsmittelproduktion, sei es über die Themen Biodiversität, Klima, Konsum oder vieles mehr.

In diesem Zusammenhang deshalb abschließend die Aufforderung: Sehen Sie Green Care Angebote nicht nur als Aktivitäten, bei denen Menschen zielgerichtet und individualisiert Unterstützung zuteil wird. Sehen Sie sie auch als gesellschaftliche Chance zum langfristigen Erhalt unserer Lebenswelten.

## 2.6 Literatur

Antonovsky, A. (1997). *Salutogenese. Zur Entmystifizierung der Gesundheit*. DGVT-Verlag.

Blümel, S. (2024). Systemisches Anforderungs-Ressourcen-Modell in der Gesundheitsförderung. In Bundeszentrale für gesundheitliche Aufklärung (BZgA) (Hrsg.), *Leitbegriffe der Gesundheitsförderung und Prävention. Glossar zu Konzepten, Strategien und Methoden.*

Braastad, B., Gallis, C., Sempik, J., Saverio, S. & van Elsen, T. (2007). COST Action 866 „Green Care in Agriculture", a multidisciplinary scientific network. In C. Gallis (Hrsg.), *Green Care in Agriculture: Health Effects, Economics and Policies* (S. 13–24). University Studio Press.

European Cooperation in Science and Technology. (o.D.). *What are COST Actions?* COST. Zugriff am 14. Oktober 2024 unter https://www.cost.eu/cost-actions/what-are-cost-actions/

Dessein, J. & Bock, B.B. (Hrsg.). (2010). *The Economics of Green Care in Agriculture. Cost Action 866, Green Care in Agriculture.* Loughborough University.

Faltermaier, T. (2023). Salutogenese. In Bundeszentrale für gesundheitliche Aufklärung (BZgA) (Hrsg.), *Leitbegriffe der Gesundheitsförderung und Prävention. Glossar zu Konzepten, Strategien und Methoden.*

Haubenhofer, D.K., Elings, M., Hassink, J. & Hine, R.E. (2010). The Development of Green Care in Western European Countries. *Explore – The Journal of Science and Healing, 6*(2), 106–111. https://doi.org/10.1016/j.explore.2009.12.002

Haubenhofer, D., Enzenhofer, K., Kelber, S., Pflügl, S., Plitzka, E. & Holzapfel, I. (2013). *Gartentherapie. Theorie, Wissenschaft, Praxis.* ETZ-Projekt Gartentherapie. https://www.haup.ac.at/wp-content/uploads/2019/11/Gartentherapie-Theorie-Wissenschaft-Praxis.pdf

Kaplan, R. & Kaplan, S. (1989). *The experience of nature: A psychological perspective.* Cambridge University Press.

Noll, H.-H. (2022). Lebensqualität – ein Konzept der individuellen und gesellschaftlichen Wohlfahrt. In Bundeszentrale für gesundheitliche Aufklärung (BZgA) (Hrsg.), *Leitbegriffe der Gesundheitsförderung und Prävention. Glossar zu Konzepten, Strategien und Methoden.*

Röhrle, B. (2023). Wohlbefinden/Well-Being. In Bundeszentrale für gesundheitliche Aufklärung (BZgA) (Hrsg.), *Leitbegriffe der Gesundheitsförderung und Prävention. Glossar zu Konzepten, Strategien und Methoden.*

Schneiter-Ulmann, R. (Hrsg.). (2010). *Lehrbuch Gartentherapie* (1. Aufl.). Hans Huber.

Sempik, J., Hine, R. & Wilcox, D. (Hrsg.). (2010). *Green Care: A Conceptual Framework. A Report of the Working Group on the Health Benefits of Green Care. Cost 866, Green Care in Agriculture.* Loughborough University.

Ulrich, R.S. (1984). View through a window may influence recovery from surgery. *Science, 224*(4647), 420–421.

World Health Organization. (2020, 6. Juli). Übersetzung Verfassung der Weltgesundheitsorganisation. (Originalquelle veröffentlicht in 1946). Zugriff am 14. Oktober 2024 unter https://www.fedlex.admin.ch/eli/cc/1948/1015_1002_976/de

World Health Organization. (1986). *Ottawa-Charta zur Gesundheitsförderung.* https://www.bv-gesundheit.org/grundlagen/who-ottawa-charta/

World Health Organization. (2019). *Psychische Gesundheit – Faktenblatt.* https://www.dv-idee.at/assets/PDFs/Faktenblatt-WHO_Psychische-Gesundheit.pdf

World Health Organization. (2012, 1. März). *WHOQOL: Measuring Quality of Life.* Zugriff am 14. Oktober 2024 unter https://www.who.int/toolkits/whoqol

Wilkinson, R. & Marmot, M. (2004). *Soziale Determinanten von Gesundheit: die Fakten* [2. Ausgabe]. World Health Organization. https://iris.who.int/bitstream/handle/10665/328106/9789289033701-ger.pdf?sequence=1&isAllowed=y

Wilson, E.O. (1986). *Biophilia. The human bond with other species.* Harvard University Press.

# 3 Naturbasierte Interventionen für Gesundheit und Wohlbefinden

Roswitha Wolf und Karoline Meixner-Katzmann

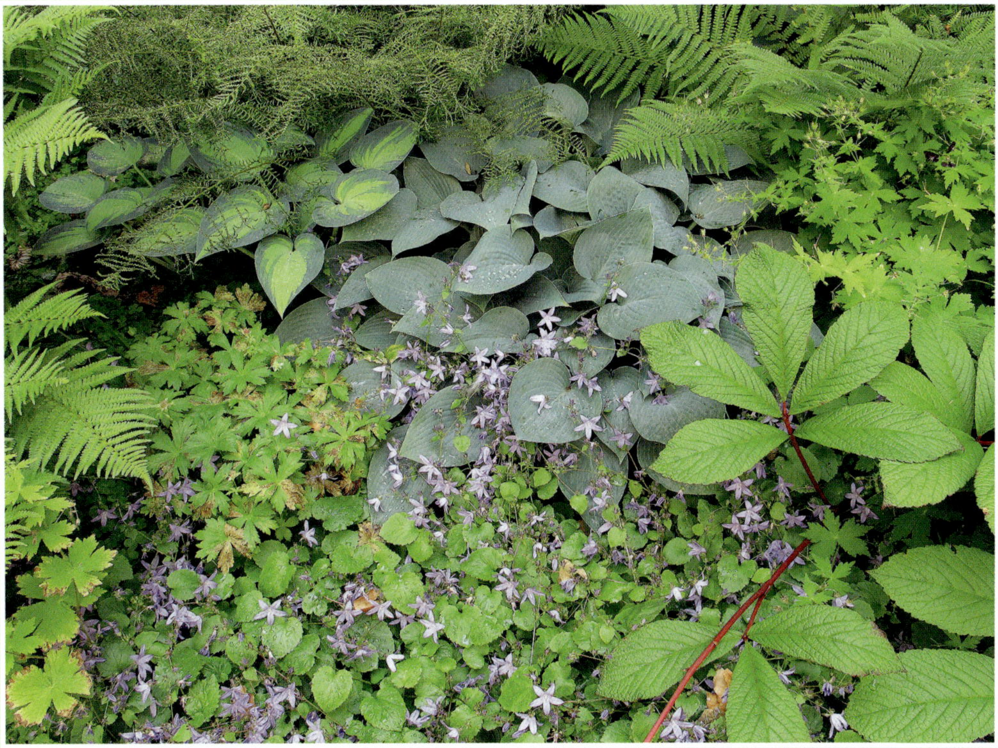

Dieses Kapitel gibt einen aktuellen Überblick über den Stand von Green Care. Es beleuchtet die verschiedenen Verständnisse im deutschsprachigen Raum und zeigt auf, wie vielfältig die Angebote heute genutzt werden und welche Ziele sie verfolgen. Zudem werden anhand aktueller Studien zentrale positive Effekte auf Gesundheit und Wohlbefinden der Teilnehmenden hervorgehoben. Abschließend wird die wachsende Bedeutung von Netzwerken für die Weiterentwicklung und nachhaltige Etablierung von Green Care diskutiert.

## 3.1 Entwicklung von Green Care Angeboten

In Deutschland, Österreich und der Schweiz gibt es bereits seit etlichen Jahren verschiedene Angebote, welche die Natur als heilende Kraft in den Bereichen Gesundheit, Soziales und Bildung einbeziehen. Diese finden auf landwirtschaftlichen Betrieben, in den Außen- und Innenräumen von Schulen, Kindergärten, Krankenhäusern, Pflegeheimen, Strafanstalten und im Wald statt.

### 3.1.1 Warum Green Care als umfassendes Konzept?

Viele bewährte Angebote wie Gartentherapie, Tiergestützte Intervention und Pädagogik oder Waldpädagogik sind bisher oft Nischenangebote geblieben, denen flächendeckende Anerkennung und Bekanntheit fehlen. Sie alle kämpfen mit ähnlichen Herausforderungen wie Bürokratie, Finanzierungsproblemen, fehlender rechtlicher Absicherung und mangelnder beruflicher Akzeptanz. Ein gemeinsames Konzept für diese unterschiedlichen Angebote würde eine bessere Vernetzung und den Austausch zwischen den verschiedenen Bereichen ermöglichen. Genau aus diesem Grund entschied man sich im Anschluss an die europäische „Cost Action 866", das bewusst breitgefasste Konzept von Green Care überregional und international einzuführen. Mit der Etablierung von Green Care erhofft man sich mehr Bekanntheit, Akzeptanz, Austausch und Professionalisierung für die verschiedenen naturbasierten Angebote. Dieser Prozess ist nicht abgeschlossen und es ist zu erwarten, dass sich zukünftig noch mehr Nationen der Green Care Fachwelt anschließen werden.

### 3.1.2 Green Care Angebote auf landwirtschaftlichen Betrieben

Innerhalb des deutschsprachigen Raumes – in Deutschland, Österreich und der Schweiz – haben sich in den letzten Jahrzehnten unterschiedliche Terminologien und Auffassungen zu Green Care Angeboten etabliert. In der **Tabelle 3-1** werden diese Unterschiede dargestellt. Sie konzentriert sich auf landwirtschaftliche Betriebe, da diese eine zentrale Rolle in der Entwicklung des Green Care Konzeptes gespielt haben und die unterschiedlichen nationalen Interpretationen besonders deutlich machen. Weitere Green Care Bereiche, wie Gartentherapie oder Tiergestützte Interventionen, werden in den folgenden Kapiteln detaillierter betrachtet. Allen drei Ländern ist gemeinsam, dass es innerhalb der letzten beiden Jahrzehnte eine Professionalisierungswelle gibt. Für sämtliche Teilbereiche werden z.B. Zertifikatslehrgänge angeboten.

## 3.2 Nutzungsmöglichkeiten und Ziele von Green Care Angeboten

Green Care ist ein dynamisches Feld, das sich ständig weiterentwickelt und neue Anwendungsbereiche erschließt. Der folgende Überblick gibt einen Einblick in die vielfältigen Einsatzmöglichkeiten von Green Care in den Bereichen Bildung, Prävention, Therapie und Rehabilitation, Pflege und soziale Arbeit.

**Tabelle 3-1:** Green Care Angebote auf landwirtschaftlichen Betrieben – Unterschiedliche Verständnisse im deutschsprachigen Raum (Eigendarstellung von Petra Köchli, Karoline Meixner-Katzmann, Dorit van Meel und Roswitha Wolf)

| Länder | Green Care-Angebote und Verständnis von Green Care |
|---|---|
| **Deutschland** | Green Care wird hier oft mit Care Farming gleichgesetzt. Beides wird mit dem Begriff „Soziale Landwirtschaft" übersetzt. Auch gartentherapeutische Angebote können unter dem Begriff Green Care subsummiert werden und gewinnen in den letzten Jahren an Bedeutung, v. a. seitdem die IGGT (Internationale Gesellschaft Gartentherapie) an der Professionalisierung dieser Therapieform länderübergreifend arbeitet. Auch die Tiergestützte Therapie umfasst verschiedene Interventionen, bei denen (Nutz-)Tiere auf landwirtschaftlichen Betrieben eingesetzt werden, sie können dann zur Sozialen Landwirtschaft hinzugerechnet werden. Es gibt keine einheitlichen gesetzlichen Regelungen für die Ausbildung in Deutschland, jedoch bieten verschiedene Institutionen Zertifikatslehrgänge an. Die Qualität und die Standards können daher variieren.<br><br>Unter Sozialer Landwirtschaft werden Green Care Angebote auf landwirtschaftlichen Betrieben verstanden, die keine pädagogische Hauptzielsetzung haben (z. B. therapeutische, pflegende oder andere medizinische Angebote, Projekte aus dem Bereich der sozialen Arbeit, Rehabilitation, (Re-)Integration, etc.).<br><br>Pädagogische Angebote werden aus dem Begriff der „Sozialen Landwirtschaft" ausgeschlossen und parallel unter dem Begriff „Lernort Bauernhof" oder „Lernen und Lehren am Bauernhof" zusammengefasst. |
| **Österreich** | Hier werden unter „Sozialer Landwirtschaft" sämtliche Green Care Angebote auf aktiven landwirtschaftlichen Betrieben, in Gärtnereien, auf Weinbau- oder Forstbetrieben in Zusammenarbeit mit Sozialträgern und Institutionen, unabhängig von der Hauptzielsetzung (also inkl. pädagogischer und präventiver Angebote) verstanden. Die Angebote umfassen sowohl tier- als auch pflanzengestützte Intervention.<br><br>Auch hier gab es zeitweise regionale Prozesse, Soziale Landwirtschaft mit Green Care gleichzusetzen, dies hat sich aber nicht durchgesetzt zugunsten eines breitgefassteren Verständnisses von Green Care, das auch explizit pflanzengestützte und tiergestützte Interventionen inkludiert, die abseits landwirtschaftlicher Betriebe stattfinden.<br>Zu den pädagogischen Angeboten gibt es „Schule am Bauernhof" ebenso wie „Schule in der Gärtnerei"; auch „Green Care Wald" ist ein gängiger Begriff. |
| **Schweiz** | Traditionellerweise hatte sich in der Schweiz dasselbe Verständnis der Begrifflichkeiten aufgebaut wie in Deutschland – nämlich Green Care mit Care Farming gleichzusetzen.<br><br>Der Begriff der Sozialen Landwirtschaft war hier nie weit verbreitet. Es wurde generell von Care Farming oder Green Care gesprochen und mit beidem meinte man Angebote ohne pädagogische Hauptzielsetzung (vergleichbar dem Verständnis von Sozialer Landwirtschaft in Deutschland). Pädagogische Angebote wurden parallel dazu unter „Schule auf dem Bauernhof" zusammengefasst. Hier finden derzeit Verschiebungen statt, Green Care und Care Farming sprachlich voneinander zu trennen und Care Farming auf nicht-pädagogische Angebote auf landwirtschaftlichen Betrieben zu beschränken und Green Care breiter aufzufassen (angepasst an das österreichische Verständnis). Der Begriff der Sozialen Landwirtschaft ist nicht gängig und auch Schule auf dem Bauernhof wird weiterhin separat gesehen. |

**Bildung (Pädagogik)**

Bildungsprogramme im Bereich Green Care verfolgen primär das Ziel der Wissensvermittlung, Kompetenzförderung und Naturerfahrung in den Bereichen Landwirtschaft, Umwelt, Ernährung und Natur. Diese Programme fördern gezielt die Entwicklung der Persönlichkeit sowie verschiedene Kompetenzen. Durch intensive Naturerfahrungen werden die Kreativität, Motorik und sozialen Fähigkeiten der Teilnehmenden gestärkt. Die Angebote richten sich v. a. an Kinder und Jugendliche, denen vielfältige Möglichkeiten geboten werden, die Natur zu erleben, über sie und von ihr zu lernen. Besonders etabliert haben sich Programme wie „Schule am Bauernhof" in Österreich, „Schule auf dem Bauernhof" in der Schweiz sowie „Lernort Bauernhof" in Deutschland, den Kindern und Jugendlichen die Landwirtschaft und die Herkunft unserer Lebensmittel näherbringen. Das Spektrum dieser Programme reicht von einmaligen Ausflügen zu Themen wie „Von der Kuh zur Milchflasche" bis hin zu mehrtägigen Landschulwochen mit Übernachtung auf dem Bauernhof. Darüber hinaus besteht die Möglichkeit zu regelmäßigen Aktivitäten wie der Mitarbeit im Garten oder der Versorgung der Tiere. Die Angebote werden dabei individuell gestaltet und an die jeweilige Altersgruppe, die Fähigkeiten der Kinder und die Wünsche der Eltern angepasst.

**Prävention**

Die Präventionsarbeit im Rahmen von Green Care zielt darauf ab, die Gesundheit und das Wohlbefinden von Menschen zu fördern und Krankheiten vorzubeugen. Hierbei werden die positiven Effekte der Natur gezielt genutzt, um die körperliche und geistige Gesundheit zu stärken und soziale Inklusion zu fördern. Green Care setzt dabei auf verschiedene Maßnahmen zur Stressbewältigung durch Achtsamkeit in der Natur, wie beispielsweise Waldbaden und Yoga, sowie auf Gesundheitsförderung durch Bewegung an der frischen Luft, etwa beim Wandern oder Reiten. Zusätzlich vermitteln Ernährungsworkshops wichtiges Wissen über gesunde Ernährung mit regionalen Produkten.

**Therapie und Rehabilitation**

Green Care Therapien und Rehabilitationsmaßnahmen dienen der Verbesserung der psychischen und physischen Gesundheit, insbesondere nach einschneidenden Erlebnissen, die das Leben der Klient:innen grundlegend verändert haben. Diese Angebote helfen dabei, die Lebensqualität wieder zu steigern. Sie fördern soziale Kompetenzen und verbessern die Möglichkeit zur gesellschaftlichen Teilhabe mit Intervention für Menschen mit psychischen Erkrankungen wie Depressionen oder Angststörungen. Die Gartentherapie fördert gezielt die Motorik und Konzentration, insbesondere bei Menschen mit körperlichen Beeinträchtigungen, z. B. nach einem Unfall oder bei altersbedingten Einschränkungen. Gezielte Naturerfahrungen können die Regeneration unterstützen und bei der Rehabilitation nach einem Burnout wertvolle Hilfe leisten.

**Pflege**

Im Bereich der Pflege verfolgt Green Care das zentrale Ziel, die Lebensqualität von pflegebedürftigen Menschen zu verbessern. Die Angebote umfassen u. a. die Tagesbetreuung auf dem Bauernhof, die z. B. Menschen mit Demenz dabei helfen kann, wieder aktiver zu werden und ihre kommunikativen Fähigkeiten zu fördern. Die naturnahe Hospizbegleitung schafft einen würdevollen Rahmen in der letzten Lebensphase. Tiergestützte oder angeleitete gärtnerische Aktivitäten in Seniorenheimen bringen zudem Freude und willkommene Abwechslung in den Alltag älterer Menschen (Waldboth et al., 2017).

**Soziale Arbeit**

Die soziale Arbeit im Rahmen von Green Care verfolgt verschiedene wichtige Ziele, darunter die Integration von Geflüchteten, die Resozialisierung von straffälligen Jugendlichen und die Stärkung des Selbstwertgefühls von Menschen mit psychischen Beeinträchtigungen. Das gemeinsame Gärtnern kann dabei den Spracherwerb und das interkulturelle Verständnis bei der Integration von Geflüchteten wirksam unterstützen. Im Bereich der Erlebnispädagogik hilft die Natur straffälligen Jugendlichen dabei, Verantwortung zu übernehmen und im Team zu arbeiten. Beschäftigungsprojekte auf landwirtschaftlichen Betrieben können das Selbstwertgefühl und die Arbeitsfähigkeit von Menschen mit psychischen Beeinträchtigungen nachhaltig verbessern.

## 3.3 Ausgewählte beobachtete Wirkungen

Die **Tabelle 3-2** fasst beobachtete Wirkungen aus den sechs ausgewählten Praxisprojekten („Die Pflanzerei“, „Gemeinsam wachsen“, „Bauernhoftiere bewegen Jung und Alt“, „Gemeinschaftswerk GartenPark“, „Der Wald als Lehrkraft“, und „Alpakas“) zusammen, die in den folgenden Kapiteln detailliert beschrieben werden. Die dokumentierten Effekte basieren auf den Erfahrungsberichten und Beobachtungen der Projektverantwortlichen sowie der Teilnehmenden. Jedem Projekt sind entsprechende wissenschaftliche Studien zugeordnet, die ähnliche Wirkungen in vergleichbaren Kontexten

**Tabelle 3-2:** Wirkungen von sechs Praxisprojekten (Eigendarstellung)

| Projekt | Soziale Aspekte | Psychische Gesundheit | Physische Gesundheit | Kognitive Entwicklung | Naturbezug |
|---|---|---|---|---|---|
| **Die Pflanzerei** | Soziale Kontakte, Kooperation, Teamstärkung | Positive Perspektive, Erfolgserlebnisse | Körperliche Betätigung an der frischen Luft | Neue Herausforderungen, Selbstorganisation | Gartenarbeit, Verarbeitung von Naturprodukten |
| **Gemeinsam wachsen** | Gemeinschaftsgefühl, Integration, Spracherwerb | Selbstwirksamkeit, Selbstwertgefühl | Strukturierter Tagesablauf, Schlafqualität | Verantwortung, Struktur im Alltag | Garten als Arbeitsumfeld |
| **Bauernhoftiere bewegen Jung und Alt** | Interaktion mit Tieren, soziale Brücke | Beruhigende Wirkung, Motivation | Motorik, Gleichgewichtssinn, Energieabbau | Konzentrationsförderung durch Tiere | Interaktion mit Tieren, Naturerfahrungen |
| **Gemeinschaftswerk GartenPark Hohrainli** | Nachbarschaftsbildung, Gemeinschaftsaktivitäten | Gemeinschaftsgefühl, regelmäßige Treffen, Selbstwirksamkeit | Körperliche Betätigung an der frischen Luft | Neue Herausforderungen, Selbstorganisation (Gartengruppe, Quartierverein) | Quartiersbegrünung, Gartenarbeit, Natur erleben, Naturspielplatz |
| **Der Wald als Lehrkraft** | Sozialverhalten in Schulgemeinschaft | Selbstsicherheit, Mut, Stressreduktion | Motorische Entwicklung, bessere Schlafqualität | Konzentration, Fokussierung | Natur als Lernraum, Bewegung im Wald |
| **Alpakas – tiergestützte Therapie** | Interaktion mit Tieren, Verantwortung übernehmen | Achtsamkeit, Selbstfürsorge, Emotionsregulation | Körperkontrolle, Wahrnehmung, Bewegung | Konzentration, Selbstbeherrschung | Tiergestützte Therapie, Naturverbundenheit |

untersucht und bestätigt haben. Die Gegenüberstellung zeigt die Bandbreite positiver Effekte, die durch naturgestützte Interventionen in verschiedenen Settings erzielt werden können – von sozialen über psychologische bis hin zu physischen Wirkungen. Dabei wird deutlich, dass sich die praktischen Erfahrungen aus den Projekten vielfach mit den Erkenntnissen aus der wissenschaftlichen Forschung decken.

## 3.4 Ausblick und Perspektiven

Obwohl die Forschung zu Green Care bereits umfangreich ist, gibt es weiterhin Bereiche, die vertiefte Untersuchungen erfordern.

Viele Studien fokussieren sich auf kurzfristige Effekte von Green Care Interventionen. Um ein umfassenderes Bild zu erhalten, sind Langzeitstudien notwendig, die die nachhaltigen Wirkungen dieser Ansätze untersuchen. Zudem wäre es sinnvoll, Green Care gezielt mit etablierten Therapieansätzen aus Bereichen wie Psychotherapie, Physiotherapie oder Ergotherapie in Beziehung zu setzen, um mögliche Synergien und ergänzende Wirkungen besser zu verstehen. Forschung zur individuellen Anpassung von Green Care Programmen an verschiedene Bedürfnisse und kulturelle Kontexte könnte die Wirksamkeit dieser Ansätze weiter stärken und ihre Integration in bestehende therapeutische Angebote erleichtern.

Von besonderer Bedeutung ist dabei die Vernetzung zwischen Forschung und Praxis. Durch den kontinuierlichen Austausch zwischen Wissenschaftler:innen und Praktiker:innen können Forschungsfragen praxisnah formuliert und Ergebnisse direkt in die Anwendung überführt werden. Interdisziplinäre und internationale Netzwerke ermöglichen zudem den Blick über den Tellerrand und die Identifikation von Good Practice-Beispielen. Diese Verbindungen sind essenziell für die Entwicklung evidenzbasierter Standards und die erfolgreiche Integration von Green Care in bestehende Versorgungsstrukturen.

Die Integration in Gesundheits- und Sozialsysteme wie in Deutschland bereits im Werden ist wünschenswert, um einen Zugang für alle Menschen zu schaffen. Dafür bedarf es weiterer Untersuchungen, wie Green Care effektiv in bestehende Gesundheits- und Sozialsysteme integriert werden kann, um eine breitere Anwendung zu ermöglichen. Gärten, Gartenarbeit und Tiere können die Gesundheit und das Wohlbefinden von Menschen mit einer Reihe von gesundheitlichen und sozialen Bedürfnissen verbessern. Die Vorteile von Gärten und Gartenarbeit könnten weltweit als „soziales Rezept" für Menschen mit Langzeiterkrankungen genutzt werden.

„Grüne Gesundheitspartnerschaften" wären hilfreich, um wohnortnahe Interventionen für Patient:innen mit langfristigen Erkrankungen – unabhängig von deren finanzieller Ausstattung – zu ermöglichen. Solche Partnerschaften eignen sich am besten für multidisziplinäre Einrichtungen, die das Gesundheitswesen umfassen.

Der Begriff „Grüne Gesundheitspartnerschaften" beschreibt Kooperationen zwischen verschiedenen Akteur:innen aus dem Gesundheitswesen, lokalen Behörden, der Sozialfürsorge und Nichtregierungsorganisationen (NGOs), um Green Care Interventionen für Menschen mit chronischen oder langfristigen Erkrankungen zugänglich zu machen – unabhängig von deren finanziellen Möglichkeiten.

Diese Partnerschaften sind besonders wertvoll, weil sie wohnortnahe Angebote schaffen, den Betroffenen regelmäßige Teilhabe ermöglichen, ohne dass hohe Kosten eine Hürde darstellen. Zudem können durch die Zusammenarbeit unterschiedlicher Fachbereiche ganzheitliche Betreuungskonzepte entstehen, die neben der medizinischen Versorgung auch soziale und psychische Unterstützung bieten.

Multidisziplinäre Einrichtungen, die verschiedene Fachrichtungen und Organisationen vereinen, eignen sich besonders gut für solche Modelle, da sie bereits über die notwendigen Strukturen für Vernetzung und Kooperation verfügen. Ein Beispiel dafür ist das in der

Schweiz beschriebene Gemeinschaftsprojekt, das zeigt, wie eine enge Zusammenarbeit zwischen Gesundheitswesen, Stadtverwaltung und zivilgesellschaftlichen Initiativen Green Care erfolgreich in ein umfassenderes Betreuungskonzept integrieren kann. Abgesehen davon trägt Green Care (v.a. seine Ausrichtung auf die soziale Landwirtschaft) zur Wiederbelebung des ländlichen Raums und zur Erhaltung der Agrarlandschaft bei und es bedarf weiterer wissenschaftlicher Untersuchungen, die abgesehen von einem gesundheitlichen Nutzen die Bedeutung von Green Care in sozioökonomischer und auch ökologischer Hinsicht bewerten.

## 3.5 Green Care Projektplanung und -umsetzung

Erfahrungen aus der Praxis zeigen, dass eine sorgfältige Planungsphase entscheidend für den Erfolg von Green Care Projekten ist. Der Aufbau eines starken Netzwerks und die Sicherstellung des Nutzens für alle Beteiligten sind dabei von zentraler Bedeutung. So profitieren beispielsweise von einem Green Care Projekt in einer Klinik nicht nur die Patientinnen und Patienten, sondern auch Besucher:innen, Angehörige und Mitarbeitende.

Um ein Green Care Projekt erfolgreich zu starten und durchzuführen, können die im **Kasten 3-1** beschriebenen Schritte und Rahmenbedingungen empfohlen werden.

**Kasten 3.1: Projektplanung und -umsetzung**

1. **Vision & Konzeptentwicklung:**
   - Bedürfnisanalyse: Zielgruppe, Bedürfnisse, bestehende Angebote
   - Angebotsentwicklung: Passende Green Care Ansätze (z.B. Gartentherapie und Tiergestützte Interventionen)
   - Zielsetzung: Soziale Inklusion, Gesundheitsförderung, Bildung und andere
2. **Planung & Vorbereitung**:
   - Ressourcen: Räumliche, personelle, finanzielle Voraussetzungen
   - Kooperationen: Zusammenarbeit mit Fachkräften (z.B. Therapeut:innen, Schulen)
   - Finanzierung: Förderungen, Sponsoring, Eigenmittel
   - Rechtliche Rahmenbedingungen: Versicherungen, Genehmigungen
3. **Umsetzung:**
   - Qualifizierung: Fachliche Weiterbildung
   - Marketing: Bekanntmachung (Website, Flyer, soziale Medien)
   - Dokumentation: Qualitätssicherung & Nachweis für Fördergeber:innen
4. **Evaluation & Weiterentwicklung**:
   - Evaluierung: Überprüfung der Zielerreichung
   - Anpassung: Optimierung der Angebote basierend auf den Ergebnissen

In den folgenden Kapiteln werden die zuvor erwähnten Praxisprojekte als inspirierende Green Care Beispiele aus dem deutschsprachigen Raum vorgestellt. Sie bieten wertvolle Einblicke in die vielfältigen Möglichkeiten von Green Care.

## 3.6 Weiterführende Literatur

Berget, B. & Braastad, B.O. (2011). Animal-assisted therapy with farm animals for persons with psychiatric disorders. *Ann Ist Super Sanita, 47*(4), 384–390.

Bratman, G.N., Hamilton, J.P. & Daily, G.C. (2012). The impacts of nature experience on human cognitive function and mental health. *Annals of the New York Academy of Sciences, 1249*, 118–136. https://doi.org/10.1111/j.1749-6632.2011.06400.x

Hansen, M.M., Jones, R. & Tocchini, K. (2017). Shinrin-Yoku (Forest Bathing) and nature therapy: A state-of-the-art review. *International Journal of Environmental Research and Public Health, 14*(8), 851. https://doi.org/10.3390/ijerph14080851

Howarth, M., Brettle, A., Hardman, M. & Maden, M. (2020). What is the evidence for the impact of gardens and gardening on health and well-being: A scoping review and evidence-based logic model to guide healthcare strategy decision making on the use of gardening approaches as a social prescription. *BMJ Open, 10*(7), e036923. https://doi.org/10.1136/bmjopen-2020-036923

Joschko, L., Pálsdóttir, A.M., Grahn, P. & Hinse, M. (2023). Nature-based therapy in individuals with mental health disorders, with a focus on mental well-being and connectedness to nature – A pilot study. *International Journal of Environmental Research and Public Health, 20*(3), 2167. https://doi.org/10.3390/ijerph20032167

Leck, C. (2013). *The impact of Care Farming in the UK* [Unveröffentlichte Dissertation]. The University of Worcester.

Leck, C., Upton, D. & Evans, N. (2015). Growing well-beings: The positive experience of care farms. *British Journal of Health Psychology, 20*(4), 745–762. https://doi.org/10.1111/bjhp.12138

O'Brien, L., Burls, A., Townsend, M. & Ebden, M. (2011). Volunteering in nature as a way of enabling people to reintegrate into society. *Perspectives in Public Health, 131*(2), 71–81. https://doi.org/10.1177/1757913910384048

Salomon, R.E., Salomon, A.D. & Beeber, L.S. (2018). Green care as psychosocial intervention for depressive symptoms: What might be the key ingredients? *Journal of the American Psychiatric Nurses Association, 24*(3), 199–208. https://doi.org/10.1177/1078390317723710

Stuart-Smith, S. (2020). *The Well-Gardened Mind. The Restorative Power of Nature*. Penguin Books.

Waldboth V., Suter-Riederer S., Schneiter-Ulmann, R., Föhn, M. & Imhof, L. (2017). *Pflanzengestützte Pflege. Praxishandbuch für pflanzengestützte Pflegeinterventionen im Heimbereich*. Hogrefe.

# 4 Der Weg zu einer urbanen Care Farm

Petra Köchli

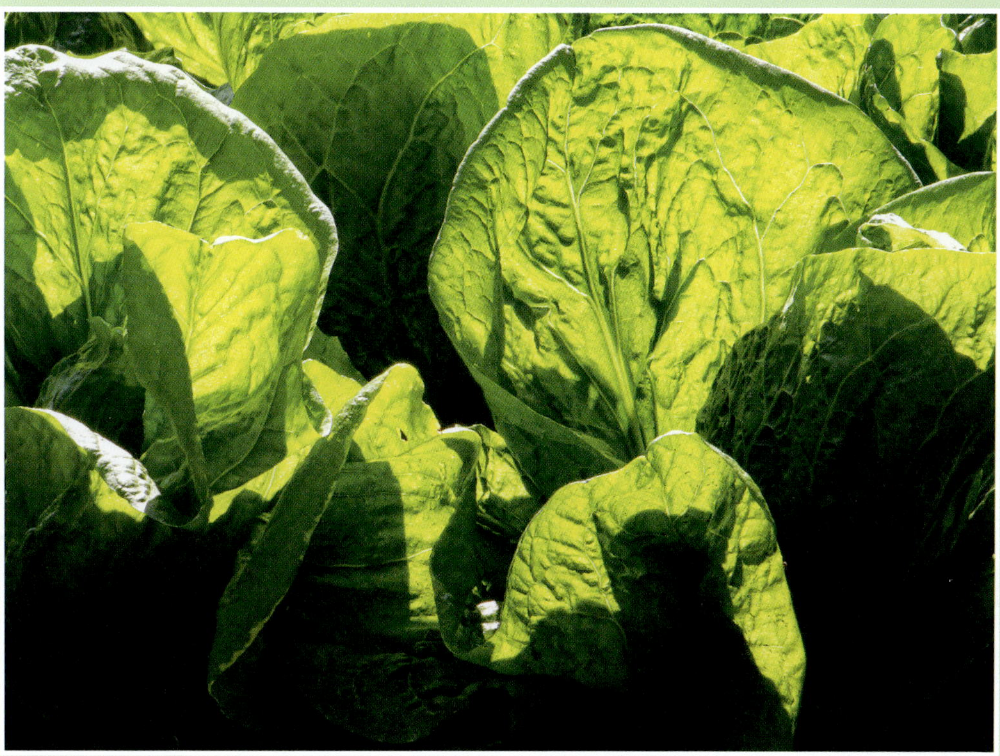

Der vorliegende Bericht beschreibt zunächst meinen beruflichen Werdegang und erläutert dabei die persönlichen Beweggründe, die zur Berufswahl Care-Farmerin geführt haben.

In einem zweiten Schritt wird die Entstehung des Arbeitsintegrationsangebotes des SAH beschrieben und der Prozess des Aufbaus einer neuen Care Farm näher beleuchtet. Es wird aufgezeigt, welchen Hindernissen und Herausforderungen begegnet wurde und mit welchen Strategien diese erfolgreich bewältigt wurden. Darüber hinaus wird anhand von Aussagen ehemaliger Teilnehmender dargestellt, welchen Nutzen dieses Angebot für die Teilnehmenden hat und wie dieser auch zu meiner persönlichen Motivation beiträgt (**Abbildung 4-1**).

Abschließend werden die gewonnenen Erkenntnisse und Lehren dargestellt, um zukünftigen Interessierten, die ebenfalls ein urbanes Care Farming Angebot aufbauen möchten, wertvolle Hinweise aus den gemachten Erfahrungen zu geben. Angefangen hat alles in einem Baucontainer.

## 4.1 Einleitung

Das Schweizerische Arbeiterhilfswerk Zentralschweiz (SAH) bietet seit rund zehn Jahren Arbeitsintegrations- und Beschäftigungsplätze im Bereich des Gemüsebaus und der Landwirtschaft für langzeitarbeitslose Menschen an, sowie für Menschen, die noch nie in der Schweiz gearbeitet haben (v.a. geflüchtete Menschen) (**Kasten 4.1**). Nach zahlreichen Anpassungen an ein sich veränderndes Umfeld ist es dem Hilfswerk, das über keine eigenen Betriebsflächen verfügt, im Jahr 2022 gelungen, sein Care Farming Angebot *SAH Garten und Landwirtschaft* in der Luzerner Agglomerationsgemeinde Emmenbrücke fest zu etablieren.

Seitdem betreibt es dort eine Gemüsegärtnerei in Form eines *Market Gardening* und produziert Gemüse für rund 50 Haushalte. In diesem Erfahrungsbericht verknüpfe ich meinen beruflichen Werdegang mit der Entwicklung von *SAH Garten und Landwirtschaft*. Dabei wird der Frage nachgegangen, wie man den Heraus-

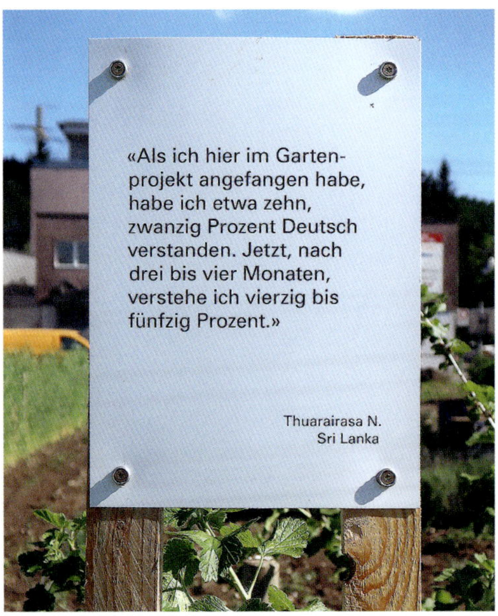
«Als ich hier im Gartenprojekt angefangen habe, habe ich etwa zehn, zwanzig Prozent Deutsch verstanden. Jetzt, nach drei bis vier Monaten, verstehe ich vierzig bis fünfzig Prozent.»
Thuarairasa N.
Sri Lanka

**Abbildung 4-1:** Aussage eines Klienten nach mehreren Monaten Mitarbeit auf der Weberwiese (Foto: Petra Hagen Hodgson)

**Kasten 4.1: Das Schweizerische Arbeiterhilfswerk**

Das Schweizerische Arbeiterhilfswerk (SAH) ist ein parteipolitisch und konfessionell unabhängiges Hilfswerk. Es bietet schweizweit erwerbslosen und stellensuchenden Menschen, darunter Migrant:innen, anerkannten Flüchtlingen und vorläufig aufgenommenen Personen Beratung, Bildung und Beschäftigung an. Es unterstützt sie bei der beruflichen, sprachlichen und sozialen Integration und erleichtert dadurch den Zugang zum Arbeitsmarkt. Das SAH Netzwerk besteht aus zehn unabhängigen Regionalvereinen, die mit etwa 850 Mitarbeitenden in 18 Kantonen und 44 Städten der Schweiz tätig sind (Schweizerisches Arbeiterhilfswerk Zentralschweiz, o.D.). Einer dieser Regionalvereine ist das SAH Zentralschweiz (SAH ZS) mit Sitz in Luzern. (Weitere Informationen: https://www.sah-zentralschweiz.ch)

forderungen beim Aufstellen eines solchen urbanen Care Farming Angebots begegnen kann.

## 4.2 Erste Schritte in die Landwirtschaft

Mein Weg in die Welt des Care Farming begann mit meiner Berufslehre als Bio-Landwirtin und führte mich schließlich zur aktuellen Position als Co-Leiterin des Arbeitsintegrationsangebots *SAH Garten und Landwirtschaft*. Daneben arbeite ich Teilzeit als Mitarbeiterin der Forschungsgruppe *Grün und Gesundheit* an der Zürcher Hochschule für angewandte Wissenschaften (ZHAW). Der Weg zum Care Farming war nicht nur geprägt von zahlreichen Herausforderungen und Ungewissheiten, sondern v.a. auch von vielen glücklichen Zufällen und Erfolgsmomenten. Davon möchte ich hier berichten.

Schon immer habe ich mich zur Natur hingezogen gefühlt. Obwohl ich aus keiner Bauernfamilie stamme, habe ich meine Kindheit auf Höfen im Dorf verbracht, mich um Pferde gekümmert und nach dem Abitur ein Praktikum auf einer Rinderfarm in Brasilien absolviert. Gleichzeitig interessierte ich mich für soziale und kulturelle Themen. So begann ich nach dem Abitur und einer Reise nach Südamerika das Bachelorstudium in Kulturwissenschaften an der Universität Luzern. Das Studium war interessant, aber mir fehlte der Praxisbezug. Hinzu kam der Wunsch, handwerkliche Fähigkeiten zu erlernen und draußen arbeiten zu können. Dies veranlasste mich, nach meinem Studium einige Schnuppertage auf einem Biobauernhof zu verbringen und dort die Arbeit kennenzulernen. Die Mischung aus festen Routinen und gleichzeitig unvorhersehbaren Ereignissen wie etwa bei der Arbeit mit Tieren, die körperliche Tätigkeit, das direkte Erleben des Wetters und die Zusammenarbeit mit den verschiedenen Menschen auf dem Familienbetrieb begeisterte mich derart, dass ich danach wusste: Das ist mein Traumberuf.

So absolvierte ich noch eine zweijährige Berufslehre als Biolandwirtin im Kanton Luzern. Meine beiden Lehrbetriebe waren – typisch für diese Hügel- und Bergregion – auf graslandbasierte Milchwirtschaft ausgerichtet. Trotz der langen Arbeitstage und der Tatsache, dass nebenbei kaum Zeit für Freunde und Hobbys blieb, habe ich die Freude an der landwirtschaftlichen Arbeit nicht verloren, sondern ein stetig wachsendes Interesse daran entwickelt.

## 4.3 Von der herkömmlichen zur sozialen Landwirtschaft

Nach meiner Berufslehre absolvierte ich ein viermonatiges Praktikum auf einem Bauernhof der Schweizer Stiftung Stärenegg auf der kleinen kroatischen Insel Iz (Schweizer Stiftung Stärenegg, o.D.). Die Stiftung Stärenegg bot dort Time-out-Plätze sowie Langzeitplatzierungen für Jugendliche an, um ihnen die Möglichkeit zu geben, für eine gewisse Zeit aus ihrem gewohnten Umfeld herauszutreten und in eine für sie völlig neue Umgebung einzutauchen; dieses Angebot existiert heute leider nicht mehr.

Gemeinsam mit den Jugendlichen kümmerte ich mich um die Ziegen, führte sie auf die karge Hügellandschaft zum Weiden, molk sie, stellte Käse her und legte daneben einen Gemüsegarten an. Die Arbeit auf dem Bauernhof bot den Jugendlichen die Möglichkeit, sich selbst neu zu entdecken, ihre Grenzen auszutesten und gestärkt und geerdet aus dieser Erfahrung zurückzukehren. Dieser berufliche Einblick in die Verbindung von sozialer Arbeit und Landwirtschaft hat mir gezeigt, dass Landwirtschaft weit mehr sein kann als nur Lebensmittel zu produzieren, sondern auch als eine soziale Lebensform verstanden und gelebt werden kann. Sie kann als Raum angesehen werden, in dem Menschen mit unterschiedlichen Fähigkeiten und Bedürfnissen zusammenarbeiten und von und mit der Natur leben.

Motiviert durch die positiven Erfahrungen in der Stiftung Stärenegg kehrte ich 2013 in die

Schweiz zurück, um in einem Wohnheim für Männer mit psychosozialen Problemen eine Teilzeitstelle als landwirtschaftliche Mitarbeiterin anzutreten. Das Heim bot rund neunzig Bewohnern und etwa einem Dutzend externen Personen *geschützte Arbeitsplätze* (**Kasten 4.4, Kap. 10**) in verschiedenen Betriebsbereichen (u.a. Landwirtschaft, Holzwerkstatt, Restaurant, Hauswirtschaft, Biomarkt, Landschaftspflege). Der gesamte Betrieb arbeitete nach den Prinzipien der *Arbeitsagogik* (**Kasten 4.2**), sodass die Arbeit gezielt als Mittel zu deren Befähigung eingesetzt wurde. Die Männer des Heims lebten und arbeiteten dort meist viele Jahre, oft bis zu ihrer Pensionierung.

Ein Betriebszweig dieses Männerheims ist die Landwirtschaft. Diese ist mit etwas über neunzig Hektaren für schweizerische Verhältnisse sehr groß, zum Vergleich: Die durchschnittliche landwirtschaftliche Nutzfläche pro Betrieb lag 2022 bei 21.6 ha (Bundesamt für Statistik, 2024.).

Zudem ist sie sehr vielfältig: Es wird Gemüseproduktion, Ackerbau sowie die Haltung von Angusrindern, Pferden, Schafen und Schweinen betrieben. Ich war im Gemüsebau und in der Schafhaltung tätig – nach meiner landwirtschaftlichen Ausbildung auf Milchviehbetrieben beides für mich neue Tätigkeitsfelder. Die Schafe wurden zur Fleischproduktion genutzt. Das Fleisch wurde in der eigenen Metzgerei verkauft. Mit unserer Gemüseproduktion belieferten wir einen der führenden Schweizer Großverteiler, sowie den betriebseigenen Bioladen. **Abbildung 4-2** zeigt das gemeinsame Setzen von Gemüse am Band im Männerheim.

Um für den Großverteiler ein attraktiver Produzent und Partner zu bleiben, entschieden wir uns 2013 dazu, eine betriebseigene Gemüsepackerei aufzubauen. Gleichzeitig sollte die Packerei die Möglichkeit bieten, auch in der für den Gemüsebau weniger arbeitsintensiven kalten Jahreszeit warme und attraktive geschützte Arbeitsplätze anbieten zu können.

Im Herbst 2013 eröffneten wir die Gemüsepackerei und verpackten und lieferten seitdem jeweils von September bis April und an allen Wochentagen außer sonntags Gemüse an die

**Kasten 4.2: Arbeitsagogik**

*Arbeitsagogik* ist ein Schweizer Begriff aus dem Sozialbereich. Er bezeichnet das professionelle Anleiten und Begleiten von Menschen mit erschwertem Zugang zur Arbeit mit dem Ziel, die betroffene Person möglichst beruflich zu integrieren. Dazu werden die persönlichen und sozialen Kompetenzen der betreuten Person während der Arbeit durch den Arbeitsagogen gezielt gefördert. Arbeit, bei welcher der Klient oder die Klientin Fähigkeiten und Kompetenzen braucht, bietet zentrale Lernchancen, beispielsweise für Ausdauer, Zielstrebigkeit, praxisbezogenes Denken oder selbstkritisches Reflektieren. Der Arbeitsagoge beziehungsweise die Arbeitsagogin schafft ein lern- und kompetenzförderliches Umfeld und befähigt die Klient:innen zu selbstbestimmter und erfolgreicher Arbeit. Im Leben der Klient:innen spielt die tägliche Arbeit darüber hinaus eine wichtige Rolle, indem sie Sinnhaftigkeit und Gebrauchtwerden vermittelt und Teilhabe am gesellschaftlichen Leben ermöglicht (Togni-Wetzel, 2016). Die Ausbildung für Arbeitsagogik in der Schweiz dauert zwei Jahre und wird berufsbegleitend angeboten (Agogis, o.D.).

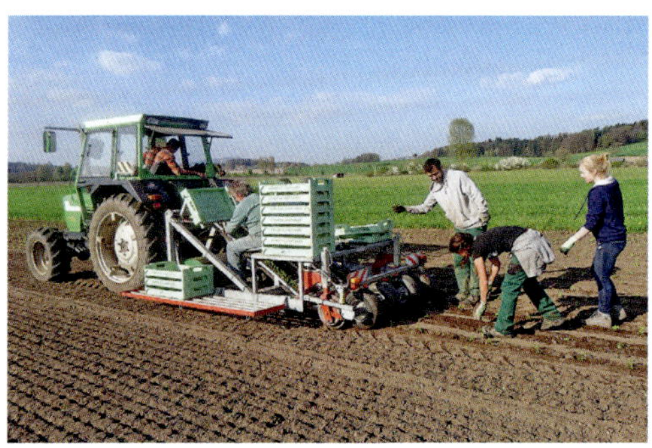

**Abbildung 4-2:** Gemeinsam Gemüse setzen am Band auf den Feldern des Männerheims (Foto: Urs Gisler; mit freundlicher Genehmigung)

Großverteiler. Zwischen Bestelleingang und gewünschtem Liefertermin lagen nur wenige Stunden, sodass die Zeit zum Verpacken oft sehr knapp war. Durch den wachsenden Bio-Markt stieg in den folgenden Jahren auch die Nachfrage nach Bio-Gemüse bei den Großverteilern. Die steigende Produktion in der Gemüsepackerei und der damit verbundene Zeitdruck ließen mich zunehmend daran zweifeln, ob die Arbeitsplätze in der Packerei dem entsprachen, was ich unter einem *geschützten Arbeitsplatz* verstand und ob sie den besonderen Bedürfnissen der dort arbeitenden Menschen gerecht werden konnten. Monotone Maschinenarbeit, Zeitdruck und die Angst vor negativen Sanktionen durch den Großhandel (z.B. Preisnachlässe oder Lieferverbote) bei Qualitätsmängeln beeinträchtigten meiner Meinung nach die Funktion der betreuten Arbeitsplätze. Das Spannungsfeld zwischen Produktion und Betreuung stellte sich für mich als immer größer werdende Herausforderung dar.

Aus diesen Gründen suchte ich nach einem Ort und nach Möglichkeiten, um meine Vorstellungen einer Care Farm umzusetzen.

**Kasten 4.3: Market Gardening**

Bei dieser Form des Gemüseanbaus wird auf kleiner Fläche eine große Vielfalt an Gemüse produziert und über Direktvermarktung an die Konsument:innen vertrieben. Der Anbau erfolgt biologisch, raum- und zeitintensiv (*biointensiver Anbau*) und fördert gleichzeitig die Bodenfruchtbarkeit. Zu den Prinzipien dieser Anbau- und Vermarktungsform gehören u.a. die dichte Bepflanzung der Flächen, die Verlängerung der Erntesaison (z.B. durch Folientunnel, Vliese oder Anbau von Wintergemüse), der Einsatz von effizienten Handgeräten, der Verzicht auf Großmaschinen sowie eine schonende Bodenbearbeitung. Entgegen der weit verbreiteten Annahme, dass Betriebe umso effizienter wirtschaften, je größer sie sind, zeigen Studien, dass gerade diese kleinen Betriebe produktiver und rentabler sein können als größere. Das 2014 erschienene Praxishandbuch *The Market Gardener* von Jean-Martin Fortier hat wesentlich zur Etablierung des Begriffs und zur Entstehung einer *Market Gardening*-Bewegung beigetragen (Fortier, 2014).

## 4.4 Suche nach einer Care Farm

Als ich 2017 eine Freundin zu einem Hof von Bekannten begleitete, traf ich dort auf einen Gemüsebaubetrieb in Form des *Market Gardening* (**Kasten 4.3**). Dieser lediglich sieben Hektar große Betrieb befand sich in einer ländlichen Gemeinde am äußersten Rand des Kanton Luzerns.

Die Gemüsegärtnerei entsprach meinem Ideal einer Care Farm: viel Handarbeit, vielfältige und zugleich kleinstrukturierte Gemüseproduktion, eine kleine Schafherde und reine Direktvermarktung auf dem Luzerner Wochenmarkt. Die Hofbesitzer zeigten sich offen für eine Zusammenarbeit mit mir und unterstützten meinen Wunsch, Menschen auf dem Hof zu betreuen.

Von meinen Vorstellungen eines Care Farming Angebots hatte ich auch den Menschen in meinem Umfeld erzählt. Über einen Kontakt in einem lokalen Verein, in dem ich Mitglied bin, erhielt ich die Möglichkeit, den Verantwortlichen des Schweizerischen Arbeiterhilfswerks Zentralschweiz (SAH-ZS) meine Ideen für ein Care Farming-Angebot auf diesem Gemüsebaubetrieb vorzustellen. Die Idee stieß auf Interesse, da das SAH-ZS zu diesem Zeitpunkt plante, sein bestehendes Garten-Integrationsangebot auszubauen. **Abbildung 4-3** zeigt den Gemüsebaubetrieb im *Market Gardening* Stil.

Dies führte dazu, dass ich nach sechs Jahren auf dem Landwirtschaftsbetrieb des Männerheims meine Stelle aufgab, um auf diesem kleinstrukturierten Gemüsebaubetrieb als Betriebsmitarbeiterin einzusteigen und in Zusammenarbeit mit dem SAH Betreuungsplätze anzubieten.

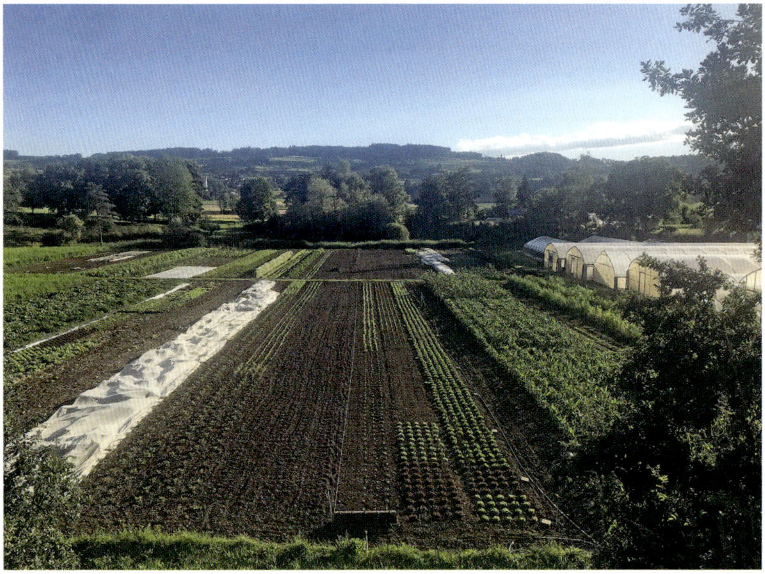

**Abbildung 4-3:** Die ideale Care Farm? Der Gemüsebaubetrieb im *Market Gardening* Stil (Foto: Petra Köchli)

Rückblickend merkte ich, dass ich im Männerheim durch meine langjährige Tätigkeit als Care Farmerin wertvolle Erfahrungen für meinen weiteren beruflichen Werdegang gesammelt hatte. Die tägliche Arbeit mit den zu betreuenden Personen und diverse Weiterbildungskurse hatten mir eine fachliche Konsolidierung sowohl im Bereich des Gemüsebaus als auch in der Arbeitsagogik ermöglicht, nach deren Grundsätzen dort gearbeitet wurde.

Zudem hatte mir die Teilzeitstelle ermöglicht, berufsbegleitend den Master in Natural Resource Sciences an der Zürcher Hochschule für Angewandte Wissenschaften (ZHAW) zu absolvieren. In meiner Masterarbeit konnte ich die praktische Arbeit mit der Theorie verknüpfen, indem ich den Nutzen von Care Farming für die psychische, soziale und physische Gesundheit der männlichen Klienten, mit denen ich arbeitete, untersuchte (Köchli, 2018).

## 4.5 SAH Garten und Landwirtschaft

Als die Zusammenarbeit mit dem Schweizerischen Arbeiterhilfswerk Zentralschweiz 2018 begann, verfügte das SAH bereits seit mehreren Jahren über ein Beschäftigungsangebot in Gärten für geflüchtete Menschen. Dieses umfasste bis dahin erst zwei kleine Gärten in der Stadt Luzern. Der eine befand sich im Außenraum des SAH-Bürogebäudes, der andere innerhalb der Mauern eines Kapuzinerklosters. Die Teilnehmenden erhielten hier eine Beschäftigung und einen strukturierten Alltag. Die Vermittlung in den regulären Arbeitsmarkt war im Rahmen dieser Beschäftigungsplätze noch kein primäres Ziel, die Gärten wurden wenig produktionsorientiert bewirtschaftet und die Vermarktung der Produkte war aus finanzieller und arbeitsagogischer Sicht wenig zielführend, da das Gemüse fast ausschließlich an die Mitarbeitenden des SAH verkauft wurde. Einen Austausch zwischen den Teilnehmenden des Integrationsangebots und externen Kunden gab es nicht. Die Überlegung, dass gerade auch deren Wertschätzung wesentlich zum Stolz auf die eigene, geleistete Arbeit beitragen könnte, musste erst gelegt werden. Die damalige Strategie des SAH zum Ausbau des Gartenangebots war von gesellschaftspolitischen Faktoren beeinflusst: Zu dieser Zeit kamen viele junge Männer aus Eritrea als Flüchtlinge in die Schweiz. Das Bundesamt für Landwirtschaft prognostizierte, dass diese Gruppe als Arbeitskräfte in der Landwirtschaft eingesetzt werden könnte. Gleichzeitig erhielt das Schweizerische Arbeiterhilfswerk vom Kanton Luzern den Auftrag, diese geflüchteten Menschen beruflich zu integrieren. Als Reaktion darauf sollte das gärtnerische Angebot erweitert werden und eine Annäherung an die reguläre Arbeitswelt in der Landwirtschaft ermöglicht werden.

## 4.6 Umstrukturierung und Professionalisierung

In der Folge ergänzten wir das bestehende gärtnerische Beschäftigungsangebot um die Arbeit in der Gemüsegärtnerei, legten den Fokus für die neue Zielgruppe der jungen eritreischen Männer auf die Arbeitsintegration und nannten das Angebot seitdem *neu SAH Garten und Landwirtschaft*. Der Gärtner namens Ladis, der das Angebot bisher allein geleitet hatte, betreute weiterhin die beiden städtischen Gärten in Luzern. Währenddessen leitete ich die Arbeiten mit den Programmteilnehmenden auf dem im Vergleich dazu eher produktionsorientierten Gemüsebetrieb. Auf der Produktionsseite begannen wir mit dem Verkauf unseres Gemüses in Form von Gemüseabonnementen und belieferten seither rund 25 Haushalte in Luzern mit Gemüse aus den Stadtgärten und der Gärtnerei.

Mit dem Ziel, die Teilnehmenden an den regulären Arbeitsmarkt heranzuführen und bei Eignung in diesen zu vermitteln, wurde auch die Struktur des Angebotes angepasst: Wir gliederten es in ein dreistufiges Programm und ermöglichten damit eine schrittweise Vermittlung in den regulären Arbeitsmarkt. In der ersten Stufe, die den Teilnehmenden eine sinnvolle Beschäftigung und Tagesstruktur bot, arbeiteten sie unter Anleitung meines Kollegen an drei Tagen in der Woche in den beiden Stadtgärten. Die zweite Stufe zielte darauf ab, die Teilnehmenden auf den regulären Arbeitsmarkt vorzubereiten. Dazu gehörten weitere zwei Tage pro Woche in der Gemüsegärtnerei, wo sie von mir angeleitet wurden. Die letzte Stufe bestand in der Vermittlung in den regulären Arbeitsmarkt.

Bei den Teilnehmenden handelte es sich fast ausschließlich um Geflüchtete, viele von ihnen aus Eritrea und Syrien. Die meisten waren Männer, nur wenige Frauen meldeten sich für unser Angebot an. Der überwiegende Teil der im Schnitt etwa zehn Teilnehmer:innen war für eine Saison in das Programm eingeschrieben. Rund die Hälfte absolvierte nur die erste Stufe, die andere Hälfte kam auch in die zweite Stufe zu mir in den Gemüsebetrieb. Die Mehrzahl von ihnen konnte noch während der Saison in den regulären Arbeitsmarkt vermittelt werden. Damit hatten wir unser Ziel, die Integration möglichst vieler Teilnehmenden der Stufe 2 in den Arbeitsmarkt zu vermitteln, weitgehend erreicht. Doch es sollte nicht dabei bleiben: Die **Tabelle 4-1** (**Kap. 4.10**) gibt einen Überblick über Veränderungen des Angebots seit 2018 bis heute.

## 4.7 Abhängigkeit von gesellschaftspolitischen Umständen

Zwei Jahre nach der Erweiterung des Gartenangebots des SAH zeigte sich erneut der große Einfluss, den politische, wirtschaftliche und gesellschaftliche Veränderungen auf Care Farming Angebote haben. Im Jahr 2020 brachte die Covid-19 Pandemie eine sprunghafte Verschlechterung des Arbeitsmarktes und die Migrationsströme nahmen ab. Gleichzeitig entzog der Kanton Luzern unter generellem Kostendruck dem SAH-ZS das Mandat für die berufliche Integration von geflüchteten Menschen.

Folglich sank die Teilnehmer:innenzahl stark. Dadurch stand unser Care Farming-Angebot finanziell auf äußerst wackeligen Beinen.

Bald aber hatte sich der Arbeitsmarkt von der Pandemie erholt und es folgte ein Fachkräftemangel. Die Arbeitsmarktsituation änderte sich dahingehend, dass die Arbeitslosenquote sank und viele Menschen auch aus der Langzeitarbeitslosigkeit heraus eine Beschäftigung fanden, selbst mit z. B. geringen Deutschkenntnissen. Dies hatte einen wesentlichen Einfluss auf unsere Programmteilnehmenden: Bis dahin waren v. a. geflüchtete Menschen mit geringen Deutschkenntnissen unsere Zielgruppe, heute kommen insbesondere Menschen mit meist schweren psychischen Beeinträchtigungen – und zwar sowohl geflüchtete als auch einheimische Menschen, bei denen das primäre Ziel die Stabilisierung des psychischen Zustands ist.

Dieser Richtungswechsel bedeutete für uns eine Neuausrichtung des Angebots, um den Bedürfnissen dieser neuen Hauptzielgruppe gerecht zu werden. Mit einer sich verändernden Zielgruppe änderten sich auch die Ansprüche an die betreuten Arbeitsplätze: Die meisten der Teilnehmenden wohnten in der Stadt Luzern oder in den Vororten. Bisher hatten sie einen ca. 45 Minuten langen Arbeitsweg per Zug und Bus auf sich nehmen müssen, um zu unserer ländlich gelegenen Gemüsegärtnerei zu gelangen. Dieser Arbeitsweg stellte für unsere neue Zielgruppe nun oft eine große Hürde dar. Das selbstständige Zurücklegen eines Arbeitsweges hatte davor als wertvolle Übung und damit als Vorbereitung auf die baldige berufliche Zukunft für die Teilnehmenden gedient. Mit der Abkehr vom Ziel der Arbeitsintegration war die räumliche Distanz von Wohnort und Arbeitsplatz nun jedoch mehr ein Hindernis für unsere Programmteilnehmer:innen.

Diese Umbrüche und die daraus gewonnenen Erkenntnisse veranlassten uns, nach einer neuen, zentraler gelegenen und größeren Gartenfläche zu suchen, um das Angebot in Stadtnähe und an einem einzigen Ort durchführen zu können.

## 4.8 Suche nach einem geeigneten Standort

Die Suche nach einem geeigneten Standort gestaltete sich schwierig. Die Schweiz ist – abgesehen vom Alpenraum – sehr dicht besiedelt und freie nutzbare Grünflächen im urbanen Raum gibt es fast keine. Hinzu kommt, dass Landwirt:innen meist nichts von ihrem Land abgeben wollen, weil sie oft ums Überleben kämpfen und eher Wachstumsstrategien verfolgen. Darüber hinaus waren unsere finanziellen Mittel beschränkt, zahlkräftiger Konkurrenz konnten wir uns nicht stellen.

Doch bei einem Spaziergang in der Luzerner Agglomerationsgemeinde Emmen wurde mein Kollege auf eine rund 7000 Quadratmeter große Rasenfläche (ca. die Größe eines Fußballfeldes) aufmerksam, auf die sogenannte *Weberwiese*, dargestellt in **Abbildung 4-4**. Inmitten eines urbanen Quartiers gelegen, stellte sie eine der wenigen öffentlichen und unbebauten Grünflächen dar. Was ihre Ausgestaltung und Nutzung anbelangt, war diese Rasenfläche wenig attraktiv für die Anwohner:innen. Es gab keine Sitzgelegenheiten oder andere nutzbare Infrastruktur, nur ein kleines Trafohäuschen stand auf der ansonsten leeren Fläche. So wurde sie größtenteils nur als Hundewiese genutzt. Für das anvisierte Care Farming Projekt aber stellte sie den perfekten Standort dar.

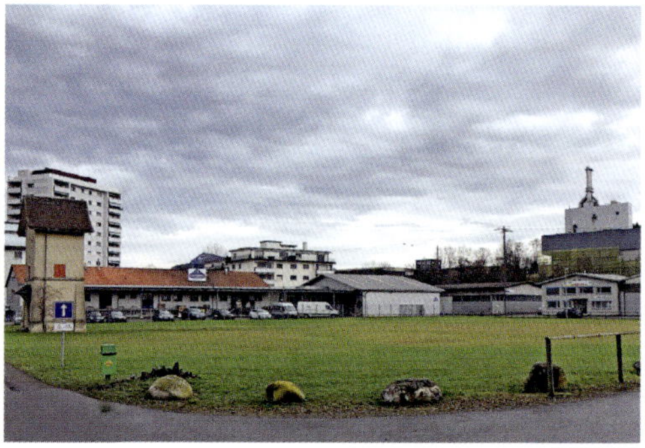

**Abbildung 4-4:** Die Weberwiese vor dem Aufbau der Gärtnerei (Foto: Petra Köchli)

Wir kontaktierten Anfang 2021 erstmals die Gemeindeverwaltung Emmen, Eigentümerin des Grundstücks, mit der Anfrage, auf der Weberwiese eine Gärtnerei aufzubauen und soziale Dienstleistungen anzubieten.

Als wir wenig später mit einem ausgearbeiteten Projektentwurf zu einer Anhörung eingeladen wurden, zeigte sich die Gemeinde alles andere als begeistert. Sie äußerte zahlreiche Bedenken: Vandalismus, Nutzungskonflikte, Verschmutzung des Grundwassers durch die landwirtschaftliche Nutzung, um nur einige zu nennen.

Durch intensive Gespräche und die detaillierte Ausarbeitung unseres Projektplans gelang es uns jedoch, Bedenken schrittweise auszuräumen. Dabei konnten wir insbesondere auf unsere bisherigen Kooperationen mit der Gemeinde verweisen, z. B. die Reinigung eines Schulhauses in Emmen im Rahmen eines anderen Arbeitsintegrationsangebots. Diese Zusammenarbeit demonstrierte die Verlässlichkeit unserer Organisation und unsere Bereitschaft, finanzielle Risiken, wie etwa Schäden an der zukünftigen Gartenanlage, selbst zu tragen. Zudem konnten wir deutlich darlegen, welchen Mehrwert unser Vorhaben für das Quartier bieten könnte, wie etwa eine Verschönerung und Belebung des Ortes, was zu einer erhöhten Sicherheit führt. Wesentlich war, die Bedenken der Gemeinde aufzugreifen und ernst zu nehmen sowie konkrete Lösungen zu präsentieren, um mögliche Probleme zu adressieren und zu minimieren, z. B. gegen Vandalismus. Unsere Überzeugung war dabei, dass ein gepflegter Garten auch die Quartierbewohner erfreuen und somit die Wahrscheinlichkeit von mutwilliger Zerstörung verringern würde.

Der Einigungsprozess dauerte insgesamt fast ein Jahr und erforderte zahlreiche Verhandlungen mit der Gemeinde Emmen. Obwohl wir am Ende nur die Hälfte (ca. 35 Aren) der beantragten Fläche zur Pacht erhielten, erwies sich dieser Standort als die beste Lösung für die Weiterentwicklung unseres Care Farming Angebots. (Anm. der Red.: Are ist eine Flächenmaßeinheit, die in der Schweiz für die Angabe von Grund- und Flurstücken verwendet wird. Ein Are entspricht 100 Quadratmetern.)

Im Dezember 2021 schlossen wir die Tore unserer Stadtgärten und ich verabschiedete mich von der Gemüsegärtnerei auf dem Lande.

## 4.9 Aufbauprozess

Im März 2022 konnte der Aufbau der neuen, urbanen Gemüsegärtnerei beginnen. Innerhalb weniger Monate war die Weberwiese nicht mehr wiederzuerkennen: In nur drei Monaten schufen mein Kollege Ladis und ich gemeinsam mit unseren Programmteilnehmenden einen neuen Ort, wie in **Abbildung 4-5** dargestellt.

Ermöglicht wurde dieser Aufbau durch die finanzielle Unterstützung der Albert Köchlin Stiftung, (o. D.), die einen Großteil der Infrastruktur und einen Teil unserer Gehälter im Aufbaujahr übernahm. Ohne die finanzielle Unterstützung Dritter wäre der Aufbau nicht möglich gewesen. Aber auch so mussten wir unsere Ausgaben im Auge behalten.

Wir nutzten alles, was wir aus den aufgegebenen Gärten des alten Standortes mitnehmen konnten, fragten Freunde nach nützlichen Materialien, die sie nicht mehr brauchten und fanden im Internet einen Baucontainer aus zweiter

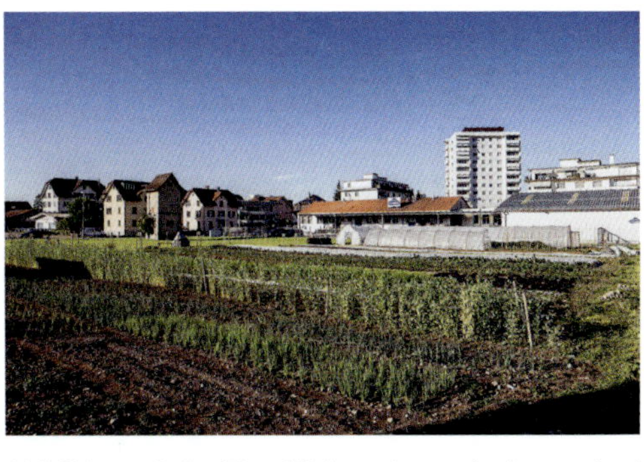

**Abbildung 4-5:** Die Weberwiese Anfang Juni 2022 – ein neuer Ort ist gewachsen (Foto: Pawel Streit; mit freundlicher Genehmigung))

Hand. Außerdem beauftragten wir eine lokale Baufirma mit dem Bau eines Vorplatzes und eines Wasseranschlusses. So entstand bis Juni desselben Jahres ein geschlossener Raum für die notwendigen Einrichtungen (Garderobe, Kaffeemaschine, Büro etc.) mit überdachtem Vorplatz als Aufenthalts- und Arbeitsraum, ein Geräteschuppen, drei Folientunnel, Naturholzzäune, und wir pflanzten Bäume und zahlreiche Heckenpflanzen. Gleichzeitig ließen wir die Rasenfläche von einem Bauern aus der Gemeinde pflügen, bereiteten die Beete vor und begannen mit dem Anbau.

Neben dem Aufbau der Gemüsegärtnerei konnten wir auch unser bestehendes Abonnent:innen-Netzwerk auf insgesamt über 50 Haushalte erweitern. In der ersten Juniwoche 2022 lieferten wir die ersten Gemüseabos von unserem neuen Standort aus.

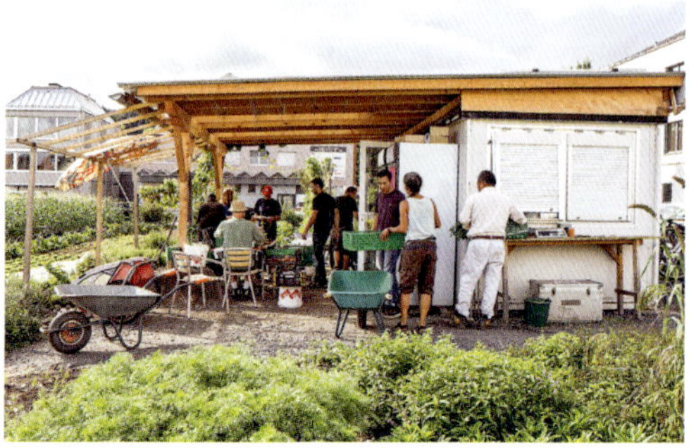

**Abbildung 4-6:** Lebhaftes Treiben beim Verarbeiten des Gemüses für den Verkauf (Foto: Pawel Streit; mit freundlicher Genehmigung)

## 4.10 Lebendiger Raum mitten im Quartier

Zusammen mit meinem Kollegen Ladis leite ich seither die urbane Care Farm auf der *Weberwiese*. Unser Programm beginnt jeweils Anfang März und endet im November. In den Wintermonaten haben die Teilnehmenden die Möglichkeit, auf dem Hof der Partnerorganisation (Caritas Luzern) zu arbeiten. **Abbildung 4-6** zeigt das lebhafte Treiben beim Verarbeiten des Gemüses für den Verkauf.

Wir arbeiten vier Tage pro Woche – dienstags ist frei. Je nach Möglichkeit und Bedarf können die Teilnehmenden nach Absprache auch verkürzt arbeiten, z. B. nur halbtags oder an einzelnen Tagen. Von den vier Tagen arbeiten wir mit den Klient:innen an drei Tagen auf der Weberwiese und an einem Tag auf einem Landwirtschaftsbetrieb in der Nachbargemeinde. Für eine gesunde Fruchtfolge und aus Platzgründen bauen wir manche Gemüsesorten nur auf diesem Partnerbetrieb an, und zwar auf einer zusätzlichen Fläche, die ca. halb so groß ist wie die eigentliche Gärtnerei. Dafür unterstützen wir den Landwirt dort einmal in der Woche bei seiner Arbeit und kümmern uns gleichzeitig um unsere Kulturen. Im Gegensatz zu vorher reisen wir hier nun zusammen in einem Auto an, um die Hürde der individuellen Anreise zu überwinden.

In unserer Gärtnerei begleiten wir fünf bis zehn Teilnehmende. Die meisten von ihnen bleiben zwischen sechs bis zwölf Monate, manche aber auch mehrere Jahre. Die Gruppe setzt sich aktuell in der Regel aus geflüchteten Menschen aus Ländern wie Syrien, Eritrea, Somalia und Afghanistan zusammen, die oft noch über bescheidene Deutschkenntnisse verfügen, aber auch aus Schweizer:innen und anderen deutschsprachigen Personen. Viele von ihnen sind von psychischen Beeinträchtigungen betroffen und zum Zeitpunkt des Eintritts in unser Programm nicht in der Lage, einer geregelten Arbeit nachzugehen. Im Rahmen von *SAH Garten und Landwirtschaft* bieten wir heute verschiedene Einsatzmöglichkeiten an, darunter Dauerarbeitsplätze (DAP), Arbeitsintegrationsplätze (AIP) und Stabilisierungsplätze (**Kasten 4.4**). Sie ersetzen die früheren *Stufen* und sind als Begriffe gesamtschweizerisch anerkannt. **Tabelle 4-1** gibt einen Überblick zu Veränderungen des Angebots seit 2018 bis heute.

**Tabelle 4-1:** Veränderungen des Angebots seit 2018 bis heute auf einen Blick (Eigendarstellung)

| | Angebot vor 2018 | Angebot 2018-2021 | Angebot seit 2022 |
|---|---|---|---|
| **Standort** | 2 Stadtgärten (Luzern) | 2 Stadtgärten (Luzern) & Gemüsebaubetrieb (Triengen, LU) | Gärtnerei Weberwiese (Emmen, LU) & Landwirtschaftsbetrieb (Neuenkirch, LU) |
| **Aufbau Angebot** | Eine Gruppe | Zwei Gruppen (Stufe 1 und 2) | Dauerarbeitsplätze (DAP), Arbeitsintegrationsplätze (AIP), Stabilisierungsplätze (SP) |
| **Betreute Arbeitstage/ Woche** | 3 | 4, davon Stufe 1: 3 (in Stadtgärten) Stufe 2: 4 (2 in Stadtgärten/2 in Gemüsebau) | 4 (individuell), davon 3 in urbaner Gärtnerei, 1 auf Landwirtschaftsbetrieb |
| **Ziel** | Tagesstruktur, Beschäftigung | Stufe 1: Tagesstruktur, Beschäftigung Stufe 2: Arbeitsintegration, Vorbereitung auf regulären Arbeitsmarkt | DAP: Beschäftigung, Tagesstruktur AIP: Arbeitsintegration mit Job Coaching SP: Tagesstruktur, Stabilisierung |
| **Verkauf Gemüse** | V.a. an Mitarbeitende des SAH | Gemüse-Abos, 25 Stk. | Gemüse-Abos, 55 Stk.; z.T. an Gastronomie |
| **Weitere Standbeine** | – | – | • Gartenunterhalt Liegenschaften<br>• Div. Einsätze auf Höfen |

**Kasten 4.4: Vier Formen der begleiteten Arbeit**

**Geschützte Arbeitsplätze, Dauereinsatzplätze, Beschäftigungsplätze, Stabilisierungsplätze**

Mit *geschützten Arbeitsplätzen*, *Dauerarbeitsplätzen* und *Beschäftigungsplätzen* werden in der Schweiz drei Formen der begleiteten Arbeit bezeichnet, die sich an unterschiedliche Zielgruppen richten. Für alle drei gilt: Sie bieten den jeweiligen Zielgruppen eine sinnvolle und angepasste Tätigkeit und geben den Mitarbeitenden die Möglichkeit, in einem geschützten Rahmen eine Tagesstruktur aufzubauen sowie soziale Kontakte unter den Teilnehmenden und deren Fähigkeiten zu fördern. Sie sind in der Regel an Institutionen wie Wohnheime, Werkstätten oder Sozialfirmen angegliedert und nicht Teil des regulären Arbeitsmarktes, sondern bilden einen zweiten Arbeitsmarkt, der den besonderen Bedürfnissen der dort Beschäftigten Rechnung trägt. Die Anforderungen an Leistung und Produktivität, aber auch die Entlohnung sind in der Regel geringer als auf dem ersten Arbeitsmarkt.

*Geschützte Arbeitsplätze* (GAP) stehen in der Schweiz Menschen offen, die von einer Behinderung oder einer anderen Einschränkung betroffen sind und aus diesem Grund eine Rente oder Teilrente der Invalidenversicherung (IV) zur Existenzsicherung beziehen oder sich in der Rentenprüfung befinden (Bundesamt für Statistik, o. D.).

Dagegen richten sich die *Dauerarbeitsplätze* (DAP) oder *Arbeitsintegrationsplätze* (AIP) an Personen, die aus anderen Gründen als einer anerkannten Invalidität seit mehr als zwei Jahren arbeitslos sind und deshalb von der wirtschaftlichen Sozialhilfe leben.

Ziel der *Arbeitsintegrationsplätze* ist es, die Chancen auf dem regulären Arbeitsmarkt der betroffenen Personen zu verbessern. Arbeitsintegrationsprogramme dauern zwischen drei und zwölf Monate und beinhalten Bildungsmodule, individuelles Jobcoaching und gezielte Förderung der aktiven Arbeitsbemühungen.

Dauerarbeitsplätze hingegen sind Arbeitsplätze für Personen, denen der direkte Einstieg in den regulären Arbeitsmarkt nicht (mehr) gelingt. Ihr primäres Ziel ist die Aufrechterhaltung der sozialen und minimalen beruflichen Integration und/oder die Schaffung einer Tagesstruktur. Im Gegensatz zu den AIP sind die DAP zeitlich nicht befristet (Wirtschaft, Arbeit Soziales (WAS) Luzern, o. D.).

Die Stabilisierungsplätze richten sich an Geflüchtete und vorläufig aufgenommene Personen, welche zum Zeitpunkt der systematischen Früherkennung und Ressourceneinschätzung kein mögliches Potenzial für die Berufsbildung oder den Arbeitsmarkt aufweisen. Zudem eignet sich das Angebot für Personen mit psychischen Beeinträchtigungen, für welche eine temporäre Beschäftigung als wichtig erachtet wird (Schweizerisches Arbeiterhilfswerk Zentralschweiz, o. D.).

Unsere Teilnehmenden werden in der Regel vom Sozialdienst ihrer Wohngemeinde oder im Rahmen einer Beratung durch das SAH-ZS für eine Teilnahme an *SAH Garten und Landwirtschaft* vorgeschlagen. Gründe dafür sind u. a., dass ihre berufliche Integration, ihre Sprachkompetenz aber auch ihre psychische Gesundheit durch die Arbeit im Garten gefördert werden sollen. Im Falle einer Teilnahme muss die Wohngemeinde die Programmkosten übernehmen.

Die Betreuung der Teilnehmenden bei der Arbeit sehen wir als unsere Kernaufgabe. Rund 70 % der Betriebskosten werden durch die Betreuungsleistungen finanziert. Für unser Angebot ist es deshalb wichtig, dass wir genügend Teilnehmende haben. Dies setzt voraus, dass die Sozialdienste der Gemeinden als zuweisende Stellen gut über das Angebot des SAH und dessen Nutzen für die Teilnehmenden informiert sind. Zu diesem Zweck steht das SAH in engem Kontakt mit den kommunalen Sozialdiensten und informiert sie regelmäßig über seine Angebote.

## 4.11 Gartenarbeiten so vielfältig wie die Teilnehmenden

In unserer Gärtnerei produzieren wir nach den Grundsätzen des ökologischen Landbaus und im Stil des *Market Gardening* eine große Vielfalt an Gemüse im Freiland und in drei Folientunneln. Im Frühjahr beginnen wir mit den ersten Pflanzungen und der Jungpflanzenanzucht in den Gewächshäusern. Einige Kulturen kaufen wir als Setzlinge, andere ziehen wir selbst. Danach bereiten wir die Beete im Freiland nach und nach für den Anbau vor. Da unsere Felder auf Schwemmlandboden liegen und daher sehr steinig und sandig sind, müssen wir jedes Mal viele Steine aus dem Boden entfernen und ihn mit Komposterde anreichern. Diese stellen wir selbst aus unseren eigenen Grünabfällen und dem Pferde- und Rindermist eines befreundeten Bauern her. Nach und nach füllt sich anschließend der Garten im Laufe der Saison mit vielen verschiedenen Gemüsesorten.

In der Sommersaison fallen in der Gärtnerei vielfältige Arbeiten an wie Unkraut jäten, säen, pflanzen, fräsen, mähen, bewässern, ernten, waschen, Gemüse verpacken, sowie Abos vorbereiten und an die Abholstellen transportieren. Unser *Maschinenpark* beschränkt sich auf zwei Motorfräsen für die Bodenbearbeitung und einen Rasenmäher. Alle anderen Feldarbeiten erledigen wir von Hand mit geeigneten Werkzeugen, da wir diese Arbeiten für arbeitsagogisch wertvoll halten und bei vergleichsweise kleinen Anbauflächen wie den unseren die Handarbeit oft weniger Zeit in Anspruch nimmt als der Einsatz von Maschinen. Außerdem können diese Handwerkzeuge von allen Teilnehmenden bedient werden, während motorbetriebene Werkzeuge schon größere Anforderungen an die Bedienung stellen.

Während einige Teilnehmende Arbeiten bevorzugen, die Fingerspitzengefühl erfordern, z. B. das Säen in Saatschalen, fehlt anderen die Geduld dafür und sie übernehmen lieber gröbere Arbeiten im Freiland. Meist ergeben sich im Laufe der Zeit automatisch und entsprechend den Vorlieben der Teilnehmenden sogenannte *Schlüsselfunktionen*, d. h. Aufgaben, die nach Einführung und Erlernen der notwendigen Fertigkeiten einer Person mit entsprechender Verantwortung übertragen werden (Togni-Wetzel, 2016).

Im Herbst, wenn die Vegetation langsam zu Ende geht, sind wir mehr und mehr damit beschäftigt, die Ernterückstände für die Kompostierung zu zerkleinern und die Gründüngung auszusäen. Ende November beenden wir die Gartensaison.

Seit unserem Standortwechsel haben wir unser Sortiment und unseren Tätigkeitsbereich erweitert und nutzen neue Synergien. Neben dem Gemüse produzieren wir auf einem kleinen Teil des Gartens Schnittblumen. Die Blumen werden vom *Atelier für Frauen*, einer weiteren SAH-Arbeitsstelle, zu Sträußen gebunden und auf dem Luzerner Wochenmarkt verkauft. Zudem führen wir auch Gartenpflegearbeiten in rund fünf Liegenschaften in unmittelbarer Nähe unserer Gärtnerei durch – dies im Auftrag einer Hauswartungsfirma und einer Wohnbaugenossenschaft. Durch die Diversifizierung können Arbeitsflauten, wie sie im Spätherbst auftreten können, überbrückt und gleichzeitig zusätzliche Einnahmequellen erschlossen werden. Dies ist besonders wichtig, da das bestehende Angebot nur schwer finanzierbar ist.

## 4.12 Biogemüse für die lokale Gemeinschaft

Mit unserem Anbau beliefern wir von Mitte Mai bis Ende November wöchentlich etwas mehr als 60 Haushalte mit frischem Saisongemüse. Dieses vermarkten wir in Form eines Gemüseabos. Unsere Abnehmer:innen melden sich im März für das Gemüseabo an und können zwischen drei verschiedenen Abo-Größen (von Einpersonenhaushalt bis 5-köpfige Familie) auswählen. Im Sinne der solidarischen Landwirtschaft verpflichten sich die Kund:innen zur wöchentlichen Abnahme der Abos über die ganze Saison hinweg und können deren Zusammensetzung nicht selbst bestimmen, sondern bekommen, was gerade wächst. Wir liefern die Abos jeweils freitags mit einem Lastenvelo und Anhänger an zwei Abholstellen in der Stadt Luzern, wie in **Abbildung 4-7** gezeigt. Viele Abonnent:innen wohnen aber auch in Emmen und holen ihr Gemüseabo direkt in unserer Gärtnerei ab. Im Sommer kommt es vor, dass wir zu viel Gemüse haben, z. B. zu viel Salat, Tomaten oder Zucchini. Auch für dieses Problem haben wir eine Lösung gefunden: Ein Gastronomiebetrieb in Luzern, der unser überschüssiges Gemüse gerne abnimmt und seine Tagesmenüs jeweils spontan auf das von uns gelieferte Gemüse abstimmt.

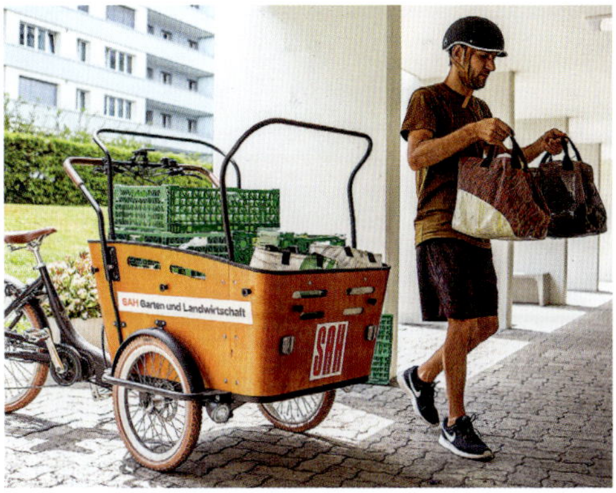


**Abbildung 4-7:** Ein Teilnehmer fährt die Gemüseabos mit dem Lastenrad an die Abholstellen (Foto: Pawel Streit; mit freundlicher Genehmigung)

## 4.13 Gelungene Teamarbeit

Mein Kollege Ladis und ich arbeiten während der Saison 60 % bzw. 40 % und haben beide noch eine zweite Anstellung außerhalb des SAH. Montags, mittwochs und donnerstags arbeitet jeweils einer von uns mit den Teilnehmenden. Freitags arbeiten wir gemeinsam, da dann die Ernte ansteht und die Gemüseabos zusammengestellt und ausgeliefert werden müssen.

Zudem teilen wir uns die verschiedenen Arbeitsbereiche so auf, dass ich für den Freilandanbau, die Anbauplanung, die wöchentliche Gemüseliste der Abos und die administrativen Arbeiten (Kommunikation mit den Gemüseabonnent:innen, Arbeitsberichte der Teilnehmenden zuhanden des Sozialamtes, Einkäufe etc.) zuständig bin, während mein Kollege sich auf die Gewächshauskulturen und die Jungpflanzenanzucht konzentriert und die Leitung der Gartenpflegearbeiten in den Liegenschaften übernimmt. Klare Zuständigkeiten tragen dazu bei, Arbeitsabläufe möglichst effizient zu gestalten, Doppelarbeit zu vermeiden und das jeweilige Fachwissen optimal zu nutzen. Damit das funktioniert, braucht es eine gute Kommunikation. Ladis und ich setzen uns z. B. jeden Freitag nach der Arbeit für etwa zehn Minuten zusammen und besprechen, welche Arbeiten in der kommenden Woche anstehen und wann sie von wem erledigt werden.

## 4.14 Ausstrahlung der urbanen Landwirtschaft

Unser Garten liegt mitten in einem Stadtviertel. Viele Anwohner:innen spazieren regelmäßig vorbei und kommen dabei auch gelegentlich mit uns ins Gespräch. Sie freuen sich über den Garten und wir können uns auf ihre wachsamen Augen verlassen. Die anfänglichen Bedenken der Stadtverwaltung, dass der Garten von Vandalismus heimgesucht werden könnte, haben sich bisher nicht bestätigt. Stattdessen haben wir ein gutes Verhältnis zu den Jugendlichen und jungen Erwachsenen gefunden, die abends gerne unseren Unterstand mit Bänken und Tischen als Treffpunkt nutzen. **Abbildung 4-8** zeigt, dass ein Teil der Weberwiese auch für Freizeitaktivitäten zur Verfügung steht. Hilfreich waren direkte Gespräche und persönlichen Beziehungen, durch die gegenseitige Akzeptanz und Respekt für die Anliegen des anderen aufgebaut werden konnten.

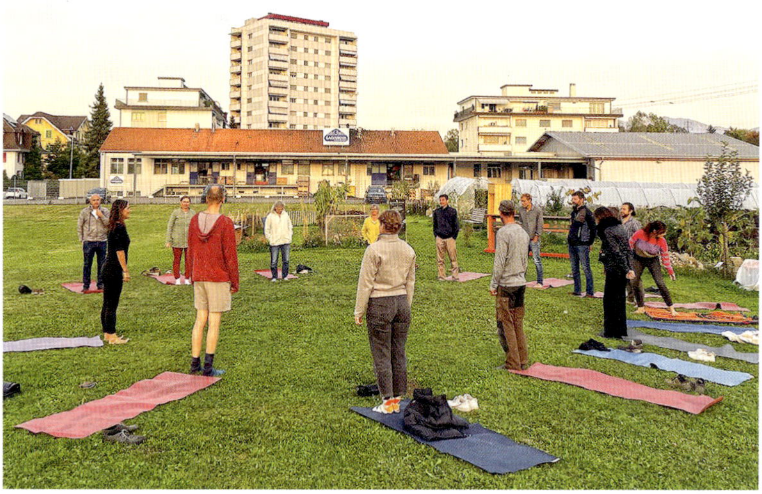

**Abbildung 4-8:** Seit der Garten da ist, wird auch der Rest der Weberwiese vermehrt für Freizeitaktivitäten und als Treffpunkt genutzt (Foto: Silvia Bucher, Tage der Agrarökologie, 2023; mit freundlicher Genehmigung)

## 4.15 Persönliche Motivation

Trotz vieler Hindernisse und Herausforderungen auf dem Weg zu *SAH Garten und Landwirtschaft* – zu wenig Teilnehmer, ungeeignete Örtlichkeiten, neue Anforderungen durch ein sich veränderndes gesellschaftspolitisches Umfeld, finanzielle Engpässe – war ich immer motiviert, im Bereich Green Care in der Landwirtschaft weiterzuarbeiten. Ein Grund dafür ist, dass ich am eigenen Leib spüre, wie gut mir die Arbeit im Gemüsebau und mit der Natur tut. Ich fühle mich z. B. nach einem Tag auf dem Feld lebendig. Wenn ich die Qualität unseres Gemüses sehe, erfüllt mich das mit Stolz und Dankbarkeit und Freude. Wenn Kund:innen ihr Gemüse abholen, gibt mir das ein Gefühl der Wertschätzung für meine Arbeit.

Sicherlich ist die Arbeit in einem städtischen Gemüsegarten nicht dasselbe wie die Arbeit mit Tieren in einem landwirtschaftlichen Betrieb. Zu Tieren kann man eine Beziehung aufbauen, zu Gemüse nicht in gleichem Maße. Umso wichtiger sind die zwischenmenschlichen Beziehungen bei der Arbeit in der Gärtnerei. So sagte ein Teilnehmer einmal: „Mit Menschen arbeitet es sich besser. Gemüse spricht nicht." Dennoch: Im Gemüseanbau liegen großes Potenzial und viel Hoffnung für die Menschen, mit denen wir arbeiten. Wenn wir z. B. im Frühling die ersten Samen aussäen, wissen wir nie genau, was das Jahr bringen wird. Gibt es Hagel? Wird es sehr trocken? Mit jedem Samen pflanzen wir die Hoffnung, dass die Natur es gut mit uns meint.

Was mich aber am meisten motiviert ist, dass ich den Nutzen dieser Arbeit täglich bei den Teilnehmenden sehen kann. Dokumentiert wurde dies im Jahr 2020, als ich mit der Unterstützung von zwei Studierenden des Bachelor-Studiengangs Umweltingenieurwesen der ZHAW eine Untersuchung zur Wirkung unseres SAH-Angebots Garten und Landwirtschaft auf die Gesundheit und das Wohlbefinden der Programmteilnehmenden durchführte. Da sich viele der Teilnehmenden nur schwer auf Deutsch ausdrücken konnten, wählten wir als Erhebungsmethode eine Kombination aus Fotografie und qualitativen Einzelinterviews. Im Rahmen eines Fotoprojektes machten die Teilnehmenden während einer Saison bei der Arbeit Fotos von dem, was für sie wichtig ist. Die Fotografie ermöglichte uns Forschenden einen Perspektivenwechsel, indem diese die subjektive Sicht der Teilnehmenden als visuelle Information wiedergab. Auf diese Weise konnten die Teilnehmenden ihre Sicht auf die Arbeit auch ohne viele Worte ausdrücken. Die Einzelinterviews mit den Teilnehmenden zeigten, wie sich die Arbeit im Programm auf ihr Wohlbefinden auswirkt. Sie wurden anschließend von Studierenden der ZHAW im Rahmen einer studentischen Arbeit, die ich begleitete, ausgewertet. Mit einer Auswahl von Fotos und Zitaten der Teilnehmenden gestalteten wir die Ausstellung *Wieder Boden unter den Füssen*, die wir seither an drei Orten der Öffentlichkeit präsentieren konnten, so 2019 im Kloster Wesemlin Luzern, 2020 im SAH Luzern, 2021 an der Weberwiese Emmen. (Für Interessierte ein Video unter: https://www.youtube.com/watch?v=WSVdxZ8omhI). Die Fotos und Interviews geben einen wertvollen Einblick in das Empfinden unserer Programmteilnehmenden. Die Ergebnisse haben bestätigt, dass Care Farming-Angebote wie das unsere, viele positive Einflüsse auf die dort betreuten Menschen haben können. (Ein Teilnehmer von *SAH Garten und Landwirtschaft* berichtet in einem Video über seine Erfahrungen bei *SAH Garten und Landwirtschaft*: https://www.youtube.com/watch?v=WSVdxZ8omhI).

### 4.15.1 Gewinn für Teilnehmende

Das Miteinander ist für viele Teilnehmer:innen von großer Bedeutung. Im Garten wird oft in Gruppen gearbeitet, wie in **Abbildung 4-9** dargestellt. Teil einer Gemeinschaft zu sein, steht im Vordergrund. Eine Teilnehmerin drückt es so aus: „Schön! Alles Brüder [...]". Das Angebot bietet ihnen wertvolle zwischenmenschliche

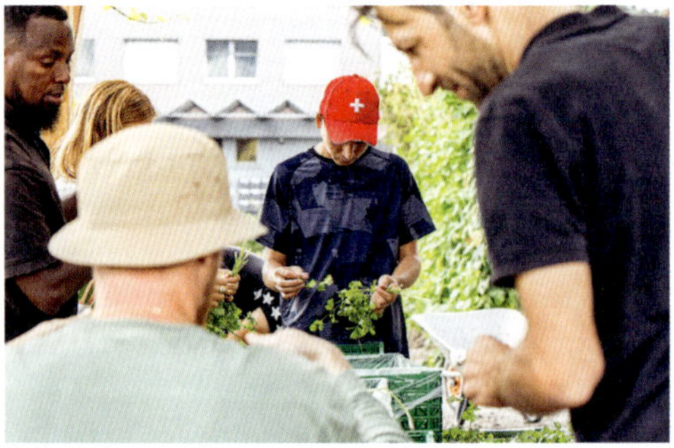

**Abbildung 4-9:** Bei der gemeinsamen Arbeit entsteht ein Gefühl der Zugehörigkeit (Foto: Pawel Streit; mit freundlicher Genehmigung)

Beziehungen, verhindert eine weitgehende Isolation von ihrer unmittelbaren Umgebung und gibt ihrem Dasein einen neuen Sinn. Denn viele der Teilnehmenden verfügen über wenige soziale Kontakte, einige haben viele Angehörige im Herkunftsland verloren. Dazu eine Teilnehmerin: „Mann, Kinder, Frau sind alle tot". Zudem bewegen sie sich zum Teil in einem Umfeld, das mehrheitlich aus einer segregierten Gemeinschaft der eigenen Landsleute besteht.

Die produktive Arbeit in unserem Garten wirkt sich positiv auf das Wohlbefinden aus und hilft, negative Gedanken abzubauen. Nach einem Arbeitstag fühlen sich die Teilnehmenden zufrieden, wie ein Teilnehmer im Interview erklärte: „Ja, ich gehe nach Hause, wenn ich fertig bin mit der Arbeit und bin glücklich". Dies wirkt sich nicht nur auf das körperliche, sondern auch auf das seelische Wohlbefinden aus. Ein anderer Teilnehmer betonte, dass die Arbeit ihm hilft, gut zu schlafen und das Gefühl vermittelt, etwas erreicht zu haben. Zu Hause sein ohne Beschäftigung wird von den Teilnehmenden als belastend empfunden, wie eine Person sagte: „Immer zu Hause sitzen ist schwierig. Das ist ein Problem für mich."

Die Erfahrung von Einsamkeit und Untätigkeit ruft viele deprimierende Erinnerungen hervor und beeinträchtigt die psychische Verfassung. Ein strukturierter Tagesablauf durch Arbeit und Interaktion mit anderen Menschen kann helfen, sich von belastenden Gedanken zu befreien. Ein anderer Teilnehmer erklärte: „Die Arbeit gibt ein Programm. Du gehst arbeiten, kommst nach Hause, isst etwas, gehst schlafen. Das ist besser. Ohne Arbeit bleibst du zu Hause". Und: „Wenn ich zu Hause sitze, muss ich viel denken, viel Stress, nicht gut!"

Das Erlernen der deutschen Sprache im schulischen Umfeld ist für viele unserer ausländischen Programmteilnehmenden schwierig. Die Sprache ist jedoch der Schlüssel für jede Form der Integration, insbesondere für die berufliche. Es gibt beispielsweise nur wenige Arbeitsplätze, die nicht zumindest Grundkenntnisse der deutschen Sprache voraussetzen. Im Garten sind die Teilnehmenden ständig von der deutschen Sprache umgeben und werden herausgefordert, sie anzuwenden. Diese Art des selbstverständlichen und mit einer Tätigkeit verbundenen Austauschs entspricht den Befragten mehr als der formelle und abstrakte Ansatz in der Schule. Das Angebot schafft für sie eine andere Lernumgebung, in der sie sich wohler fühlen als in der Sprachschule. Ein Teilnehmer formulierte es so: „In der Schule lernst du nur und lässt es im Kopf. Und in der Pause sprichst du Arabisch. Und nachher gehst du nach Hause. Und sowieso habe ich dort keinen Kontakt wie hier."

Weiter können die Teilnehmenden in unseren Angeboten viele praktische und berufliche Fähigkeiten verbessern und die Gepflogenheiten der Arbeitswelt kennenlernen. Mit all diesen Fähigkeiten haben sie bessere Chancen auf dem regulären Arbeitsmarkt. Eine bezahlte Arbeit zu finden und finanziell unabhängig zu sein, war für die damals befragten Teilnehmenden ein großer Wunsch: „Ich möchte gerne arbeiten, ich möchte kein Problem des Kantons sein. [...] Ich möchte mein Zimmer und Krankenkasse selbst bezahlen können, durch geleistete Arbeit." Unser Angebot stellt für sie einen wichtigen Schritt in diese Richtung dar.

Der strukturierte Tagesablauf und die vielfältigen Aufgaben, die in einer Gärtnerei anfallen, ermöglichen es den Teilnehmenden,

Schlüsselaufgaben nach ihren Bedürfnissen oder Fähigkeiten zu übernehmen (Togni-Wetzel, 2016). Die Verantwortung für eine Aufgabe zu übernehmen, fordert die Teilnehmenden heraus. Die erworbene Kompetenz bietet ihnen einen Handlungsspielraum, innerhalb dem die Teilnehmenden selbst bestimmen und entscheiden können (Togni-Wetzel, 2016). Dies stärkt das Gefühl der Selbstwirksamkeit bei den Programmteilnehmenden. Solche Erfahrungen wirken sich positiv auf das Selbstwertgefühl aus. Bei vielen ist im Verlaufe des Jahres eine deutliche Verbesserung ihrer Selbstständigkeit und ihres Selbstvertrauens zu beobachten. Ein Beispiel einer Schlüsselaufgabe ist das Waschen von Gemüse, dargestellt in **Abbildung 4-10**.

Die vielen positiven Einflüsse der Arbeit in den Gärten und wie ein Care Farming Angebot das Leben von Teilnehmenden verändern kann, zeigt sich an der Geschichte einer ehemaligen Programmteilnehmerin: Eine junge syrische Frau namens Afra (Name geändert) kam im Frühjahr 2019 im Rahmen von *SAH Garten und Landwirtschaft* für zwei Tage in der Woche in den Gemüsebaubetrieb. Sie sprach kaum Deutsch. Die von ihr besuchten Sprachkurse konnten ihr nur wenig helfen. Das Lernumfeld in der Sprachschule war für sie zu ungewohnt, da sie in ihrem Heimatland nur zwei Jahre die Primarschule besucht hatte. Bei der Arbeit in der Gemüsegärtnerei war sie jedoch sehr geschickt und motiviert. Das hatte einen biografischen Hintergrund: In ihrer Heimat hatte sie ihrem Vater auf dem Feld beim Gemüseanbau geholfen. Die positiven Erinnerungen daran waren ausschlaggebend dafür, dass sie unser Angebot nutzen wollte. Bei uns konnte sie ihre eigentlichen Fähigkeiten einsetzen, die außerhalb des Sprachkurses nicht zum Tragen kamen. Sie war eine der besten Teilnehmerinnen. Das fiel auch dem Besitzer des Gemüsebaubetriebs auf. Nach einer Saison im Arbeitsintegrationsangebot des SAH stellte er sie als Mitarbeiterin ein. Seit über vier Jahren arbeitet Afra nun dort. Sie ist sehr zuverlässig und lernt bei der Arbeit weiterhin kontinuierlich Deutsch. Zudem hat sie Lesen und Rechnen gelernt: Der Betriebsleiter kann ihr nun Erntelisten mit Gewichtsangaben geben und sie weiß, wie man das Eigengewicht der Gemüsekisten abrechnet. Sie verdient ihr eigenes Geld und ist dadurch unabhängig. Sie liebt ihre Arbeit in der Gärtnerei und nennt ihren Arbeitgeber manchmal liebevoll *Papa*, weil er sie daran erinnert, wie sie als Kind mit ihrem Vater im Garten gearbeitet hat.

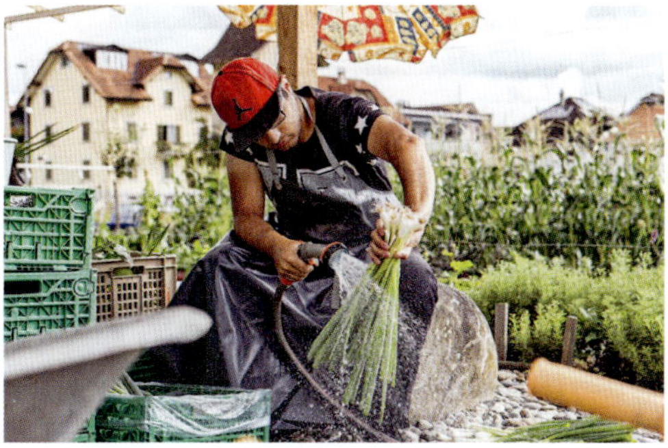

**Abbildung 4-10:** Die Schlüsselaufgabe dieses Teilnehmers ist das Waschen von Gemüse. Er übernimmt diese Aufgabe gewissenhaft (Foto: Pawel Streit; mit freundlicher Genehmigung)

## 4.15.2 Eigene Freude an der Arbeit

Solche kleinen und großen Erfolgsgeschichten sind es, die mich jeden Tag aufs Neue motivieren, die Menschen in unserer Gemüsegärtnerei auf ihrem Weg zu unterstützen. Die Arbeit zeigt mir immer wieder, welch unschätzbaren Wert Care Farming für die Menschen hat: Es verleiht neue Perspektiven, Hoffnung und Kraft. Es erstaunt mich immer wieder, wie sich ein Mensch in nur wenigen Wochen oder Monaten so positiv verändern kann: Die Physis verändert sich, Fähigkeiten werden entwickelt, Trägheit überwunden und die Freude über gemeinsame Erfolge und sichtbare Veränderungen (am eigenen Körper und auf dem Gemüsefeld) wachsen. Das ist es, was mich antreibt. Es sind die Teilnehmenden, die an ihrer Arbeit wachsen, die wieder festen Boden unter den Füßen spüren, es ist das gesunde Gemüse, die Schönheit eines Gartens und die Zufriedenheit unserer Abonnent:innen.

## 4.16 Vielschichtige Herausforderungen, kreative Lösungen

Neben den schönen Momenten und Erfolgsgeschichten sind die Herausforderungen, denen wir auf unserem Weg begegnet sind und denen wir weiterhin begegnen, vielfältig:

Ganz am Anfang war die Suche nach einem geeigneten Grundstück oder Bauernhof für das Care Farming Angebot eine der größten Herausforderungen. Eine zentrale und gut erreichbare Lage war uns sehr wichtig. Dies ist jedoch in immer dichter werdenden Städten und Agglomerationen schwierig. Hier könnten Partnerschaften mit Landbesitzer:innen, Gemeinden und die Nutzung von landwirtschaftlichen Netzwerken mögliche Lösungsansätze bieten.

Finanzielle Engpässe machen einen großen Teil der ständigen Herausforderungen aus. Unser Angebot ist grundsätzlich defizitär und wird durch andere Angebote des SAH oder Dritte (Stiftungen, Spender:innen) querfinanziert. Die beiden Hauptgründe dafür sind die tiefen Gemüsepreise, die nur zu einem kleinen Teil zur Finanzierung beitragen können. Hinzu kommt eine zu tiefe Teilnehmendenzahl: Damit *SAH Garten und Landwirtschaft* kostendeckend arbeiten kann, brauchen wir über die gesamte Saison mindestens zehn Teilnehmende. Das Programm ist aber oft nicht ausgelastet: Zum einen, weil es viele andere Angebote für unsere Zielgruppe von anderen Anbietern gibt, was zu einer Art Konkurrenz um die vorhandenen Zielgruppen führt, zum anderen, weil die Zahl der möglichen Programmteilnehmenden (Personen, die von wirtschaftlicher Sozialhilfe leben) schwankt und von politischen Entscheidungen, Schwankungen auf dem Arbeitsmarkt und Migrationsströmen beeinflusst wird.

Die finanzielle Abhängigkeit von den Betreuungsgeldern, die ihrerseits von den genannten unkontrollierbaren Faktoren abhängen, unterstreicht die Notwendigkeit, verschiedene Einnahmequellen zu schaffen. Aus diesem Grund haben wir im Jahr 2023 damit begonnen, unsere Aktivitäten zu diversifizieren und auch landschaftsgärtnerische Arbeiten zu übernehmen.

Care Farming-Angebote sind Balanceakte zwischen Produktivität und Betreuung, wie am Beispiel des Männerwohnheims und der Belieferung des Großhandels gezeigt wurde. Aber auch in einer Gärtnerei, wie wir sie heute auf der Weberwiese betreiben, gehören Arbeitsspitzen und -flauten zum Gartenjahr und stellen die Verantwortlichen immer wieder vor Herausforderungen. In Arbeitsspitzen gilt es, die Teilnehmenden möglichst produktiv einzusetzen. Dies lässt sich mit etwas Organisation und gezieltem Vermitteln von Schlüsselaufgaben relativ gut erreichen. Schwieriger sind Arbeitsflauten, z. B. Schlechtwetterperioden, in denen wir manchmal händeringend nach Beschäftigungsmöglichkeiten suchen. Inzwischen haben wir ein Netzwerk von Landwirtschaftsbetrieben aufgebaut, bei denen wir bei Arbeitsflauten „Blacken stechen“ gehen – das bedeutet, dass wir bei der Bekämpfung von stumpfblättrigem Ampfer spezielle Werkzeuge verwenden, um die Pflanzen samt ihren Wurzeln aus dem Boden zu entfernen.

Während der Wintermonate von Dezember bis März, wenn die Gärtnerei geschlossen bleibt, standen unsere Teilnehmenden in der Regel ohne Beschäftigung da. Dies hatte häufig negative Auswirkungen auf ihren körperlichen und psychischen Zustand, wie wir jedes Jahr im März feststellen mussten. Inzwischen haben wir jedoch eine Partnerschaft mit einer anderen sozialen Organisation geschlossen, die Arbeitsintegrationsplätze anbietet, die für unsere Zielgruppe geeignet sind. Seitdem arbeiten die Teilnehmenden unseres Programms während der Wintermonate in der Holzwerkstatt einer anderen sozialen Einrichtung (Caritas) und kehren Anfang März wieder in die Gärtnerei zurück.

## 4.17 Schlussfolgerungen

Ausgangspunkt dieses Beitrags war mein eigener Werdegang als Care Farmerin. Verschiedene Erfahrungen in diesem Berufsfeld und günstige Gelegenheiten führten mich von der Großproduktion in einem Männerheim zum *Market Gardening* mit dem Schweizerischen Arbeiterhilfswerk Zentralschweiz. Durch die Erfahrungen der Arbeit mit den Teilnehmenden dieses Care Farming Angebotes (**Abbildung 4-11**), den Anforderungen eines vielfältigen Gemüseanbaus und den Bedürfnissen unserer Kund:innen hat sich unser Angebot stetig weiterentwickelt – und ich mich mit ihm. Gemeinsam sind wir gewachsen – das Gemüse, die Gärtnerei, die Teilnehmenden, das Betreuungsangebot und auch ich.

Die Untersuchungen zur Wirkung der Arbeit in unserem Angebot haben gezeigt, welch großes Potenzial die arbeitspädagogische Arbeit im Gemüsegarten hat und wie sie sich positiv auf die Gesundheit und das Wohlbefinden der betreuten Menschen auswirken und als Motivation für die Betreuenden dienen kann.

Schließlich wurde der Frage nachgegangen, mit welchen Herausforderungen das spezifische Angebot von SAH Garten auf seinem Weg bis heute konfrontiert war und wie diesen begegnet wurde.

Es hat sich gezeigt, dass es wichtig ist, der Balance zwischen Produktivität und Betreuung besondere Aufmerksamkeit zu schenken, da diese entscheidend für eine qualitativ hochwertige Betreuung ist, die den Bedürfnissen der betreuten Personen entspricht. Um die langfristige Existenz einer Care Farm zu sichern, ist es von entscheidender Bedeutung, ein Care Farming Modell zu entwickeln, das sowohl in finanzieller als auch in sozialer Hinsicht nachhaltig ist.

Um Arbeitsspitzen und -flauten aufzufangen, ist es hilfreich, den teilnehmenden Personen schon früh in der Saison eigene Verantwortungsbereiche zu übertragen, die sie bei Arbeitsspitzen selbstständig erledigen können. Darüber hinaus lohnt es sich, die Arbeiten in den arbeitsschwachen Monaten zu diversifizieren und *Lückenbüßerarbeiten* zu entwickeln.

Rückblickend wird deutlich, dass die Fähigkeit und Flexibilität, das Angebot immer wieder an die sich verändernde Situation anzupassen, entscheidend sind. Und vor allem: Dass man nie genau weiß, wohin der Weg noch führen wird! **Tabelle 4-3** gibt abschließend einen Überblick über zu bedenkende Parameter für den Aufbau einer urbanen Care Farm.

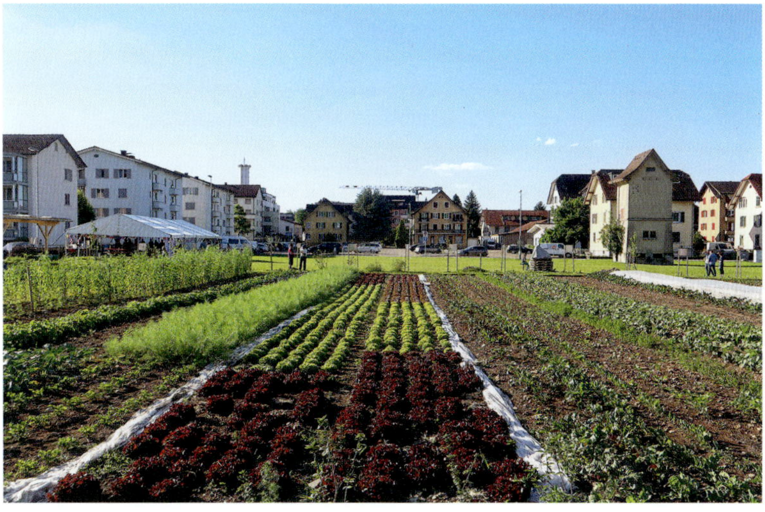

**Abbildung 4-11:** Einweihungsfest im großen Zelt auf der Weberwiese – mit Blick nach Norden auf das angrenzende Wohngebiet im ersten Sommer (Foto: Petra Hagen Hodgson)

**Tabelle 4-3:** Unsere *Lessons-Learned*, für Personen, die selbst eine urbane Care Farm aufbauen möchten (Eigendarstellung)

| Herausforderung/Gefahren | Gewonnene Erkenntnisse |
|---|---|
| **Richtigen Ort finden** | • Anpassung des Ortes an die Bedürfnisse der Zielgruppe<br>• Prüfung öffentlicher oder institutioneller Flächen als potenzielle Standorte |
| **Relevante Institutionen und Akteure vom Projektvorhaben überzeugen** | • Vorzeigen überzeugender Referenzen, um Vertrauen zu stärken<br>• Präsentation eines klaren und durchdachten Projektplans zur Veranschaulichung der Vorstellungen und Ideen<br>• Sicherstellung eines professionellen Auftretens der Organisationsleitung für einen seriösen Eindruck<br>• Hervorhebung der Vorteile für die Gegenpartei zur Förderung der Zusammenarbeit<br>• Vermittlung von Sicherheit hinsichtlich potenzieller Risiken, um Bedenken zu mindern<br>• Beharrlichkeit und Geduld bewahren, insbesondere bei langsamen kommunalen Entscheidungsprozessen<br>• Zusammenstellung eines Teams mit vielfältigem und ergänzendem Fachwissen für eine ganzheitliche Herangehensweise |
| **Aufbau und Betriebskosten finanzieren** | • *Market Gardening* als kostengünstige Alternative zum Großbetrieb<br>• Nutzung von Direktvermarktung und solidarischer Landwirtschaft<br>• Finanzierungsmöglichkeiten durch Dritte wie Stiftungen und gezielte Spendenaktionen<br>• Schaffung verschiedener Einnahmequellen zur Absicherung<br>• Verwenden von Material aus zweiter Hand<br>• Diversifizierung von Standbeinen und Dienstleistungen zur Reduzierung der Abhängigkeit von einer Einkommensquelle<br>• Sicherstellung einer ausreichenden Teilnehmerzahl durch gezielte Zielgruppenansprache<br>• Aufbau von Netzwerken über Fachverbände, Vereine und lokales Engagement zur Stärkung der Verbindungen<br>• Nutzung von Synergien innerhalb der Netzwerke zur gegenseitigen Unterstützung |
| **Teilnehmende akquirieren** | • Eingehen von Partnerschaften mit sozialen Institutionen oder Netzwerksorganisationen<br>• Aktive Nutzung von Netzwerken zur Förderung der Zusammenarbeit und des Informationsaustauschs<br>• Regelmäßiges Bewerben des Angebots bei zuweisenden Stellen<br>• Positive Medienpräsenz durch Social Media etc. |

| Herausforderung/Gefahren | Gewonnene Erkenntnisse |
|---|---|
| **Arbeitsschwankungen ausgleichen** | • Diversifizierung der Arbeiten<br>• Schaffung von „Lückenbüßerarbeiten“<br>• Zusammenarbeit mit lokalen Betrieben<br>• Zusammenarbeit mit Partnerbetrieben zur Sicherstellung Beschäftigung der Teilnehmenden auch während der Wintermonate<br>• Frühzeitige Übertragung von Schlüsselfunktionen an Teilnehmende |
| **Sich an ändernde gesellschaftspolitische Rahmenbedingungen anpassen** | • Beibehaltung von Flexibilität<br>• Regelmässiges Reflektieren des Angebots in Bezug auf Rahmenbedingungen (mind. jährlich) |
| **Produktivität und gute Betreuung gleichermaßen erreichen** | • Festlegen von Zuständigkeiten und Verantwortungsbereichen im Leitungsteam<br>• Arbeiten mit geeignetem Handgerät<br>• Anpassung der Pflanzenabstände an Werkzeuge<br>• Effiziente Arbeitsprozesse schaffen (z. B. Reduktion von Wegstrecken)<br>• Sichtbarmachen von Ordnung (Werkzeuge etc. sollen für alle einfach auffindbar sein)<br>• Übertragen von Schlüsselbereichen<br>• Bereithalten von Arbeiten für Arbeitsflauten und Wintermonate |

## 4.18 Literatur


Agogis. (o. D.). *Lehrgang Arbeitsagogik*. https://www.agogis.ch/hohere-berufsbildung/arbeitsagogik-bp

Albert Köchlin Stiftung. (o. D.). *Albert Koechlin Stiftung*. https://www.aks-stiftung.ch/

Bundesamt für Statistik. (o. D.). *Geschützte Arbeit*. https://www.bfs.admin.ch/bfs/de/home/statistiken/wirtschaftliche-soziale-situation-bevoelkerung/gleichstellung-menschen-behinderungen/erwerbstaetigkeit/geschuetzte-arbeit.html

Bundesamt für Statistik. (2024). *Strukturen*. https://www.bfs.admin.ch/bfs/de/home/statistiken/land-forstwirtschaft/landwirtschaft/strukturen.html

Fortier, J.-M. (2014). *The Market Gardener: A Successful Grower's Handbook for Small-Scale Organic Farming*. New Society Publishers.

Köchli, P. (2018). *„Care Farming“ aus der Sicht männlicher Klienten mit psychosozialen Problemen – Ein mehrperspektivischer, qualitativer Zugang mittels reflexiver Fotografie und Interviews* [Masterarbeit, Zürcher Hochschule für Angewandte Wissenschaften]. ZHAW. https://www.greencare.at/wp-content/uploads/sites/6/2020/08/ZHAW_LSFM_MA_Ko%CC%88chliPetra.pdf

Schweizer Stiftung Stärenegg. (o. D.). *Berghof Stärenegg*. https://staerenegg.ch/

Schweizerisches Arbeiterhilfswerk Zentralschweiz. (o. D.). *SAH Garten und Landwirtschaft*. SAH Zentralschweiz. https://www.sah-zentralschweiz.ch/sah-garten-und-landwirtschaft.html

Togni-Wetzel, D. (2016). *Arbeitsagogik. Grundlagen des professionellen Handelns* (1. Aufl.). Haupt.

Wirtschaft Arbeit Soziales Luzern. (o. D.). *Tripartite Kommission für Arbeitsintegrationsmassnahmen KAIM*. WAS. https://www.was-luzern.ch/tripartite-kommission-fuer-arbeitsintegrationsmassnahmen-kaim

# 5 Heilsames Grün im Klinikalltag

Christina Bauernfeind, Fritz Neuhauser und Regina Würfl

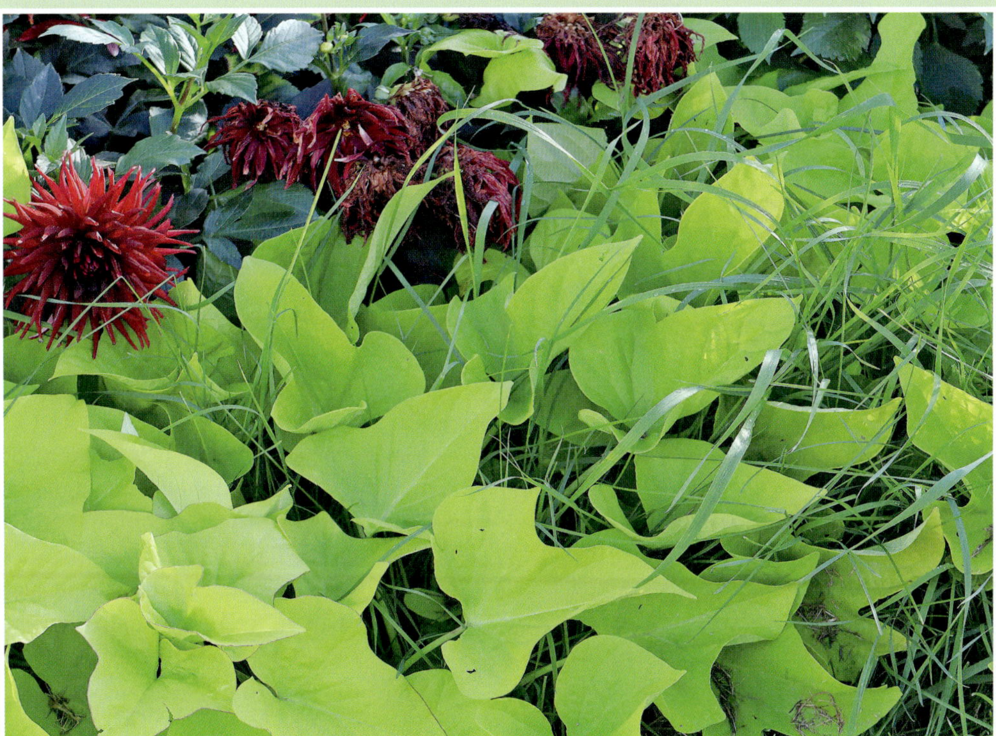

Zunächst ein Blick auf die Geschichte der Klinik Hietzing: Sie befindet sich in grüner Vorstadt-Randlage im Südwesten von Wien und direkt angrenzend an den Wienerwald, mit hervorragenden klimatischen Verhältnissen und höchstem Erholungswert. Die Psychiatrische Abteilung, in welcher wir arbeiten, befindet sich in einem großen, neu-adaptierten, historischen Gebäude, auf dem Gelände des ehemaligen Versorgungsheims Lainz. Dieses wurde 1904 erbaut und war für 4000 Patient:innen und etwa 2000 Bedienstete ausgelegt. Es wurde damals als fortschrittlichste Einrichtung der Armenfürsorge international hochgepriesen. Das organisatorische und architektonische Konzept mit seiner umfassenden medizinischen Orientierung und sozialen Unterstützungsleistungen wurde vielfach kopiert. Die historische Anlage wurde nach reiflichen Fachdebatten in Pavillonbauweise errichtet.

Für die Pavillonbauweise auf grüner Wiese entschied man sich aufgrund der gesundheitlichen Aspekte, welche die besondere Umgebung bot: Einerseits bezogen auf den Erholungswert und die Betätigungsmöglichkeiten weitläufiger Parkanlagen und andererseits aus seuchenhygienischen Gründen. Zahlreiche desolate und schlecht geführte Armenhäuser jener Zeit wurden so auf einen Schlag durch diese moderne Einrichtung ersetzt und allen Wienerinnen und Wienern zugänglich gemacht. Eine soziale Großtat (Arias et al., 2005).

## 5.1 Angewandte Gartentherapie im Wandel der Zeit

Knapp 100 Jahre später wurden um die Jahrtausendwende in bestimmten Bereichen des Klinikareals gartentherapeutische Aktivitäten gestartet. Zunächst mit geriatrischen Patient:innen aus dem Kurz- und Langzeitpflegebereich, 2015 mit Flüchtlingen, die am Areal vorübergehend eine Wohn- und Beschäftigungsmöglichkeit hatten. Nachdem die Pflegeeinrichtung 2015 geschlossen wurde, ist heute unsere Einrichtung (die Klinik Hietzing) die Nutzerin dieses architektonischen wie grünen Erbes.

2018 siedelten wir – die 1. und 2. Psychiatrische Abteilung aus dem ehemaligen Otto-Wagner-Spital – in den neu adaptierten Pavillon 1. Die Abteilungen umfassen insgesamt sieben Stationen, zwei tagesklinische und einen ambulanten Bereich. Sie sind regional für mehrere Wiener Gemeindebezirke zuständig und um eine Station mit Transitionsschwerpunkt sowie eine Sozialpsychiatrische Station für Menschen mit Behinderung ausgeweitet. Anhand dieser strukturellen Gegebenheiten lässt sich auf die Heterogenität der sich in Behandlung befindliche Patient:innen schließen.

Der Pavillon selbst steht inmitten einer 30 Hektar großen Anlage mit lockerem altem Baumbestand und Grünflächen. Durch ihr kühlendes Kleinklima ist sie eine Wohltat in den heißen Sommermonaten. Sie ist ein Regenerationsraum für die Mitarbeitenden und v.a. für die Patient:innen, die länger oder wiederholt in der Klinik Hietzing stationär oder auch ambulant behandelt werden, sowie ihre Angehörigen. Aufgrund dieser Umgebungsbedingungen ergibt sich Raum für flexible Nutzung.

Die weitläufige Parkanlage kann für Spaziergänge in unterschiedlichem Tempo, Beobachtungen verschiedener Wildtiere (Vögel, Igel, Füchse, Insekten), das Sammeln unterschiedlicher Naturmaterialien (wie Wildkräuter, Zapfen, Hölzer, Früchte, Steine), therapeutische Gespräche, das Wahrnehmen der Natur mit allen Sinnen und zum Aufsuchen reizarmer Rückzugsorte genutzt werden.

Für Menschen in widrigen Umständen, die teils auch unfreiwillig stationäre Aufnahme bei uns finden, ist gerade der Park mit seiner reichen Pflanzen- und Tierwelt der umgebenden Natur von besonderer Bedeutung. Das gilt auch für die zahlreichen älteren Personen, bei denen psychische und körperliche Einbrüche mit dem Versagen sozialer Netze kollidieren und langwierige stationäre Aufenthalte oft nicht vermeidbar sind. Ebenso können die räumliche Begrenztheit auf den Stationen mit belastenden monotonen Routinen Stress verursachen und schnell zu Isolierung, Apathie, Verweigerung und Vertrauensverlust führen. Unsere Erfahrungen haben gezeigt, dass Aufenthalte im Park hier Linderung verschaffen können.

Zusätzlich zu den Möglichkeiten, die die gesamte Parkanlage zu bieten hat, bestand von Anfang an bei einigen Mitarbeitenden der Psychiatrischen Abteilungen der Wunsch, rund um den Pavillon 1, auch einen Therapiegarten anzulegen. Es gab erste abteilungsübergreifende interdisziplinäre Treffen, um das weitere Vorgehen zu besprechen. Ursprünglich gab es Ideen, Gartenbereiche stationsmäßig zuzuteilen sowie ergänzend gemeinschaftlich nutzbare Bereiche (wie zum Beispiel einen Barfußweg, Sitzbereiche) anzulegen. Auch über die benötigte Infrastruktur wie Wasseranschlüsse, Beschaffung der Erde usw. wurde gesprochen, erste Konzeptideen entwickelt und zum Teil umgesetzt. Im Sommer 2019 wurden uns schließlich von der Klinikleitung ca. zwei Hektar Grünfläche rund um den Pavillon 1 zugewiesen.

Dies war der Startschuss für die Gestaltung unseres Therapiegartens.

## 5.2 Die Krise als Auftrag und Inspiration

Unseren Therapiegarten in der heutigen Form verdanken wir der Corona-Pandemie, welche bald nach der Zuweisung des Therapiegartenareals ihren Anfang nahm. Masken, Isolierung und Kontaktbeschränkungen stellten sowohl für Patient:innen als auch Mitarbeitende sehr herausfordernde Bedingungen im Stationsalltag dar und waren für alle sehr belastend.

Insbesondere die therapeutischen Möglichkeiten in Innenräumen waren über einen langen Zeitraum eingeschränkt bis gar nicht möglich. Durch die gelockerten Beschränkungen im Freien ergaben sich aber für unser Vorhaben, einen Therapiegarten anzulegen, ungeahnte Optionen. Bei Einhaltung vom gebotenen Abstand konnten wir als Gruppe zusammenarbeiten, auch ohne Masken. So nutzten wir die Gunst der Stunde und ergriffen die Möglichkeit, gemeinsam mit unseren Patient:innen den Aufbau unseres Therapiegartens weiter umzusetzen. Dabei war Improvisation angesagt. Im Krisenmodus wurden Paletten gesammelt, um mit Unterstützung der hausinternen Tischler Hochbeete zu bauen und anzulegen. Gemüsebeete entstanden und Kompost wurde in großen Mengen eingearbeitet. Über 40 Obstbäume und zahlreiche Gemüsejungpflanzen wurden von Gärtnereien und Mitarbeitenden gespendet und angepflanzt, Staudenbeete durch Teilung und Vermehrung bereits am Klinikareal vorhandener Pflanzen angelegt. Dabei wurde bewusst auf die Bedürfnisse der Patient:innen eingegangen und selbstständiges Handeln gefördert, indem deren Wünsche und Ideen in der Planung und Umsetzung integriert wurden. Dafür wurden im Rahmen von verschiedenen Gruppen die Ideen und Wünsche in Collagenform zu Papier gebracht. Die **Abbildungen 5-1** bis **5-7** zeigen die Entstehung des Therapiegartens.

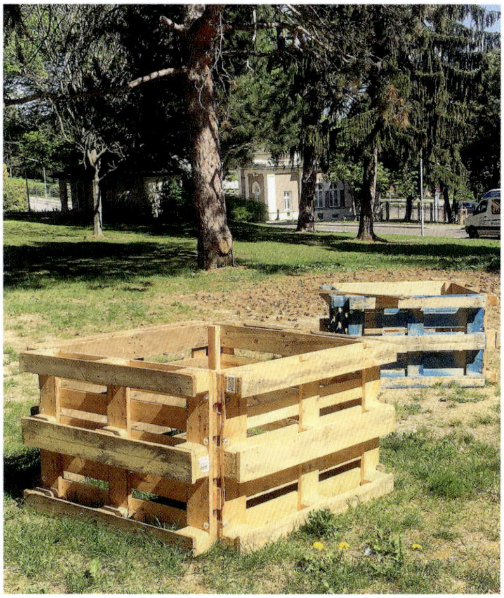

**Abbildung 5-1:** Die ersten Hochbeete aus Paletten wurden gemeinsam mit Patient:innen gebaut (Foto: Regina Würfl)

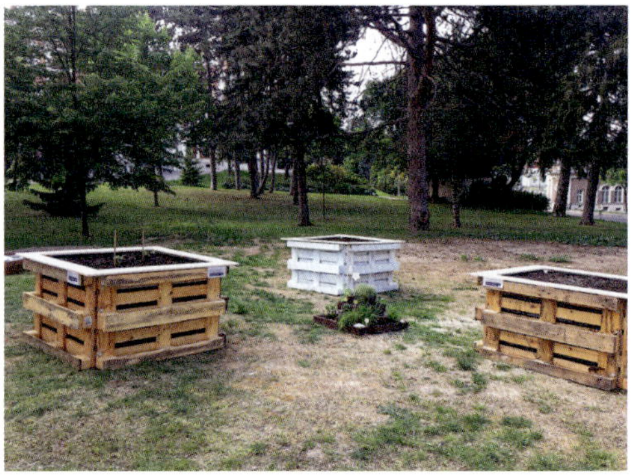

**Abbildung 5-2:** Die Hochbeete wurden auch bemalt (Foto: Regina Würfl)

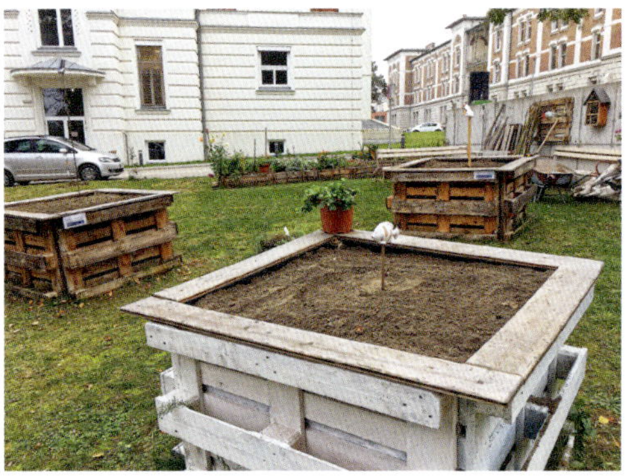

**Abbildung 5-3:** Das bemalte Hochbeet ist befüllt (Foto: Regina Würfl)

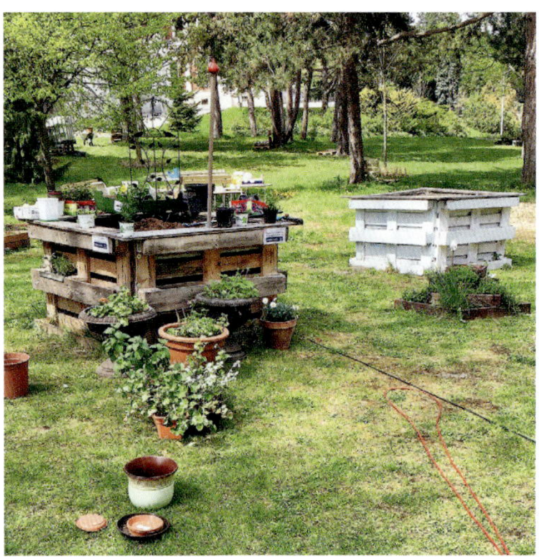

**Abbildung 5-4:** Ein bepflanztes Hochbeet (Foto: Regina Würfl)

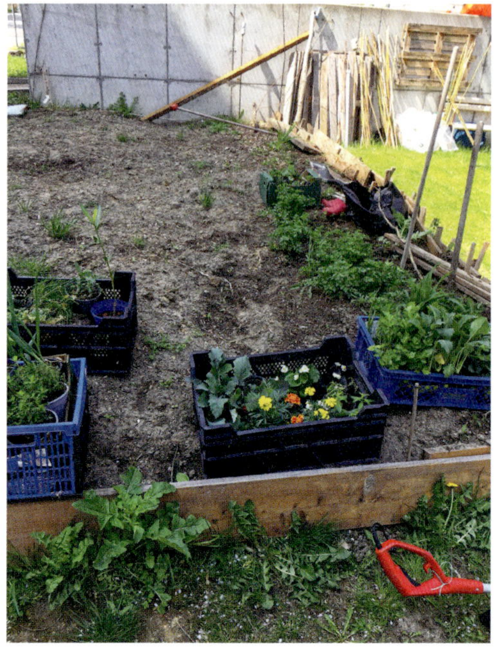

**Abbildung 5-5:** Stück für Stück wurde der Garten um Beete erweitert (Foto: Regina Würfl)

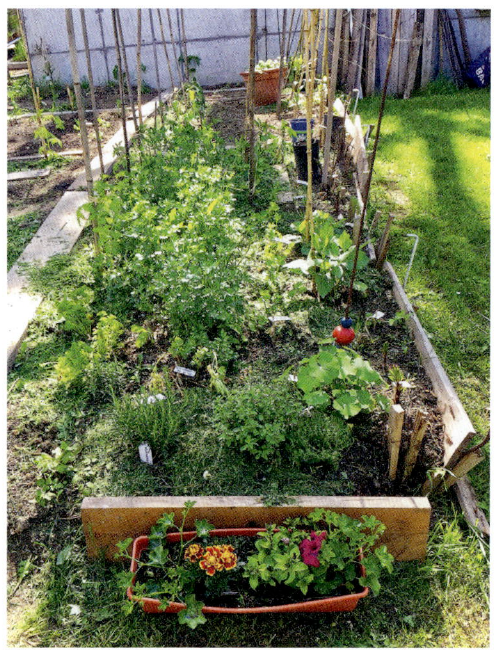

**Abbildung 5-6:** Es wurden Mischkulturen angelegt (Foto: Regina Würfl)

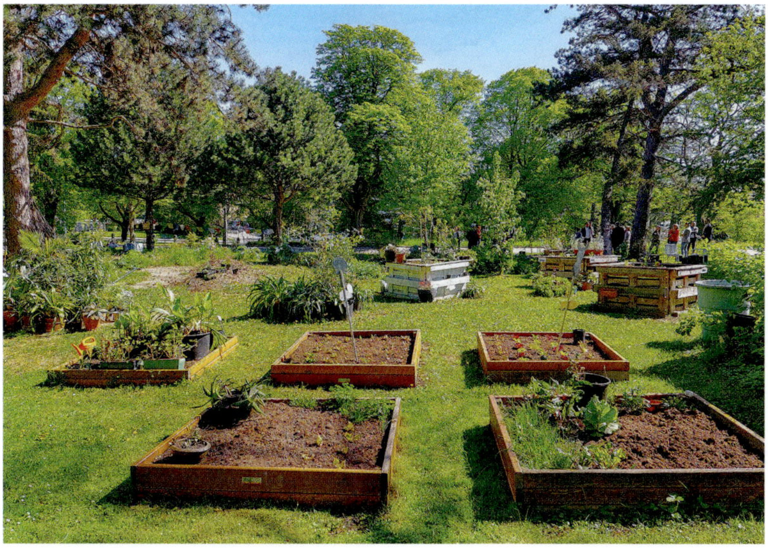

**Abbildung 5-7:** Blick auf den Therapiegarten mehrere Monate nach Beginn der Gestaltung (Foto: Fritz Neuhauser)

Seither hat sich unser Therapiegarten laufend weiterentwickelt und stellt sich derzeit wie folgt dar:

Er ist bewusst frei zugänglich gestaltet und en gros barrierefrei, denn eine offene Psychiatrie erfordert einen offenen Zugang zu einer attraktiven äußeren Umgebung, die gut und sicher erreichbar ist. Der Garten ist in fünf Bereiche unterteilt. Direkt vor dem Pavillon neben dem Eingangsbereich liegt ein Sinnesgarten mit verschiedensten Kräuterbeeten, daneben ein Bereich für spielerische Aktivitäten mit einer Bocciabahn. An der westlichen Seite des Pavillons befindet sich der Hauptteil des Gartens, der in drei fließend ineinander übergreifende Zonen unterteilt ist. Hochbeete und

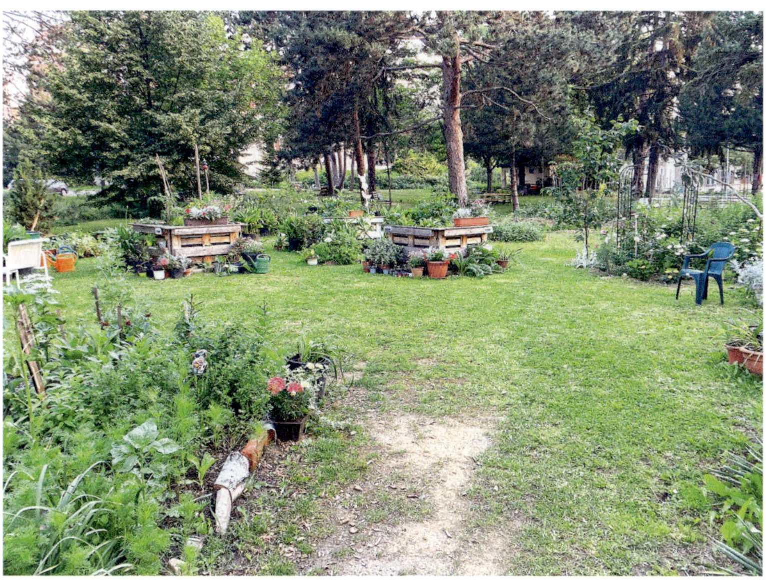

**Abbildung 5-8:** Blick auf den Hauptteil des Therapiegartens mit Hochbeeten, Gemüsebeet und Altbaumbestand (Foto: Regina Würfl)

Blumen wechseln sich mit Sträuchern und Staudenbeeten ab. Flächen, die durch den in mehreren Jahrzehnten gewachsenen Naturbaumbestand natürlich beschattet werden, eignen sich hervorragend für den Ruhebereich mit Hängematten und unterschiedlichen mobilen Sitzmöbeln. Direkt neben unserem Arbeitsstützpunkt *Der Pflanzerei* befindet sich der Küchengarten, der den Jahreszeiten entsprechend bepflanzt wird. Die **Abbildungen 5-8** bis **5-11** zeigen die aktuelle Gestaltung des Therapiegartens.

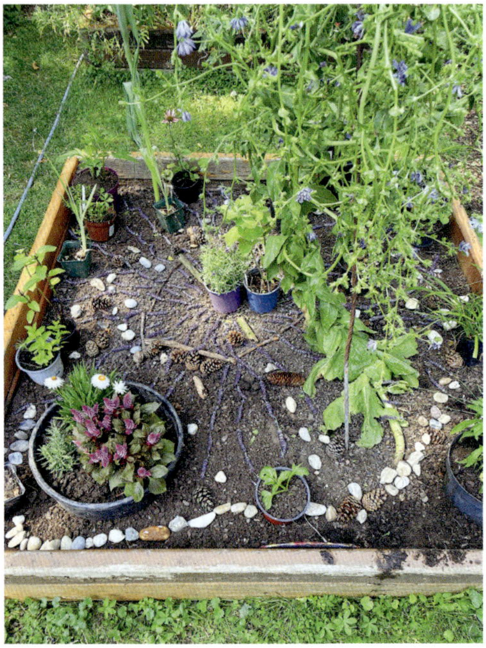

**Abbildung 5-9:** Es gibt auch Raum zur freien Gestaltung, wie das aus Natursteinen gelegte Mandala zeigt (Foto: Regina Würfl)

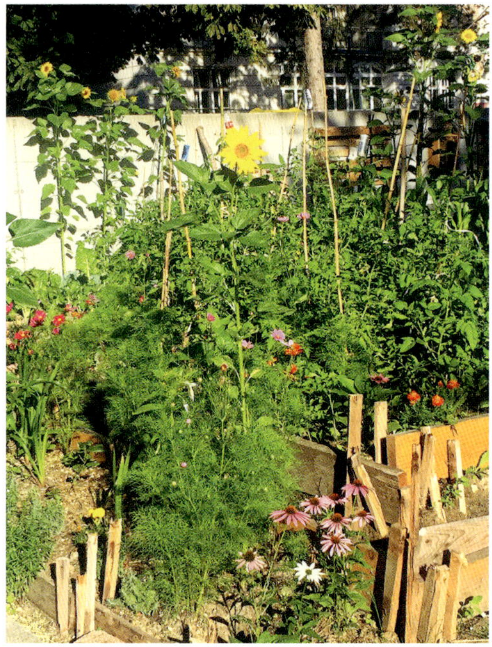

**Abbildung 5-11:** Blumenbeete locken Bienen an und erfreuen die Besucher:innen des Gartens mit ihrer Farbenpracht (Foto: Regina Würfl)

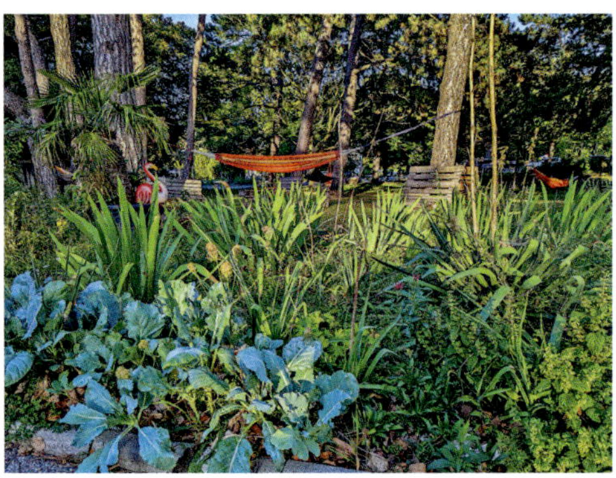

**Abbildung 5-10:** In den Hängematten kann man sich herrlich entspannen und zur Ruhe kommen (Foto: Fritz Neuhauser)

### 5.2.1 Gartentherapeutische Angebote

Das Kapitel fasst gartentherapeutische Angebote zusammen, die von Beginn der Pandemie an bis heute entwickelt wurden und durchgeführt werden. Ein wichtiger erster Schritt in der Gartentherapie ist es, Patient:innen aus dem stationären Bereich in den Garten zu bringen, um ihre Neugier zu wecken und sie zu motivieren. Zu Beginn gab es noch keine ärztlichen Zuweisungen, die Patient:innen wurden von Ärzt:innen und Pflegepersonen in den Garten eingeladen. Dazu ging das Personal von Zimmer zu Zimmer der unterschiedlichen Stationen. Es gab nur offene Gartengruppen, die ausschließlich im Freien stattfanden. Diese anfänglichen Aktivitäten in der Parkanlage oder konkret im Therapiegarten umfassten die nachfolgend aufgeführten Tätigkeiten. Ergänzend zeigen die **Abbildungen 5-12** bis **5-16** einfache gartentherapeutische Aktivitäten, die **Abbildung 5-17** gibt ein Beispiel einer körperlich anstrengenden Tätigkeit während gartentherapeutischen Angeboten.

**Spaziergänge und einfache Aktivitäten:**

- Spaziergänge in unterschiedlichem Tempo durch das gesamte Areal oder den Therapiegarten
- Verkostung von Beeren im Naschgarten, reifem Gemüse und Obst
- Sammeln von Kräutern für Tee
- Abzupfen von Blättern für Limonade
- Herstellung von Tischdekorationen aus vorbereiteten Materialien
- Wahrnehmung der Natur mit allen Sinnen.

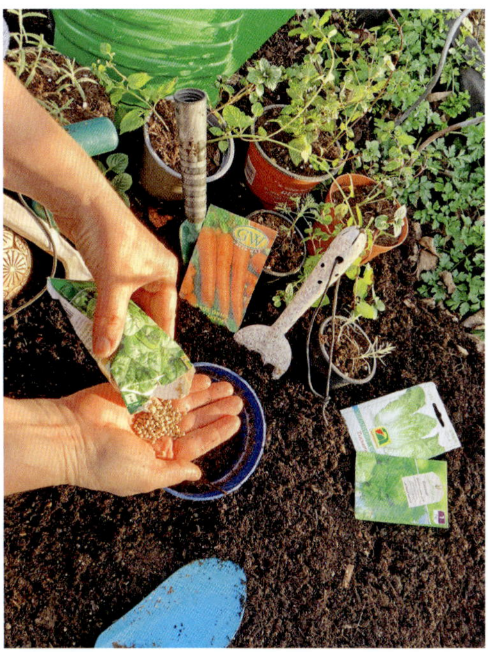

**Abbildung 5-12:** Aussaat, Keim – und Kulturbedingungen verschiedenster Gemüsepflanzen werden besprochen. Anschließend erfolgt die Aussaat in Töpfen (Foto: Regina Würfl)

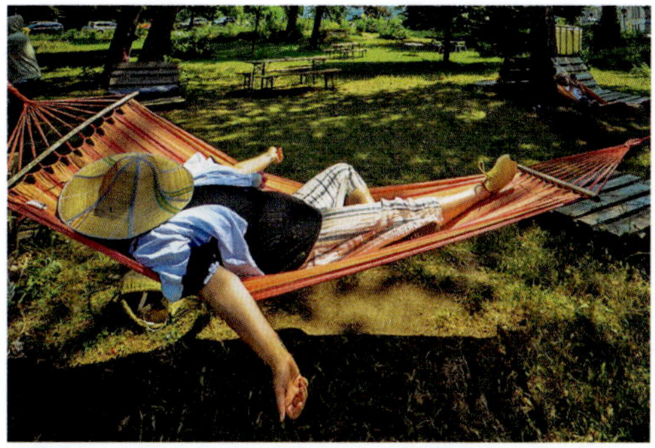

**Abbildung 5-13:** Und bevor die Arbeit weiter geht: Erholungspause in der Hängematte (Foto: Fritz Neuhauser)

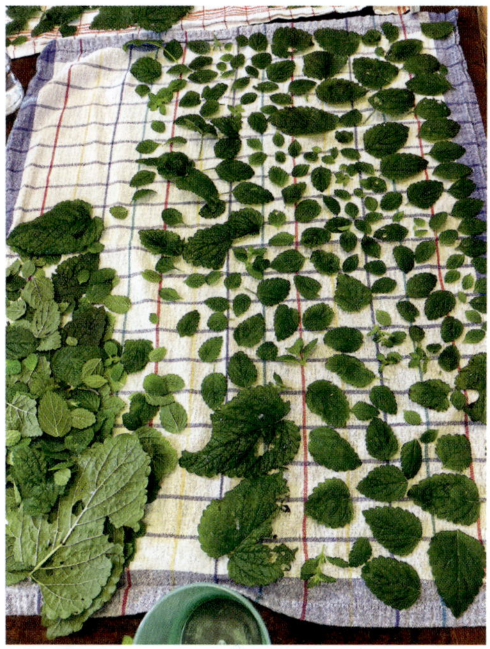

**Abbildung 5-14:** Die geerntete Zitronenmelisse wird abgezupft und für die Verarbeitung zu Kräutersirup vorbereitet (Foto: Regina Würfl)

**Leichte gärtnerische Tätigkeiten:**

- Pflanzen im Hochbeet setzen
- Blumensträuße binden
- Gießen, Laub und Kiefernzapfen rechen
- Unkraut jäten
- Pflanzen anbinden
- Pflanzensamen säen
- Mulchen.

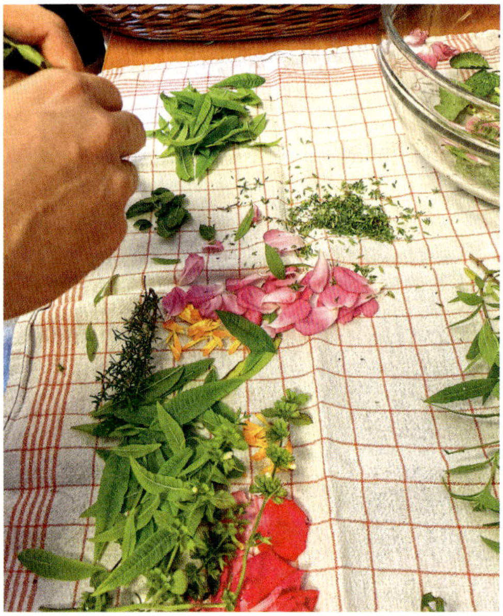

**Abbildung 5-15:** Zitronenverbene und Rosenblüten werden zur Herstellung eines Sirups vorbereitet (Foto: Regina Würfl)

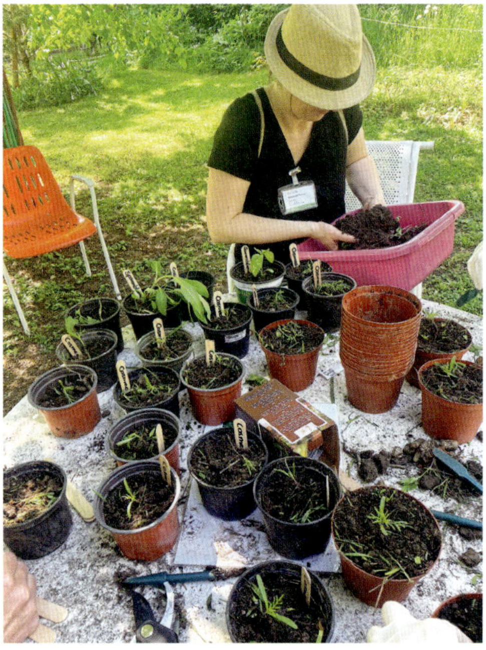

**Abbildung 5-16:** Töpfe werden mit Erde befüllt, vorgezogene Keimlinge vereinzelt und eingepflanzt. Zum Schluss werden die Jungpflanzentöpfchen beschriftet (Foto: Regina Würfl)

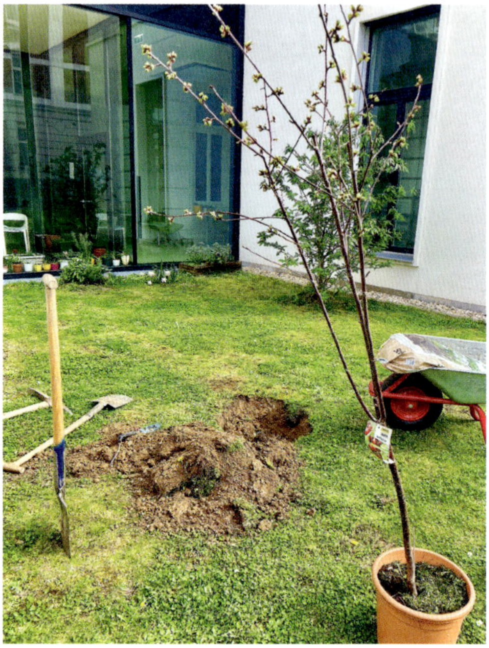

**Abbildung 5-17:** Eine körperlich anstrengende Tätigkeit: Ein Pflanzloch wird gegraben und anschließend ein Obstbaum eingepflanzt (Foto: Regina Würfl)

**Körperlich anstrengende Tätigkeiten:**

- Erdarbeiten, z. B. Umstechen
- Pflanzlöcher für Bäume und Stauden graben
- Kompost umsetzen
- Barfußweg anlegen
- Rasen mähen
- Hecken schneiden
- Hochbeete bauen
- Beete anlegen (mit und ohne Umrandung).

### 5.2.2 Der Park als Beziehungsstifter

Aufenthalte und Tätigkeiten im Parkareal oder im Therapiegarten helfen dabei, Aktivierung attraktiver zu gestalten und Normalität herzustellen. Begegnungen im Garten geschehen spontan und generieren meist sehr positive Erfahrungen, auch in der Selbstwahrnehmung. Unsere Patient:innen empfinden sich schnell als Teil dieses

Settings in der freien Natur. Die Aufmerksamkeit ist durch wechselnde Reize und Eindrücke angeregt. Der Aufenthalt in der Natur unterstützt eine Distanzierung von negativen Gefühlen. Er spendet Beruhigung und Erholung. Es entsteht eine gemeinsame Verantwortung für diesen attraktiven Ort und es reift die Einsicht und Bereitschaft, sich zu engagieren: Der Garten will und muss gepflegt werden, braucht Aufmerksamkeit und auch Engagement. Er fördert soziale Interaktion, damit die nötigen Erfordernisse zum Erhalt und zum Gedeihen gesichert sind.

Es geht darum, den Garten in seinem vollen Spektrum zu nutzen, zu begreifen und zu gestalten, als das, was er ist: ein Biotop, Psychotop, Soziotop (Internationale Gesellschaft GartenTherapie, 2017) – Medium, Milieu und Methode, alles in einem. Ein Lernfeld für alle Beteiligten.

Seit März 2024 läuft ein Projekt über die Wirkung der Gartentherapie am Pavillon 1. Im Zuge dessen wurden Personalressourcen im Umfang von 140 Wochenstunden aufgeteilt auf vier Personen für das Gartentherapeutische Setting genehmigt. Zusätzliche Unterstützung erfolgt in organisatorischen Belangen durch andere Teammitglieder der 2. Psychiatrischen Abteilung (**Kasten 5.1**). Es ist nun ein erweitertes Therapieangebot möglich, das sowohl Indoor als auch Outdoor stattfindet. Allerdings gibt es im Moment keinen eigens gewidmeten Raum für gartentherapeutische Indooraktivitäten. Diese finden je nach verfügbarem Raumangebot auf den Stationen statt. Hier ergeben sich aufgrund der Hygienebestimmungen begrenzte Möglichkeiten. Arbeiten mit Erde ist unter diesen Umständen schwierig. Weiters ist die Adaptierung des Raumes und die Vorbereitung der erforderlichen Materialien für sehr heterogene Gruppen (entsprechend dem heterogenen Patient:innenpool der Abteilungen) sehr zeitintensiv und die Zahl der Teilnehmenden limitiert.

Im Außenbereich gibt es verschiedenste Therapieeinheiten: Sie umfassen überwiegend offene Gartengruppen. Diese werden flexibel gestaltet, sodass ganz individuell auf die Bedürfnisse der einzelnen Patient:innen eingegangen werden kann. Die Größe der Gruppe ist variabel. Als optimal haben sich drei bis fünf Teilnehmende pro Betreuungsperson erwiesen.

Thematisch gibt es je nach Jahreszeit zusätzlich naturpädagogische Gruppen, Achtsamkeitsgruppen, Kochgruppen, bei denen Selbstgeerntetes verarbeitet wird, sowie Sinnesgruppen.

Die Gartenerhaltung ist zeitaufwändig und nur zu einem gewissen Teil im Zuge der Gartentherapieeinheiten bewältigbar. Aus diesem Grund gibt es laufende Gespräche mit dem hauseigenen Gärtner:innenteam, das für die Instandhaltung der allgemeinen Parkflächen zuständig ist. Im Moment wird die Pflege des Therapiegartens zusätzlich vom Gartentherapieteam übernommen. Ziel ist es, eine:n ausgebildete:n Gärtner:in ins Gartentherapie-Team zu integrieren.

Die Zuweisung zur Therapie erfolgt nun durch die betreuenden Fachärzt:innen für Psychiatrie über ein eigens gestaltetes Formular. Je nach Indikation einzeln oder in Gruppen.

Ziel ist, Gartentherapie als Basisangebot für alle Patient:innen zu ermöglichen und dauerhaft zu implementieren. Im Rahmen des Projektaufbaues wurde ein Wochenplan earbeitet, in dem festgehalten ist, wann und wie lange die Therapieeinheiten der einzelnen Stationen stattfinden. Die Praktikabilität wird regelmäßig evaluiert. Im Gegensatz zu den übrigen Therapieangeboten (Ergo-, Physio-, Musiktherapie) wird Gartentherapie auch an Sonn- und Feiertagen angeboten.

**Kasten 5.1: Rückmeldung der Stationsleiterin**

**Aldijana Beharic, Stationsleiterin**

Das Angebot der Gartentherapie für Patient:innen der Station 3B, Sozialpsychiatrie für Menschen mit Behinderungen, kann aufgrund folgender Faktoren sinnvoll in die Patient:innenbetreuung eingegliedert werden:

- Bieten einer sinnvollen Tätigkeit. Die Person erlebt sich selbst als wirksam im Tun.

- Durch das körperliche Betätigen kommt es zu einer Auslastung und somit Verbesserung der motorischen Unruhe, die bei Patient:innen unserer Station oftmals ein großes Problem darstellt.
- Positive Stärkung des Selbstwerts durch die Leistung eines wertvollen Beitrags.
- Mehr Zufriedenheit durch das Sichtbarmachen des Ergebnisses (Verwendung von selbst gepflanzten, gepflegten und geernteten Kräutern in der Kochgruppe).
- Erschaffen einer strukturierten Umgebung. Dies sorgt für geordneten Tagesablauf und hilft Personen, sich im Klinikalltag besser zurecht zu finden.
- Strukturierung unterstützt den Weg zur Stabilisierung von Personen im Ausnahmezustand.
- Durch die Bewegung und Sinnerleben im Tun können die Intervalle zwischen aggressiven Ereignissen ausgedehnt sowie deren Intensität verringert werden.
- Der Problematik der Tag-Nacht-Umkehr kann durch einen ausgeglichenen stabilen Tagesrhythmus und die Bewegung und körperliche Betätigung an der frischen Luft entgegengewirkt werden.

Die sozialen Aspekte der ungezwungenen Begegnung mit *normalen* Menschen in Alltagssituationen führt zur Steigerung des Wohlbefindens und somit zu rascherer Genesung bzw. Stabilisierung ihrer seelischen Verfassung, was in weiterer Folge eine erfolgreiche Wiedereingliederung in ihr gewohntes Leben ermöglicht. Da im Mittelpunkt der pflegerischen Arbeit die Patient:innen stehen, haben die oben angeführten Erfolge der Gartentherapie auf diese auch unmittelbar einen positiven Effekt auf die Pflegepersonen bzw. ihre Tätigkeit.

Das Team der Gartentherapie ist seit 2024 an der Tagesklinik der zweiten Psychiatrischen Abteilung verortet, mit eigener Kostenstelle, und Regina Würfl mit einer 40-Stundenstelle als Gartentherapeutin angestellt. Weiters arbeiten Fritz Neuhauser und Christina Bauernfeind neben ihrer ärztlichen Tätigkeit auch aktiv in der Gartentherapie mit. Es wurden auch zwei Stellen für Psychiatrische Pflegepersonen für die Gartentherapie geschaffen.

Mit dieser personellen Ausstattung und Kooperation mit den Fachkolleg:innen unserer Einrichtung können wir den weiteren Betrieb, Ausbau und die wissenschaftliche Begleitung voranbringen.

## 5.3 Treffpunkt Garten

Seit der Corona-Krise ist die Nutzung des Gartens um einiges vielfältiger geworden. Yoga- und Achtsamkeitsgruppen treffen sich, es gibt Chi Gong und Gruppentherapien. Hier findet sich der Seelsorger regelmäßig ein, während die Gartentherapiegruppe in den Beeten arbeitet, die Flächen pflegt oder mäht und andere während ihrer Pausen an den verstreuten Tischen und Sitzgelegenheiten ihre Ruhe suchen und finden (**Kasten 5.2**, S. 103). Hier kommen regelmäßig Besucher: innen und ehemalige Patient:innen zusammen, genießen den Garten und bieten auch gerne ihre Mitarbeit an.

Es tauscht sich hier auch das Personal über Patient:innen aus, die im Garten ihre normalen psychischen Funktionen in einer normalen Umwelt wiederentdecken und bestätigt bekommen. Besserungen, die man auf den Stationen noch nicht bemerken würde. Beobachtungen über Ressourcen, die relevant sein können für Therapie und Prognose.

Mehrmals die Woche sind Therapiehunde gemeinsam mit Patient:innen und Halter:innen im Garten unterwegs und erweitern so das Angebot. Es gehen auch Mitarbeiter:innen der Klinik durch oder am Garten vorbei und treten in Kontakt zu den Menschen, die hier täglich tätig sind. En passant.

Im Garten stellen sich auch regelmäßig Personen aus den Leitungsebenen und aus der Nachbarschaft ein.

Nicht zu vergessen unsere jüngsten Besucher:innen, die Kinder der Angestellten, die den benachbarten Kindergarten besuchen. Einige frequentieren ebenfalls neugierig unsere Beete und treten mit ihren Eltern in ganz selbstverständlichen und unbefangenen Kontakt zu den Betreuten, Angehörigen und Bediensteten. Und da sind auch die Beschäftigten der benachbarten Pavillons, die ihre Pausen hier verbringen und Kontakte pflegen.

Die offene Gestaltung entlang der frequentierten Hauptwege sind beabsichtigt. Alle können teilhaben am Genuss der Pflanzungen und auch verweilen in diesem erholsamen Ambiente. Die positiven Rückmeldungen sind auch stetige Motivation für unser anhaltendes Engagement im Garten. Man wird Teil und Promotor eines gemeinsamen Entwicklungsprojektes.

Mehrmals im Jahr werden unsererseits Feste organisiert und je nach Witterung im Garten oder im Pavillon veranstaltet. Die Feste sollen eine Verbindung zwischen den Patient:innen und Mitarbeitenden aller Abteilungen der Klinik sowie Besuchspersonen darstellen und somit die Inklusion fördern. Angefangen über Frühlings- und Pfingstrosenfeste über Grillveranstaltungen bis hin zu Herbstfesten und Adventbazar werden die Jahreszeiten in den Heilungsprozess miteinbezogen. In der Vorbereitungszeit können sich die Patient:innen mit ihren Ideen kreativ einbringen. Es werden Materialen aus dem Garten weiterverarbeitet, im Mittelpunkt steht die Verbindung zur Natur. Kulinarische Angebote wie selbst zubereitete Kräuteraufstriche, Obst- und Gemüsekuchen, Heilkräutersirupe oder alkoholfreier Punsch laden zum Gemeinsamen Essen und Genießen ein. Die **Abbildungen 5-18** bis **5-22** geben Beispiele für gemeinsame Aktivitäten im Garten.

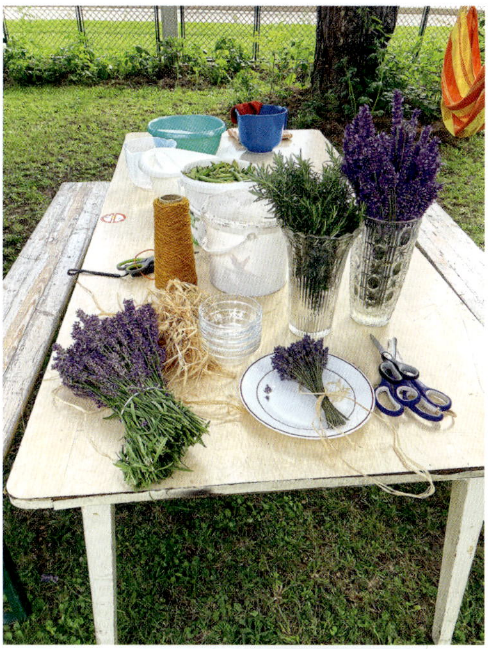

**Abbildung 5-18:** Duftende Kräuter wie Rosmarin und Lavendel werden während einer Sinnesgruppe geerntet, der Geruch bewusst wahrgenommen und die Wirkung der Kräuter erklärt. In einem weiteren Schritt werden die gesammelten Kräuter zu kleinen Duftsträußchen gebunden, die ins Zimmer mitgenommen werden können (Foto: Regina Würfl)

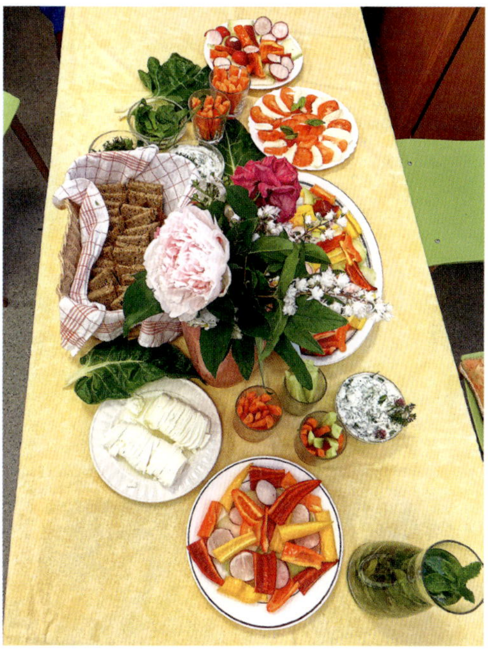

**Abbildung 5-19:** Für eine gemeinsame gesunde Jause wird Kräuteraufstrich hergestellt und das Gemüse hübsch angerichtet (Foto: Regina Würfl)

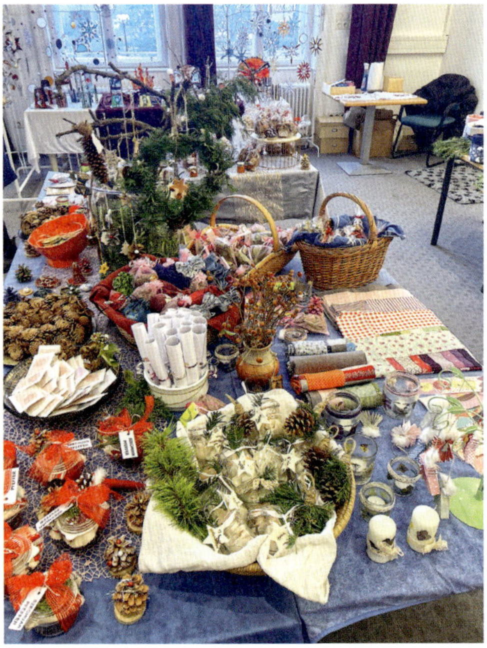

**Abbildung 5-20:** In der Vorweihnachtszeit wird mit Naturmaterialen gebastelt, getrocknete Kräuter zu Kräutersalz verarbeitet, Kekse gebacken oder verarbeitete Produkte aus dem Garten verpackt. Die Erzeugnisse werden bei einem Adventbazar angeboten (Foto: Regina Würfl)

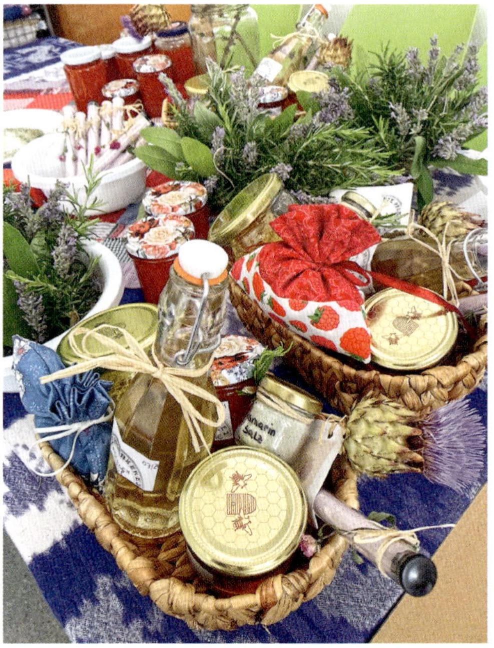

**Abbildung 5-21:** Die während der therapeutischen Einheiten hergestellten Produkte werden bei offiziellen Anlässen oder Besuchen im Therapiegarten gerne verschenkt. So soll der Umfang unseres therapeutischen Angebotes widergespiegelt werden (Foto: Regina Würfl)

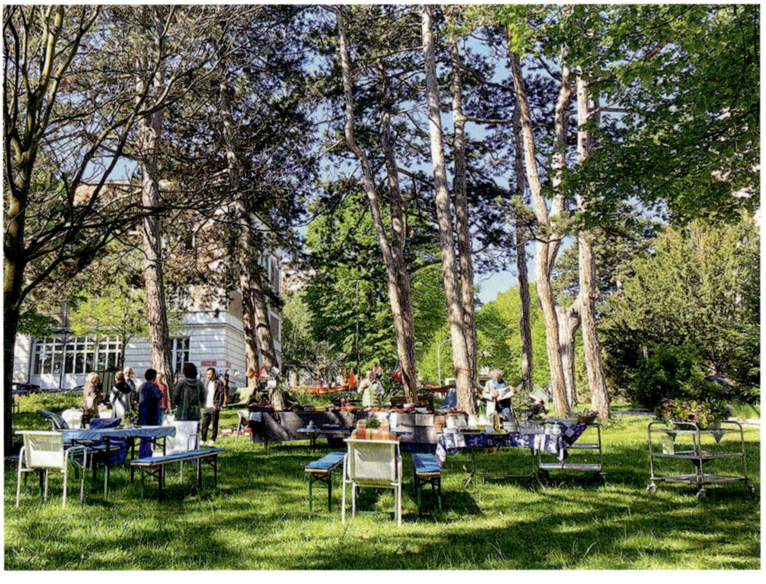

**Abbildung 5-22:** Im Frühjahr und Sommer werden im Therapiegarten Feste für Patient:innen, Mitarbeiter:innen und Besucher:innen veranstaltet zur Förderung der Inklusion (Foto:Regina Würfl)

**Kasten 5.2: Der Garten mit den Augen von Patientinnen**

**LN**: „... Besser als jeder Pausenraum bot mir der Garten mit seinen zahlreichen Sitz- und Liegeecken eine entspannte und fast schon private Atmosphäre. Ich schätzte ihn während meines Aufenthaltes daher ebenso für den Empfang von Besuchern sowie für ruhige Spaziergänge. Auch die Hängematten besuchte ich oft zur Entspannung. Die kleinteilige Untergliederung durch Beete und Blumentopfinseln sind ganz wesentliche Gründe dafür, dass sich das Areal wie ein Garten und nicht wie ein öffentlicher Park anfühlt. Wo die einzelnen Tischgruppen Sichtkontakt zueinander haben, ist der Abstand jedenfalls groß genug, um die eigene Ecke leicht als geschützten Raum zu erfahren. Und das, obwohl man von Spaziergängern und Spitalsmitarbeitern und Patienten die unterschiedlichsten Leute antreffen und beobachten kann. Dieser gemeinschaftliche Nutzen vor allem zu Erholungszwecken steht im angenehmen Kontrast zum streng regulierten Spitalsinneren. Für mich persönlich eignete sich der Garten deutlich besser dazu, um meine Gedanken schweifen zu lassen als in der Eintönigkeit meines Zimmers, ...".

**JJ**: „... Da mein Klinikaufenthalt in den heißen Sommermonaten lag, wirkte sich das kühle und angenehme Klima im Therapiegarten im Park umso positiver aus. ... Ich war motiviert zum Gießen und zum Aufbinden von Tomaten und zum Gießen, ... dies sind angenehme Arbeiten, die sich in meinem labilen psychischen Zustand vorteilhaft auswirkten, zumal ein Ergebnis unmittelbar sichtbar ist. Die Naturbeobachtung führt immer wieder zu positiven Rückschlüssen und Bestärkung auf sich selbst. Das Konzept eines Gartens aus einer Mischung aus Zier- und Nutzpflanzen bietet für Patienten die Möglichkeit sowohl beim Säen, Pflanzen und Aufziehen, als auch bei der Ernte und der Zubereitung, das gemeinsame Essen zu erleben".

**KT**: ... So bietet der Garten die Möglichkeit, sich in therapiefreien Zeiten zurückzuziehen und auch für sich allein zu sein. Das bringt den Vorteil, dass man bei Überforderung sowohl in belastenden Situationen in der Gruppe einen guten Ausgleich finden kann ... Es ergeben sich immer wieder Chancen, den Garten als Plattform für Dialoge zu nutzen und ins Gespräch zu kommen. ... dabei handelt es sich nicht nur um Mitpatienten, sondern oft um andere Passanten, die Interesse an dem Projekt zeigen ...".

## 5.4 Die Pflanzen: der Kern des Gartens

Kern und Motor dieser äußerst positiven Dynamik ist der Therapiegarten mit der besonderen Gabe der Hervorbringung von Anerkennung und Dankbarkeit. Für das hier geleistete Engagement und die Gastlichkeit, das Teilen von diesen Genüssen, den Pflanzen, der Pracht, der Freude und der Teilhabe daran. Dazugehören, das sind die Essenz und das Programm und auch die Sicherstellung für einen Therapieerfolg, den wir hier gemeinsam erreichen können. Auch in seiner Bedeutung für das Gesundbleiben im Job und eine positive Bindung an das Berufsfeld und die Einrichtung.

Der Garten zeigt sein Vermögen, Beziehungen vertrauensvoll und hilfreich zu gestalten, und diese Infrastruktur auch selbst nachhaltig und mitverantwortlich weiterzuentwickeln. Dabei ist es ein Segen, dass nach der Zuweisung des Grünraumes rund um den Pavillon 1 im Jahr 2019 nicht alle Pflanzen, Gerätschaften, Infrastrukturen, Kenntnisse und Kompetenzen neu erworben werden mussten. Da es schon in den 25 Jahren davor kontinuierliche gartentherapeutische Arbeiten gegeben hatte, konnten wir nicht nur auf einen enormen Fundus an Pflanzen zurückgreifen. Inzwischen haben wir diesbezüglich sogar Überschüsse, welche nun für weitere hochwertige Gartenflächen innerhalb unseres Klinikgeländes sowie für interessierte

Partnerspitäler zur Verfügung gestellt werden. So leisten wir auch einen Beitrag zur Artenvielfalt und dem Klimaschutz in Wien.

## 5.5 Die Pflanzerei als Stütz- und Angelpunkt

*Die Pflanzerei*, so nennt sich der Arbeitsstützpunkt und Pausenraum im alten Portierhaus neben dem Therapiegarten, direkt am Eingang zum Klinikgelände in einem alten, charaktervollen Backsteinbau, dargestellt in **Abbildung 5-23**. Er besteht aus Vorraum, Küche und Wohnzimmer, umrahmt von alten hohen Kastenfenstern mit Blick auf den Garten, die Gemüsebeete, den Park und durch hohe Baumkronen hindurch auf die Sitzgelegenheiten, die Blumenrabatten und die Obstpflanzungen. Das Gebäude liegt an bester Lage und ist sehr gemütlich und behaglich eingerichtet.

Hier wird gekocht, gebacken, getratscht, hier ergeben sich die besten Gespräche, man kann Musik hören und in einer sehr reichhaltigen Bibliothek schmökern, die alles bereithält, was zu Garten, Gesundheit, Natur und Therapie passt.

Es ist ein Ort, an dem man ungezwungen vorbeikommen kann, um Hallo zu sagen, an dem man ein Gespräch findet und v. a. Gastlichkeit. Dieser Ort ist nicht wegzudenken aus unserer Arbeit. Er ist von unschätzbarem Wert auch als Raum für ambulante Patient:innen. die nach Vereinbarung und nach ambulanter Registrierung weiterhin an gartentherapeutischen Aktivitäten teilnehmen können. Es handelt sich um ein niederschwelliges Angebot, das für einen begrenzten Zeitraum nach einem stationären oder tagesklinischen Aufenthalt genutzt werden kann, um eine längerfristige Stabilisierung zu fördern und bestenfalls frühzeitigen stationären Wiederaufnahmen vorzubeugen. Hier findet Prävention mit sozialen Mitteln statt. Zugleich dient er als Raum für interne und externe Besuchspersonen, da sich von hier aus alles vermitteln lässt, was unsere Arbeit ausmacht, ganz selbsterklärend – gerade auch, weil stets unter Beteiligung der Menschen, die wir hier betreuen. Reger Besuch herrscht bei Exkursionen mit unseren Bildungspartnern, Unterstützern, helfenden Händen und der Nachbarschaft. Für uns ist es ein lebendiger Beweis der Machbarkeit und des Erfolges.

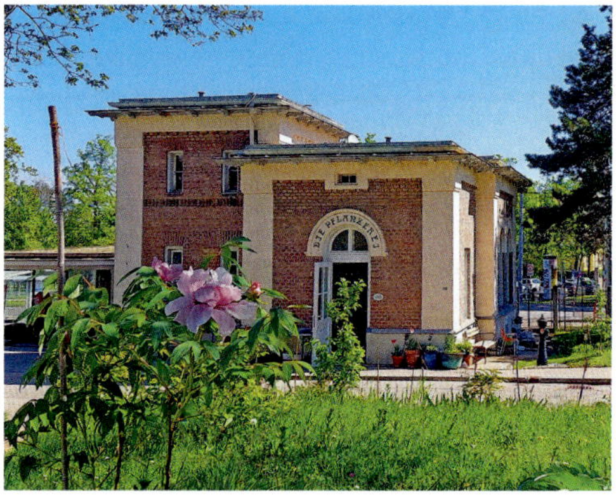


**Abbildung 5-23:** Unser Gartentherapie-Stützpunkt (Foto: Fritz Neuhauser)

## 5.6 Kochen in „Die Pflanzerei"

Gabi Rakob hat ab Februar 2022 über zwei Jahre den Stützpunkt *Die Pflanzerei* im Rahmen eines Sonderprojektes mitbetreut. Nach ihrer Pensionierung als diplomierte psychiatrische Gesunden- und Krankenpflegeperson erhielt sie die Möglichkeit, über einen externen Verein einmal pro Woche in der Zeit von 10:00 Uhr bis 17:00 Uhr die Küche *Der Pflanzerei* und den Therapiegarten mit ehemaligen Psychiatrie-Patient:innen zu nutzen. Dabei wurde den Klient:innen ein flexibles Kommen und Gehen innerhalb dieses Zeitrahmens freigestellt. Über ein Diensttelefon war Gabi Rakob für alle Klient:innen von Freitagmittag bis Sonntagmittag erreichbar.

Wichtig war, dass alle Details gemeinsam auf Augenhöhe ausgehandelt wurden. Die einzigen Regeln waren, die anderen Teilnehmenden der Gruppe nicht absichtlich zu beleidigen („nicht absichtlich gemein sein") oder sich aggressiv zu verhalten („null Aggression"). Es sollte ein angstfreier Raum entstehen. Als Besonderheit ist auch zu erwähnen, dass nicht über Krankheit gesprochen wurde, sondern der Fokus darauf gelegt wurde, dass sich die gesunden Anteile ohne Druck entfalten konnten.

Alle Aktivitäten wurden gemeinsam geplant und ausprobiert, weshalb auch keine Barrieren möglicher Ausgrenzung aufgebaut wurden. Die Angebote waren derart niederschwellig, dass auf den Klient:innen keinerlei Druck lastete und ein angstfreies Klima herrschte. Es wurde auf die speziellen Bedürfnisse der einzelnen Klient:innen eingegangen. Jede Person wurde in ihrer Individualität akzeptiert, es gab kein richtig oder falsch. In einer Eingangsphase von etwa sechs Monaten entwickelte sich ein Setting, in dem alle individuellen Bedürfnisse abgedeckt werden konnten. Es war ein gemeinsames Lernen aller Beteiligten, es wurde viel geredet und es bestand Ergebnisoffenheit. Selbst die Sitzordnung ergab sich je nach aktueller Tagesverfassung spontan und wurde kommentarlos von allen anderen akzeptiert. Der gemeinsame Aufenthaltsraum wurde im Verlauf als *Freiraum* bezeichnet, weil nach diesem Motto gelebt wurde. Eine Klientin modellierte aus Ton das Wort *Freiraum* und brachte es gemeinsam mit den anderen Teilnehmenden der Gruppe über dem Eingang zum Aufenthaltsraum an, wie **Abbildung 5-24** zeigt.

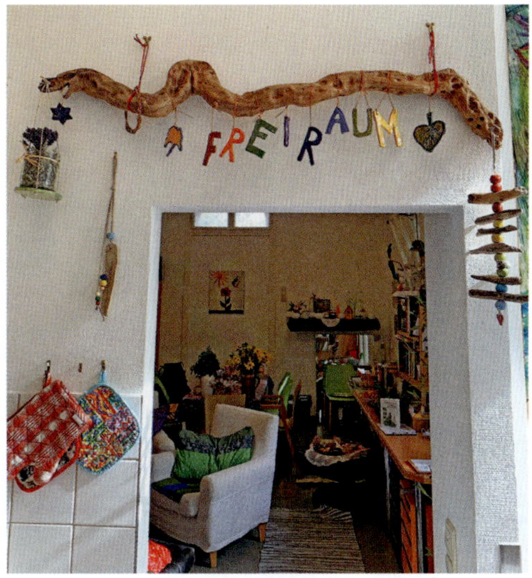


**Abbildung 5-24:** Ort für gelebten Freiraum innerhalb eines therapeutischen Settings (Foto: Regina Würfl)

Dazu schrieb ein Klient in das Gästebuch: „Hier darf ich Alles—muss aber nichts". Es wurde darauf Wert gelegt, mehr Lebensfreude und Lebensqualität zu vermitteln. Ebenso wichtig war, körperliches und seelisches Wohlbefinden zu fördern. Die Teilnehmenden konnten hier ihre Unterstützung und Initiative anbieten, sie erlebten persönliche Freundschaften, neue soziale Kontakte, Erfolgserlebnisse und körperliche Betätigung in frischer Luft. Im Vordergrund stand aber eine angstfreie Zeit, das Gefühl „Ich bin hier richtig, wie ich bin" und „Es ist gut so, wie ich bin".

Ein Klient kam immer um 10:00 Uhr, um für ein gemeinsames Frühstück Spiegeleier und Speck zuzubereiten. Beim Frühstück selbst wurde über die Erlebnisse und Befindlichkeiten der letzten Woche gesprochen. Anschließend führte er im Garten grobmotorische Tätigkeiten wie Laubrechen oder Rasenmähen durch. Außerdem wusch er hier jede Woche die eigene Wäsche und trocknete sie.

Gemeinsame Aktivität war immer das Essen eines Drei-Gang-Menüs. Auch hier konnten die Teilnehmenden frei entscheiden, ob, was oder wie viel gegessen wurde, wer an der Zubereitung der Speisen teilnahm, wer den Tisch deckte oder das Geschirr abwusch. Ziel war es, mit Grundnahrungsmitteln, Wildkräutern und frisch geernteten Produkten aus dem Garten bei geringen Kosten wohlschmeckende, gesunde Speisen zuzubereiten. Dies sollte Grundkenntnisse zur Selbstversorgung für zu Hause vermitteln. So entstand Raum für Veränderung, Geschicklichkeit und ein gutes Selbstwertgefühl. Ein innovatives Klima wurde geschaffen, indem auf aufwändige Planungs- und Entscheidungsprozesse verzichtet wurde. Stattdessen wurde auf Hausverstand und Normalitätsprinzip vertraut. Einmal in der Woche wurde für

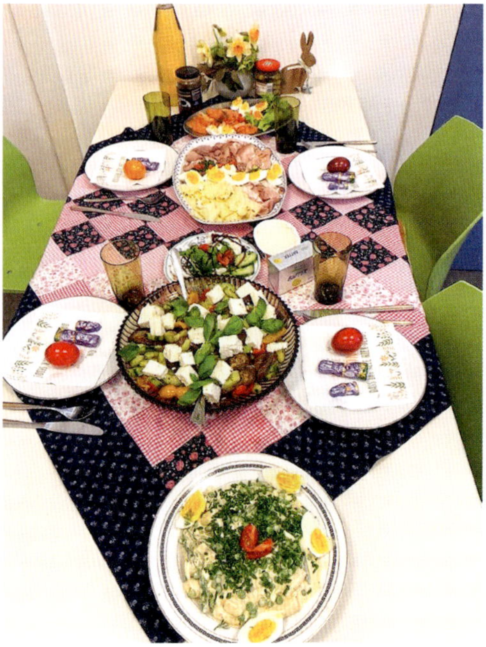

**Abbildung 5-25:** Für einen Osterbrunch wird der Tisch anlassbezogen gedeckt und saisonale Gerichte zubereitet (Foto: Regina Würfl)

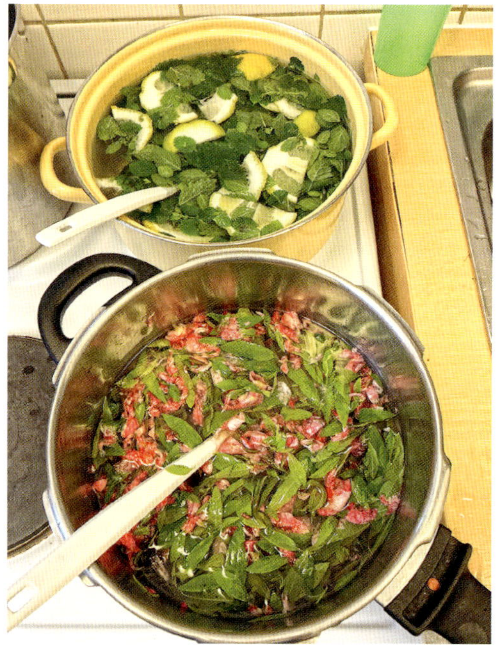

**Abbildung 5-26:** Es werden verschiedene Kräuterlimonaden hergestellt (Foto: Regina Würfl)

sechs Stunden gemeinsam gegärtnert und gekocht an einem Samstag oder Sonntag. Und immer mit viel Freude gemeinsam geplaudert und gegessen und das freiwillig und gerne! Die Potenziale der Klient:innen wurden gemeinsam erweitert und so entstand eine besonders tragfähige Beziehung aus gegenseitiger Wertschätzung und Vertrauen. Die **Abbildungen 5-25** bis **5-27** belegen, wie gut das gemeinsame Zubereiten mit eigenen Produkten der Speisen gelang.

Übergeordnetes Ziel war, die soziale Kompetenz sowie die Interaktion mit anderen Menschen weiter zu stärken. Ebenso wurden Basiskenntnisse in Haushaltsführung vom Einkaufen bis zum Kochen vermittelt. Es wurde eine Gruppengröße von sechs Klient:innen, die als Gäste angesprochen wurden, vereinbart, um einen möglichst intimen Rahmen zu wahren. So kam es auch, dass bei jeder Person Zeit für ein Einzelgespräch von mindestens 30 Minuten mit der Betreuerin möglich war. Gemeinsam sein mit viel Humor in Freiwilligkeit, in Verlässlich-

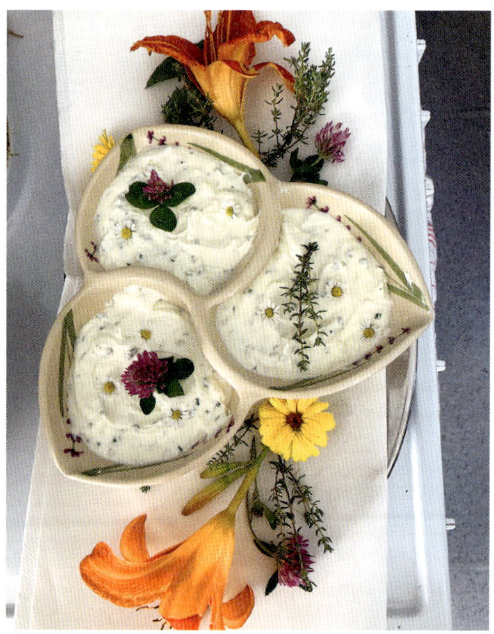

**Abbildung 5-27:** „Das Auge isst mit" – Kräuteraufstriche werden mit Blüten aus dem Garten ansprechend angerichtet (Foto: Regina Würfl)

keit und v.a. aber angstfrei – das waren die Zutaten für das Gelingen dieses Projekts.

Aufgrund einer anderweitigen Nutzung der Räumlichkeiten und mangels finanzieller sowie personeller Ressourcen wurde das Projekt nach den vereinbarten zwei Jahren nicht mehr weitergeführt. Dies war schon zu Beginn den Klient:innen klar kommuniziert worden, um die Rahmenbedingungen offen darzulegen.

Und das meinten einige der Klient:innen zu dem Projekt:

**Person 1** (weiblich, 22): „Ich hatte gelernt mich zu trauen, Neues auszuprobieren, habe begonnen, regelmäßig zu Hause zu kochen, habe viel übers Kochen gelernt und viele neue Ideen bekommen. Auch war es immer ein Ort zum Entspannen und ein Ort wo ich ich selbst sein konnte."

**Person 2** (männlich, 22): „Bevor ich hier gelandet bin, habe ich die meiste Zeit vor dem PC mit Lernen oder sonst mit einer Arbeit verbracht und das meist bis spät in die Nacht mit extremem Schlafmangel und Unfähigkeit, vernünftig zu leben als Folge. Eine Freizeit außerhalb dieses Schemas kannte ich de facto nicht. Da kam es natürlich sehr gelegen, regelmäßig Zeit zu nehmen und sich zu motivieren, einem solchen Zeitvertreib nachzugehen. Die Treffen gaben mir Sicherheit, mich aus diesem teuflischen Zyklus zu befreien. Mittlerweile gehe ich mit meiner Zeit deutlich besser um, ebenso mit aller Schwachsinnigkeit und Idiotie, die einen aus allen Richtungen erreicht. Ich kann die Zeit mit Fug und Recht als einer der wertvollsten Erfahrungen meines Lebens nennen und werde sicher mal meinen Enkeln davon berichten, auch wenn es nicht so spannend ist wie das Reiten auf einer Kuh. Und sind wir mal ganz ehrlich: Wer schlägt sich nicht gerne seinen Bauch in einer guten Runde mit guten Gesprächen voll, und lernt dabei eine andere Küche ein bisserl näher kennen. Was Besseres gibt es wohl kaum".

**Person 3** (männlich, 21): „Die gemeinsamen Nachmittage waren sehr interessant, gute Gespräche, alles zwanglos, besonders interessant war die Entwicklung der Protagonisten. Vieles hat meine eigene Empfindlichkeit relativiert, was mir in meinen depressiven Phasen gutgetan hat".

## 5.7 Ein Garten für die Intensivstation

Christina Bauernfeind beschreibt in diesem Kapitel, warum und wie die Gartentherapie in das intensivmedizinische Setting eingebunden wurde.

Es begann mit dem Ausbruch der Corona-Pandemie im März 2020. Der Arbeitsalltag der Internistischen Intensivstation der Klinik Hietzing änderte sich für das routinierte Team schlagartig. Neben der physisch und psychisch enorm belastenden Betreuung der Covid-Patient:innen erschwerten die Hygienebestimmungen und Abstandsregeln mehr und mehr den Arbeitsalltag. Die Vorschriften wurden im Verlauf zwar gelockert, dennoch waren im Intensivbereich sehr lange das Tragen von FFP2-Masken während der gesamten Dienstzeit oder getrenntes Essen vorgeschrieben, um das gegenseitige Ansteckungsrisiko des Personals zu minimieren. Ein Ort zum kurzen Durchatmen an der frischen Luft fehlte im Stationsbereich ebenso wie ausreichend Kompensationsmöglichkeiten während oder nach dem Dienst durch die verordneten Kontaktbeschränkungen und Lockdowns. Physische und psychische Erschöpfung war die Folge.

### 5.7.1 Ausgangslage

Der dringliche Bedarf an unterstützenden Maßnahmen für die Teammitglieder war für alle Beteiligten im gemeinsamem Arbeitsalltag deutlich spürbar. Als Gartentherapeutin waren mir die positiven Wirkungen der Natur bewusst. Es stellte sich mir die Frage, wie eine Integration von Gartentherapie im intensivmedizinischen Setting aussehen könnte, da auf einer Intensivstation Pflanzen und Erde aus Hygienegründen verboten sind. Ein bislang ungenutzter Stationsbalkon bot sich förmlich an, einen direkten Zugang zur Natur zu schaffen, da durch die Lage außerhalb der eigentlichen Stationsräumlichkeiten die strengen Hygienevorschriften für Innenräume umgangen werden könnten.

Der etwa 18 Quadratmeter große Balkon, dargestellt in **Abbildung 5-28** vor der Umgestaltung, befindet sich auf Stationsebene, ist jedoch räumlich getrennt von den Zimmern der Patient:innen und nicht allgemein zugänglich, da er nur über ein Besprechungszimmer zu erreichen ist. Dadurch ist einerseits Privatsphäre gegeben und andererseits eine ständige Rufbereitschaft gewährleistet. Der Blick richtet sich über den angrenzenden Park und zum gegenüberliegenden Kindergarten. In Übereinstimmung mit den Erkenntnissen aus verschiedenen Studien (Nejati et al., 2016; Zhu & Shepley, 2022) erfüllt der Balkon somit neben den bereits genannten architektonischen Gegebenheiten durch die unmittelbare Verbindung zur Natur wesentliche Kriterien für einen regenerativen Pausenraum.

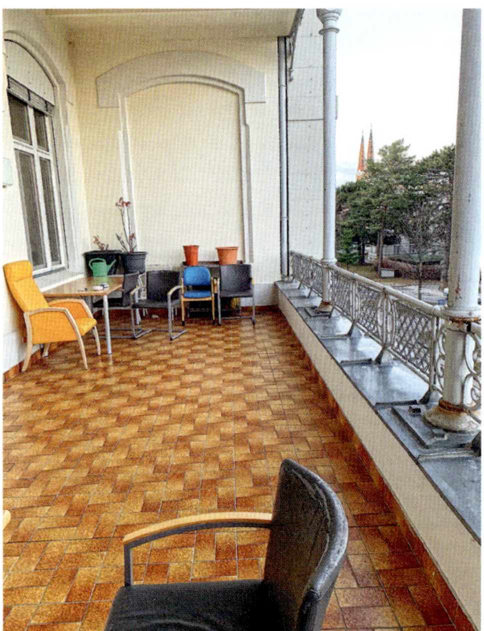

**Abbildung 5-28:** Der Balkon vor der Umgestaltung (Foto: Christina Bauernfeind)

Die Idee, einen Grünruheraum für Mitarbeiter:innen zu gestalten, war geboren.

Es sollte ein Rückzugsort mit Naturzugang in unmittelbarer Stationsnähe entstehen, der von allen Teammitgliedern während der Dienstzeit genutzt werden kann, um von der positiven, stressreduzierenden Wirkung der natürlichen Umgebung zu profitieren und dennoch in ständiger Rufbereitschaft zu sein. Im Fokus stand die Unterstützung der Mitarbeiter:innen, die Implementierung einer Maßnahme zur Steigerung des Wohlbefindens und Förderung der Resilienz.

### 5.7.2 Garten trifft Intensivstation

**Initiative für einen Grünraum:** Das Vorhaben wurde den Teammitgliedern zunächst in persönlichen Gesprächen und mit einem Informationsblatt vorgestellt, das im Sozialraum ausgehängt wurde.

Aufgrund des regen Interesses wurde nun Kontakt mit der Hygienebeauftragten der Klinik aufgenommen, das geplante Projekt besprochen und schließlich eine Genehmigung eingeholt. Nach Kontakt mit Erde sei sorgfältiges Händewaschen ausreichend. Daraufhin konnten der Abteilungsvorstand und die Bereichsleitung der Pflege informiert werden, die ebenfalls keine Einwände hatten. Dazu ist anzumerken, dass der Fokus zum Höhepunkt der Coronakrise sicherlich auf andere Bereiche gelegt wurde, weshalb die Prüfung unseres Anliegens vermutlich unter nicht so strengen Gesichtspunkten erfolgte.

Obwohl keine Kostenübernahme für das Projekt gefunden werden konnte, entschlossen sich die interessierten Teammitglieder trotz allem für eine Umsetzung. Die Beteiligungsrate im Team war hoch. Gemeinsam wurden Ideen gesammelt und ein grober Plan über das weitere Vorgehen erstellt. Aufgrund der geringen finanziellen Möglichkeiten entschlossen wir uns, Palettenmöbel zu bauen. Der leerstehende Balkon füllte sich rasch mit vom Team zur Verfügung

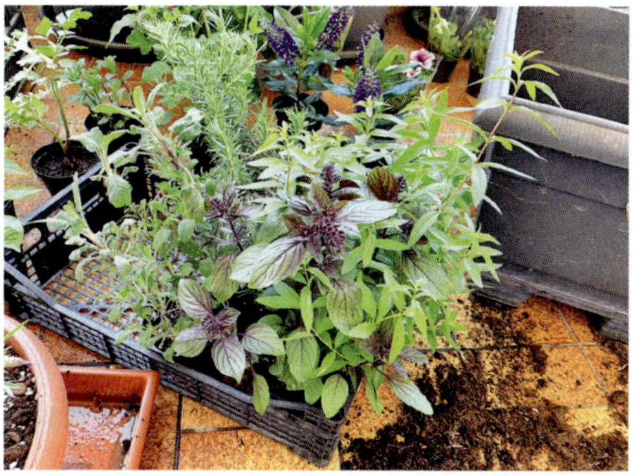

**Abbildung 5-29:** Viele Pflanzen wurden für die Gestaltung des Balkons bereitgestellt (Foto: Christina Bauernfeind)

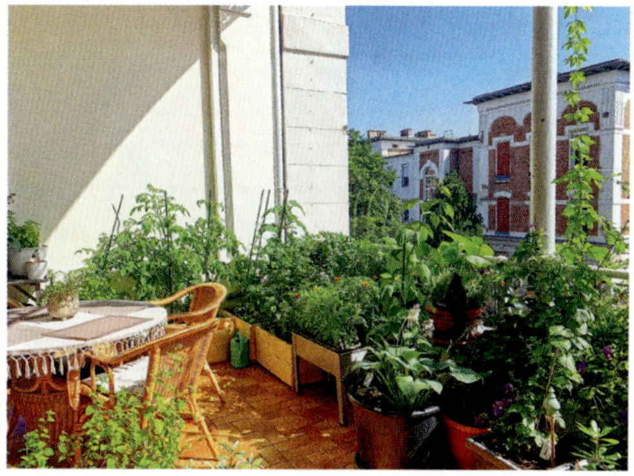

**Abbildung 5-31:** Der Balkon nach der Umgestaltung (Foto: Christina Bauernfeind)

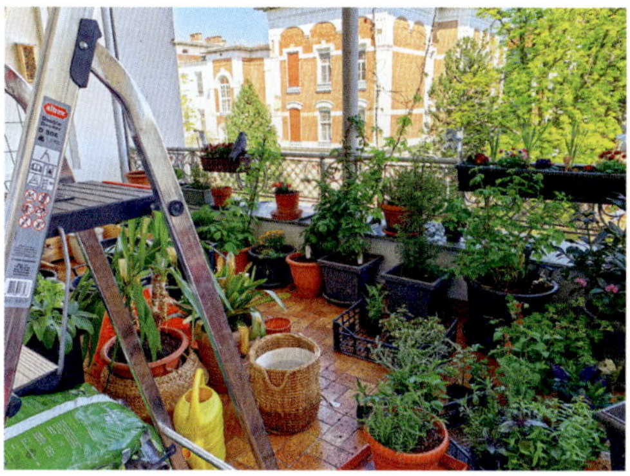

**Abbildung 5-30:** In den Arbeitspausen wurden Pflanzen getopft und die gemeinsame Gestaltung vorgenommen (Foto: Christina Bauernfeind)

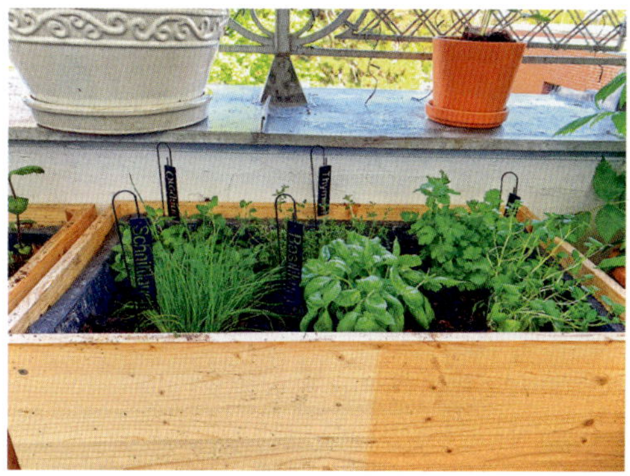

**Abbildung 5-32:** Auch Kräuter dürfen nicht fehlen zum Riechen und Schmecken (Foto: Christina Bauernfeind)

gestellten Blumentöpfen, Erde und Pflanzen, wie die **Abbildungen 5-29** und **5-30** zeigen.

Zusätzlich erhielten wir eine finanzielle Unterstützung von den Teammitglieder, die sich nicht aktiv an der Umgestaltung beteiligen wollten. Innerhalb weniger Monate entstand ein Balkongarten mit Sitz- und Essbereich, Minihochbeeten, Kräuterbeeten, Blumen und Naschbeeren, dargestellt in den **Abbildungen 5-31** und **5-33.**

Das Gießen der Pflanzen gestaltete sich anfangs schwierig, da kein direkter Wasseranschluss auf dem Balkon verfügbar war. Das Wasser musste mit Gießkannen aus dem an-

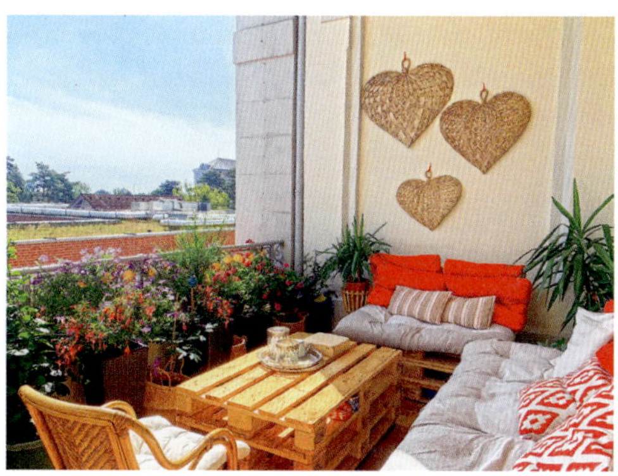

**Abbildung 5-33:** Ein gemütlicher Sitzplatz zum Erholen – selbst gebaut aus Paletten (Foto: Christina Bauernfeind)

grenzenden Besprechungsraum geholt werden. Durch die Nachrüstung eines Wasseranschlusses direkt auf dem Balkon kann nun seit dem Folgejahr ein Schlauch verwendet werden. Das Gießen selbst wird v.a. von den Versorgungsassistierenden und Reinigungskräften übernommen. Eine gerechtere Aufteilung der Pflanzenpflege ist ein noch umzusetzendes Ziel.

**Positive Effekte und Teamstärkung**: Nur durch viel persönliches Engagement, Sach- und Geldspenden der Teammitglieder selbst konnte das Projekt tatsächlich umgesetzt werden. Diese gemeinsame Planung, der persönliche Einsatz jeder einzelnen Person sowie die mit der Umsetzung verbundenen Hürden stärkten den Zusammenhalt und lenkten vom Stationsalltag ab. Ein Rahmen, in dem selbstbestimmtes Agieren möglich, ein Handlungsspielraum zulässig ist, wirkt motivierend. Stellt er doch eine willkommene Alternative zur Routinetätigkeit dar, bei der notwendige Standards erfüllt und klar definierte Vorgaben eingehalten werden müssen (**Kasten 5.3**). Hier konnten alle, die wollten, mitmachen, Ideen einbringen und gestalterisch tätig werden, ihre eigene Kreativität entfalten. So entstand ein positiver Ort, an dem gelacht, gegessen und entspannt werden kann. Es herrscht eine ungezwungene Atmosphäre, die zum Verweilen einlädt – allein oder in Gemeinschaft. Draußen in der Natur mit freiem Blick in den Himmel und den umgebenden Park mit den großen Bäumen, wie die **Abbildung 5-34** zeigt.

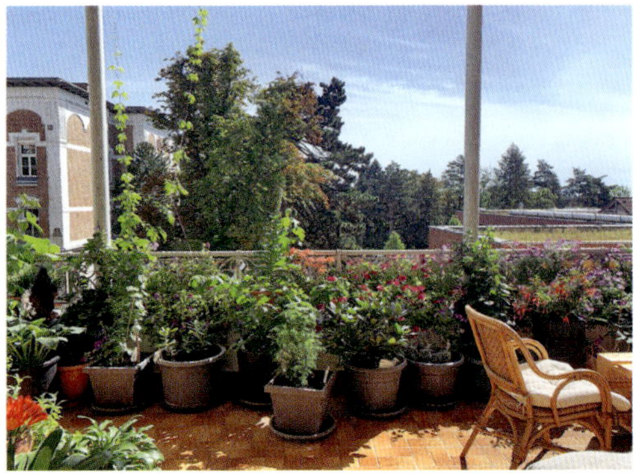

**Abbildung 5-34:** Der Blick über den Balkonrand hinweg auf die großen Bäume des Parks (Foto: Christina Bauernfeind)

Man hört die Vögel zwitschern, kann sich an den unterschiedlichsten Pflanzen erfreuen oder selbst gärtnerisch aktiv sein. Kräuter, Gemüse und Beeren können geerntet und entweder für Salate oder Getränke verarbeitet oder einfach genascht werden. Im gegenüberliegenden Gebäude befindet sich der Kindergarten, von dort hört man die Kinder lachen und kann sie beim Herumtollen beobachten. Ganz rasch taucht man in eine andere Welt ein. Diese unmittelbar in der nächsten Nähe liegenden Ressourcen wurden plötzlich nutzbar für das weitere Funktionieren der enorm belasteten Intensivstation. Für alle erfahrbar, für alle erreichbar. Hier verändert sich auch ständig etwas. Den Jahreszeiten entsprechend wandeln sich die Farben, Gerüche und Geräusche. Aber auch die gestalterischen Elemente werden laufend erweitert oder verändert. Ideen gibt es genug. Angefangen von einem selbstgemalten Bild über Lichterketten bis zu Insektenhotels.

**Potenzial für Weiterentwicklung:** Der Balkongarten ist kein abgeschlossenes Projekt, vielmehr Grundlage und Einladung für eine Weiterentwicklung. Ganz gemäß dem Vorbild der Natur, in der es keinen Stillstand gibt. Durch die Gestaltung des neuen Balkongartens wurde das regenerative Vermögen des direkten Naturkontakts für das Personal erlebbar. Schon kurz nach Beginn der Begrünung wurde deutlich, dass auch die Patient:innen von den positiven Wirkungen profitieren sollten. Das Potenzial in Bezug auf die Aktivierung und Reorientierung durch den Kontakt zur Natur und der Außenwelt lag quasi auf der Hand. Dazu zählen u.a. die Anregung aller Sinne, die Förderung eines Tag- und Nachtrhythmus sowie die Frühmobilisation. All dies kann durch einen Aufenthalt auf dem begrünten Außenbereich abgedeckt werden. Das Spüren der Sonnenstrahlen oder des Windes auf der Haut, visuelle und olfaktorische Reize dienen als Verbindungsglied auf dem Weg zur Genesung, lassen Hoffnung schöpfen, die Intensivstation bald verlassen zu können. Die schwerkranken Intensivpatient:innen verbringen ja oft Wochen und Monate ausschließlich in Innenräumen. Diese sind meist so konzipiert, dass kein ausreichender Blick durch die Fenster nach draußen möglich ist, aufgrund der Monitoralarme und Geräte herrscht ein kontinuierlicher Geräuschpegel, teilweise auch nachts. Die Wiederherstellung eines direkten Kontaktes zur Natur kann aufgrund der Hygienebestimmungen nur durch einen Transfer der Patient:innen in einen Außenbereich erfolgen. Durch die Barrierefreiheit und unmittelbare Stationsnähe können nun Patient:innen unter strengen klinischen Voraussetzungen mithilfe von speziellen Mobilisierungshilfen auf den Balkongarten transferiert werden, wie **Abbildung 5-35** zeigt – teils noch beatmet. So kommt der „aktiv wahrnehmende" Aspekt der Gartentherapie zur Anwendung (IGGT, 2017). Weniger schwer Betroffene nutzen den Balkongarten als Ziel und Motivationsgrundlage für das Zurücklegen erster Ganglängen.

Ganz im Sinne einer Humanisierung der Intensivstation sollte die Integration von begrünten Außenflächen ein standardmäßiges Basisangebot darstellen (Kotfis et al., 2022) **Kasten 5.4**, S. 112.

Auch nach der Corona-Pandemie wird der Balkongarten weiterhin gerne von den Mitarbeitenden als Rückzugsort wahrgenommen.

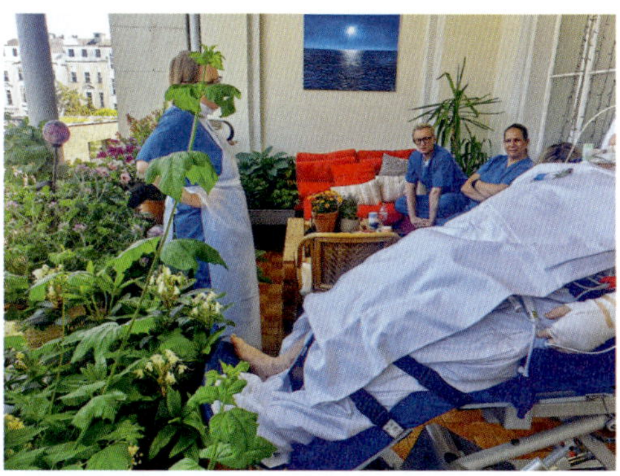

**Abbildung 5-35:** Auch schwerkranken Patient:innen der Intensivstation ist unter bestimmten Bedingungen ein Besuch auf dem Balkon möglich (Foto: Christina Bauernfeind)

Regelmäßig im Frühjahr wird die Neubepflanzung besprochen, die mehrjährigen Pflanzen wie Kletterhortensien, Funkien, Hopfen und Wacholder gewinnen an Größe und bieten zusätzlichen Schatten. Auch in der kalten Jahreszeit, wenn die Töpfe eingewintert sind, wird der Saison entsprechend dekoriert und zu Weihnachten ein Baum aufgestellt. Es genügen schon wenige Augenblicke, um sich zu regenerieren und die Gedanken neu zu fokussieren.

Es ist besonders erfreulich, dass diesem Projekt 2023 ein 1. Preis im Wiener Gesundheitsverbund zuerkannt wurde. Außerdem hat es bereits als Vorbild zur Begrünung anderer Stationsbalkone innerhalb der Klinik Hietzing geführt und somit einen Teil zur Gesundheitsförderung für Mitarbeiter:innen beigetragen. Im September 2024 wurden die Ergebnisse einer qualitativen Studie über die Auswirkungen gartentherapeutischer Interventionen am Balkon auf die Mitarbeitenden einer Intensivstation publiziert (Bauernfeind & Hahn, 2024).

**Kasten 5.3: Kommentare von Mitarbeitenden zum Begrünungsprojekt**

**Zur Frage der Mobilisierung**

„Also selbst da sieht man, Patienten blühen genauso auf, wie die Blumen auf der Terrasse. Und man merkt halt auch immer wieder, wenn man einmal an der frischen Luft war, dass das eigentlich sehr flott auch gefordert wird, sage ich einmal. Aber man sieht halt, die Leute blühen wirklich auf, ja. Es ist einfach gerade auch bei uns, man geht ja eh meistens erst, wenn es nach langer Zeit wieder einmal möglich und vertretbar ist, dass man kurz halt die Intensivstation verlässt. Und für die ist das natürlich ganz was Besonderes. Man merkt, die meisten schnaufen einfach einmal wirklich durch. Allein dieses! Und dann wird geschaut, was gibt's da. Und es gibt natürlich auch immer Komplimente, wie schön das da ist. Und ja, die XXX war, glaube ich vor kurzem mit einer Dame und hat da, das habe ich sehr gut gefunden, wo sie verschiedene Kräuter durchprobiert haben und gerochen haben und geschmeckt haben. Also das ist wirklich gut und vielleicht kann man das einmal übernehmen für den nächsten Besuch. Aber man hat da bei dieser Dame scheinbar gemerkt, wie sie aufblüht. Und so wie es möglich ist, ist es halt meistens schon ein bisschen ein Aufwand, einen Intensivpatienten transportfähig machen, mit allem, was man braucht. Aber das ist es wert, wenn man sieht, es hat wirklich gutgetan. Und ja, dann macht man es gern".

**Zur Frage zu den wesentlichen Faktoren aus persönlicher Sicht**

„Einfach dieses persönliche Wohlbefinden, das ich empfinde, wenn ich da draußen sitze. Dass es mir einfach gut geht und genießen kann. Und ich finde halt auch, nach Corona, was wir da alles gemeinsam mitgemacht haben im Team. Und, weiß ich nicht, die hohe Sterblichkeit von den Patienten, waren wir teilweise schon alle erschöpft. Ärzte, Pflege, Versorgungsassistentinnen, alle, die im Team da beteiligt sind, bei uns. Es war dann, ich glaube, im Jänner, Februar haben wir besprochen, dass wir das machen. (...) Und man hat dann irgendwie gemerkt, es hat ja zu dieser Zeit, oder zwei Jahre keine Teamgespräche gegeben, keine Fortbildungen, weiß ich nicht, so Teamwork, das hat es nicht gegeben. (...) Und auf einmal hat man wieder gesehen eben, dass alle auf einem Strang ziehen und finde halt schon, dass das ein wichtiger Aspekt war zur Teamstärkung. Ja, weil, das war halt schon ein bisschen so, jeder nur mehr auf sich und grantig und einfach erschöpft. Und irgendwie durch das gemeinsame Gestalten, Basteln, Bänke zusammenschrauben, Blumen einsetzen, also da sind wirklich manche Kollegen also völlig aufgegangen. Über sich hinausgewachsen, wirklich."

**Zur Frage zum Projekt insgesamt**

„Und er ist so schön geworden, dass man ganz bewusst oft auf den Balkon im Dienst hinausgeht. Sei es in der Früh, wenn man aufsteht, dass man sich einen Kaffee nimmt und rausgeht, und man sieht, wie die Sonne aufgeht. Oder am Abend, wenn man noch kurz Zeit hat, man sieht die Sonne untergehen. Oder man sieht die Lichter am Balkon. Es sind so kleine Naturerlebnisse! Man sieht die Bienen kommen, die zu den Blüten fliegen. Man nimmt sich Kräuter für das Essen. Oder ja, man pflanzt einfach Gemüse und sieht, ah das funktioniert, das wächst wirklich da. Also, es sind so wirklich kleine Momente, die aber einem irgendwie Freude bereiten. Das heißt, der Raum ist eigentlich neu erfunden worden. Es ist ein ganz anderer Ort geworden, zu dem, wie er vorher war. Jetzt abgesehen von den Pflanzen eben auch, dass es gemütliche Sitzgelegenheiten gibt. (...)Das heißt, es ist schon wieder ein Ort der Begegnung, wo man wieder zusammenfindet, auch abseits der Arbeit".

**Kasten 5.4: Kooperationen und Partnerschaften**

- Es besteht eine Kooperation mit der Hochschule für Agrar- und Umweltpädagogik. Wir waren auch an der Gründung des Hochschullehrganges für Gartentherapie beteiligt und bieten seither Praktikumsmöglichkeiten an.
- Seit etwa 20 Jahren wird ein Lehrgang zur Akademischen Expert:in für Gartentherapie angeboten. Über 200 Menschen haben mittlerweile diesen in Europa einzigartigen universitären Lehrgang absolviert. Durch diese Zusammenarbeit genießen auch wir mit unserem Gartenprojekt internationale Reputation.
- Wir haben Praktikant:innen aus dem sozialen Bereich, den Gesundheitsberufen und verschiedenen Therapierichtungen.
- Über die HBLFA Schönbrunn kommen nicht nur wertvolle Pflanzen in unsere Hände, sondern immer wieder auch Praktikant:innen, die in Landschaftsplanung und Architektur Fragestellungen und Anregungen bearbeiten.

- Wir bieten regelmäßig innerbetriebliche Fortbildungen (theoretisch und praktisch) im Bereich Gartentherapie an.
- Die Wirkung der Gartentherapie soll im Rahmen einer qualitativen Studie erhoben und evaluiert werden.

## 5.8 Literatur

Arias, I., Horn, S. & Hubenstorf, M. (Hrsg). (2005). *In der Versorgung. Vom Versorgungshaus Lainz zum Geriatriezentrum „Am Wienewald"*. Verlagshaus der Ärzte.

Bauernfeind, C. & Hahn, M. (2024). Garten trifft Intensivstation. *Intensiv, 32*(5), 255–260. https://doi.org/10.1055/a-2346-7705

Internationale Gesellschaft GartenTherapie e.V. (2017, 2. September). *Das IGGT-Konzept der GartenTherapie*. Zugriff am 12. November 2022 unter https://www.iggt.eu/files/download/Definition_Methoden_Gartentherapie_IGGT.pdf

Kotfis, K., van Diem-Zaal, I., Williams Roberson, S., Sietnicki, M., van den Boogaard, M., Shehabi, Y. & Wesley Ely, E. (2022). The future of intensive Care: delirium should no longer be an issue. *Critical Care, 26*(1), Artikel 200. https://doi.org/10.1186/s13054-022-04077-y

Nejati, A., Shepley, M., Rodiek, S., Lee, C. & Varni, J. (2016). Restorative Design Features for Hospital Staff Break Areas. A Multi-Method Study. *Health Environments Research & Design Journal, 9*(2), 16–35. https://doi.org/10.1177/1937586715592632

Zhu, X. & Shepley, M. M. (2022). Assessing Preferences and Perceived Restorative Qualities of Break Spaces for Nurses in China. *Health Environments Research & Design Journal, 15*(3), 126–142. https://doi.org/10.1177/19375867221075837

### Weiterführende Literatur

Bauernfeind, C. (2023). *Garten trifft Intensivstation, Auswirkungen gartengestützter Interventionen am Balkon auf Mitarbeiter*innen einer Intensivstation* [Projektarbeit]. Universität für Weiterbildung Krems.

# 6 Gemeinschaftswerk GartenPark Hohrainli

Petra Hagen Hodgson

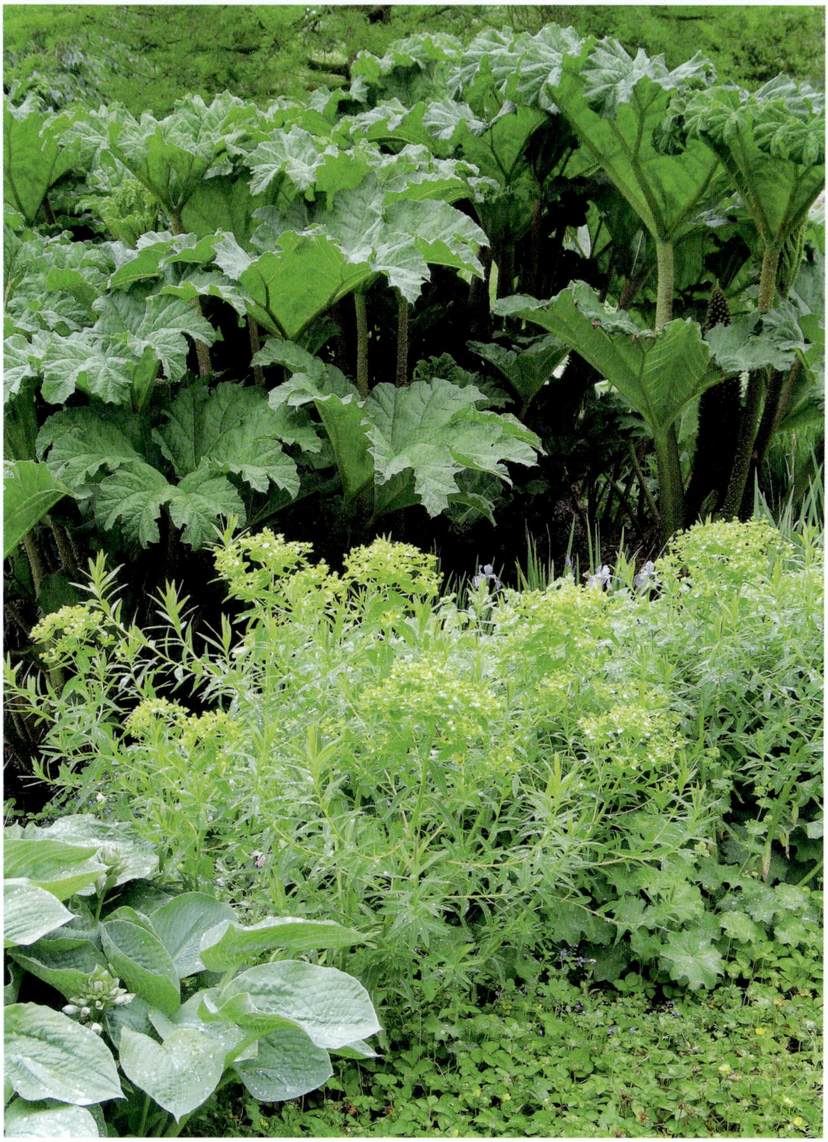

In dichter werdenden Städten haben Wohnaußenräume eine große Bedeutung für mehr Lebensqualität und Wohlbefinden. Entsprechend gestaltet können sie zu mehr gelebter Nachbarschaft beitragen. Insbesondere Kinder, Migrant:innen und ältere, weniger mobile Menschen in einer alternden Gesellschaft sind darauf angewiesen. Am Beispiel eines Gemeinschaftsprojektes, das in einem marginalisierten Quartier mit Bewohnerschaft durchgeführt wurde, wird aufgezeigt, wie ein anonymer, wenig genutzter Wohnaußenraum zu einem wohnlichen Ort des Miteinanders und sozialer Integration werden kann. Noch bevor das Quartier demnächst schrittweise nachverdichtet wird, ist mit der Bewohnerschaft in Eigenarbeit u.a. ein GartenPark mit Gartenpavillon aus wiederverwendeten Bauteilen entstanden, der auch für Neuankömmlinge im Quartier offensteht.

**Kasten 6.1: Begriffsdefinition Wohnaußenraum**

In diesem Beitrag werden vorwiegend die Begriffe *Außenraum* und *Grünraum* und nicht *Freiraum* verwendet. Unter Planungsfachleuten wird heute v.a. der Begriff Freiraum verwendet. Darunter werden alle jene Flächen im Siedlungsgebiet verstanden, die unbebaut sind. Freiraum umfasst sowohl Gärten, Parkanlagen, Wälder oder Friedhöfe, als auch *graue* Flächen wie Straßen, Plätze oder Gleisanlagen sowie *blaue* Flächen wie Seen, Flüsse oder Bäche. Grünraum ist enger gefasst und beschreibt einen Freiraum, der vorwiegend Grünstrukturen aufweist, das heißt, bepflanzt ist. Der Wohnaußenraum ist ein Freiraum, der direkt dem Wohnen zugeordnet ist (ein Hausgarten oder beispielsweise weite Rasenflächen, die zu einer Wohnsiedlung gehören). Für entsprechende Definitionen, auch für den Garten, siehe Hagen Hodgson und Eberhard (2018).

## 6.1 Gärten

In unseren größeren Städten und Agglomerationen mit einem heute recht hektischen, eher anonymen, urbanen Lebensstil und diversen Umweltbelastungen haben die Konzepte der Gesundheit, der Lebensqualität und des Wohlbefindens, die mit Green Care verbunden sind, im Planungsalltag an Bedeutung gewonnen. Wenn man Green Care nicht nur auf konkrete Dienstleistungen reduziert, sondern grundsätzlich auf sozial-psychologische Aspekte fokussiert, die v.a. auch im Wohnaußenraum zum Tragen kommen, dann eröffnen sich hier breite Möglichkeiten der Betrachtungsweise, die auch im Wohnaußenraum zum Tragen kommen. Denn die potenziellen Ressourcen, die für uns Menschen allen Alters im direkten Wohnaußenraum stecken, sind ausgesprochen vielfältig (**Kasten 6.1**).

Nun haben sich aber die städtebaulichen Konzepte der Nachkriegszeit, nach denen überall Siedlungen und Quartiere mit weitläufigen Grünräumen angelegt wurden, die ein „gesundes“ Wohnen im Park (**Kasten 6.2**) auch weniger bemittelten Menschen bieten sollten, nicht wirklich bewährt. Wie man inzwischen erkannt hat, sind solche Räume für einen angenehmen Aufenthalt im Freien ungeeignet, weil es ihnen v.a. an Wohnlichkeit mangelt. Sie sind überall einsehbar, es fehlt ihnen meist an Intimität, an räumlicher Ausformung, an Identität, an vielfältigem Naturerlebnis und es lässt sich in ihnen im Allgemeinen wenig tun (Hagen Hodgson, 2010). Den Wünschen und Sehnsüchten der Bewohnerschaft werden viele von ihnen nicht gerecht. Zu gelebten Nachbarschaften, die nicht nur durch bloße Nähe, sondern durch gemeinsames Handeln entstehen, (Siebel, 2009a; Kniess & Dell, 2009; van Wezemael, 2014) führen sie nicht. Zugleich haben Mieter:innen in der Regel wenig Einfluss auf die Gestaltung und Nutzung ihrer Wohnaußenräume und können ihre Wünsche und Bedürfnisse nicht einbringen. Auch der zeitgenössischen Notwendigkeit für mehr ökologischen Wert eines Grünraumes entsprechen solche Räume meist nur aufgrund ihres alten Baumbestandes, eine Verbundenheit mit dem eigenen Lebensraum bieten sie entsprechend wenig. Letztendlich sind sie Ausdruck und Manifestation der grundsätzlichen Entfremdung (Rosa, 2013) der Menschen von natürlichen Lebensverhältnissen und Lebensbedingungen als Phänomen der Moderne. In solchen Räumen kann *Green Care* nicht wirksam werden.

**Kasten 6.2: Konzepte der Nachkriegszeit – fließende Grünräume**

Die Konzepte der Nachkriegszeit der aufgelockerten, durchgrünten, autogerechten Stadt mit sogenannten „fließenden Grünräumen" beruhen auf der Vorstellung, dass jedem Menschen ein gesundes Leben in der Natur ermöglicht werden soll. Sie sind als Alternative zur dichten Innenstadt entwickelt worden, dies zu einer Zeit, in der immer weniger Menschen selbst Gemüse und Obst angebaut haben, um sich (zumindest teilweise) selbst zu ernähren. So war es eine Errungenschaft, wie die bessere Gesellschaft im Park wohnen zu können. Neben diesen Siedlungen der durchgrünten Stadt entstand zugleich das wachsende Meer an Einfamilienhäusern mit Ziergärten in der Agglomeration.

Andererseits: Zu Gärten aller Art haben wir Menschen schon immer eine enge, vielfältige Beziehung (s. Kap. 1). In allen Kulturen der Welt „haben sich unsere Vorfahren menschliches Glück in seinem vollendeten Zustand als eine Gartenexistenz vorgestellt" (Harrison, 2010, S. 3). Nicht nur steht der Garten für das menschliche Verlangen nach einer harmonischen Einheit von Mensch und Natur und ist seit Jahrtausenden Projektionsfläche menschlicher Sehnsüchte, insbesondere kommen wir Menschen im Garten seit jeher gut ins Gespräch. Im Garten, über Gärten oder über das Gärtnern lässt sich bestens miteinander austauschen. Orte, die als Gärten angelegt sind, laden zu Kontakt und Begegnungen geradezu ein – auch über den Gartenzaun hinweg. In Gärten lässt sich gemeinsam der Abend verbringen, werden Feste gefeiert, kann Nachbarschaft lebendig werden (Hagen Hodgson & Eberhard, 2018). Nicht umsonst werden sie seit der Antike in zahllosen Werken der Weltliteratur als Stätten des Dialogs, des Miteinanders, der Freundschaft beschrieben. Robert Harrison verbindet mit Gärten die „Bestätigung von Menschlichkeit" (Harrison, 2010, S. 66). Denn sie dienen „eine[r] Reihe menschlicher Bedürfnisse [...], die sich nicht auf unsere animalischen Bedürfnisse reduzieren lassen" (Harrison, 2010, S. 66). Er sieht dies dadurch bestätigt „dass Gärten es selbst in den desillusioniertesten Umgebungen, in denen es vor allem ums Überleben geht, irgendwie schaffen, ans Licht zu kommen" (Harrison 2010, S. 66) und führt dazu die New Yorker Obdachlosengärten an, die mehr sind als reine „Überlebensbedürfnisse zu stillen" (Harrison, 2010, S. 67).

Viele Kunstwerke über die Jahrhunderte hinweg zeigen uns Szenen der Geselligkeit in der Natur und in Gärten. Als Orte, an denen sich Menschen gerne aufhalten, können sie zu einem tätigen, erfüllten, beziehungsreichen Leben bis weit ins hohe Alter beitragen. Gärten bieten Bewegung. Sie verlangen nach vielerlei nützlichen, sinnstiftenden Tätigkeiten, denn wenn sie nicht gepflegt werden, verwildern sie. Sie fordern nicht nur Pflege, sondern auch Verantwortung, Verbindlichkeit und Geduld, dafür bieten sie dem eigenen Leben Struktur, Ordnung und Rhythmus (Cooper, 2006) – wesentliche Aspekte von Green Care-Angeboten (s. Kap. 1).

Nun will sicher nicht jeder gärtnern. Doch gerade im direkten Wohnaußenraum ließe sich der herrschenden Entfremdung der Stadtbewohner:innen von der Natur und ihren Kreisläufen oder auch vom Wissen, woher unsere Nahrung kommt, ein Stück weit entgegenwirken, ein Miteinander und Füreinander im Sinne einer fürsorglichen Gemeinschaft wirksam werden, die allgemeine Gesundheit und das Wohlbefinden fördern sowie dabei insgesamt die Stadt wohnlicher werden lassen. Für eine solche Art des Zusammenlebens ist auch der in Deutschland zuerst entwickelte Terminus *Caring Communities* gebräuchlich. Zwar kann über eine räumliche Struktur keine soziale Struktur, keine (bessere, ideale) Gesellschaft geplant und herbeigeführt werden, aber zumindest kann sie dazu beitragen, es „der real existierenden Gesellschaft allenfalls etwas schwerer zu machen, zu funktionieren“ (Siebel, 2009b, S. 29), bzw. dazu beitragen, der Individualisierung, sozialen Spaltung, Ausgrenzung und insbesondere auch der wachsenden Einsamkeit gerade im Alter (Höpflinger & van Wezemael, 2014) eine Perspektive entgegenzusetzen.

## 6.2 Wohnliche Außenräume

Hier hat die Autorin mit ihrer Forschungsgruppe Grün und Gesundheit am Institut für Umwelt und Natürliche Ressourcen (IUNR) der Zürcher Hochschule für Angewandte Wissenschaften (ZHAW) und ihren Studierenden seit vielen Jahren in diversen Projekten angesetzt. Wir begannen damit, Möglichkeitsbilder für die anonymen Wohnaußenräume zu entwerfen, gingen den Ursprüngen und Zielen der modernen Bewegung des Urbanen Gärtnerns (Müller, 2011; Krasny & Architekturzentrum Wien, 2012) nach, suchten nach Vorbildern aus der Geschichte und untersuchten anschließend anhand unterschiedlicher exemplarischer Beispiele die Bedeutung von Gärten und Grünräumen für ältere und alte Menschen, insbesondere, wenn diese gemeinsam entworfen, entwickelt, angelegt und gepflegt werden (Hagen Hodgson & Eberhard, 2018). Uns interessierte ihr potenzieller Beitrag zum Wohlbefinden sowie für ein Mit- und Füreinander – Aspekte, die gerade im Alter von zunehmender Bedeutung sind (Hagen Hodgson & Peter Eberhard, 2016; Hagen Hodgson & Wydler, 2017).

Ein älterer Herr, der krankheitsbedingt längere Zeit daheimbleiben musste, aber in einem Alterswohnprojekt mit schönem Garten wohnte – zu sehen in **Abbildung 6-1** und **6-2** –, sagte uns auf letzteren angesprochen: „Die allernächste Umgebung ist eigentlich das Allerwichtigste überhaupt. Man sieht die kleinsten Sachen, jedes Fleckchen Schnee, jeden Wurm, jeden Vogel, alles sieht man. Und wenn ich mich nur noch in der nächsten Umgebung bewegen kann, dann muss diese möglichst vielfältig sein.“ Eine 94-jährige Dame im Rollstuhl erzählte uns von ihrer Freude an der neu angelegten Blumenwiese in ihrer Genossenschaftssiedlung. Von ihrem Fenster aus könne sie nun die Vögel beobachten, ihr Mann sei Ornithologe gewesen. Ein italienischer Großvater aus derselben Siedlung, der sich Sorgen machte, was er mit seiner vielen Freizeit nach der Pensionierung anfangen solle, berichtete uns: „Ich komme jeden Tag in den Garten und schaue bei meinem Pflanzbeet vorbei. [...] Und wenn meine Enkelkinder größer sind, nehme ich sie mit. Darauf freue ich mich.“ Neben ihm belegt eine türkische Familie mit zwei Kindern ein Beet. Diese Menschen sind sich mit der Zeit über die gemeinsame Sache, das Gärtnern, über das man sich auch mit wenigen Worten über die Kulturen hinweg austauschen kann, nähergekommen – veranschaulicht in **Abbildung 6-3**.

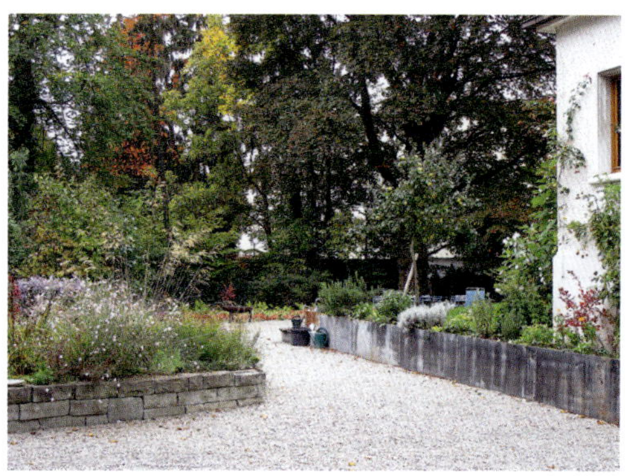

**Abbildung 6-1:** Die dünnen Blechwandungen des Hochbeetes, das in die Neigung des Grundstückes wie selbstverständlich eingebaut ist, erlauben unmittelbares Gärtnern vom Rollstuhl aus. Im Hintergrund der große Platz unter der Rotbuche: Hier sitzt man an einem pflanzlich eingefassten Ort (Foto: Petra Hagen Hodgson)

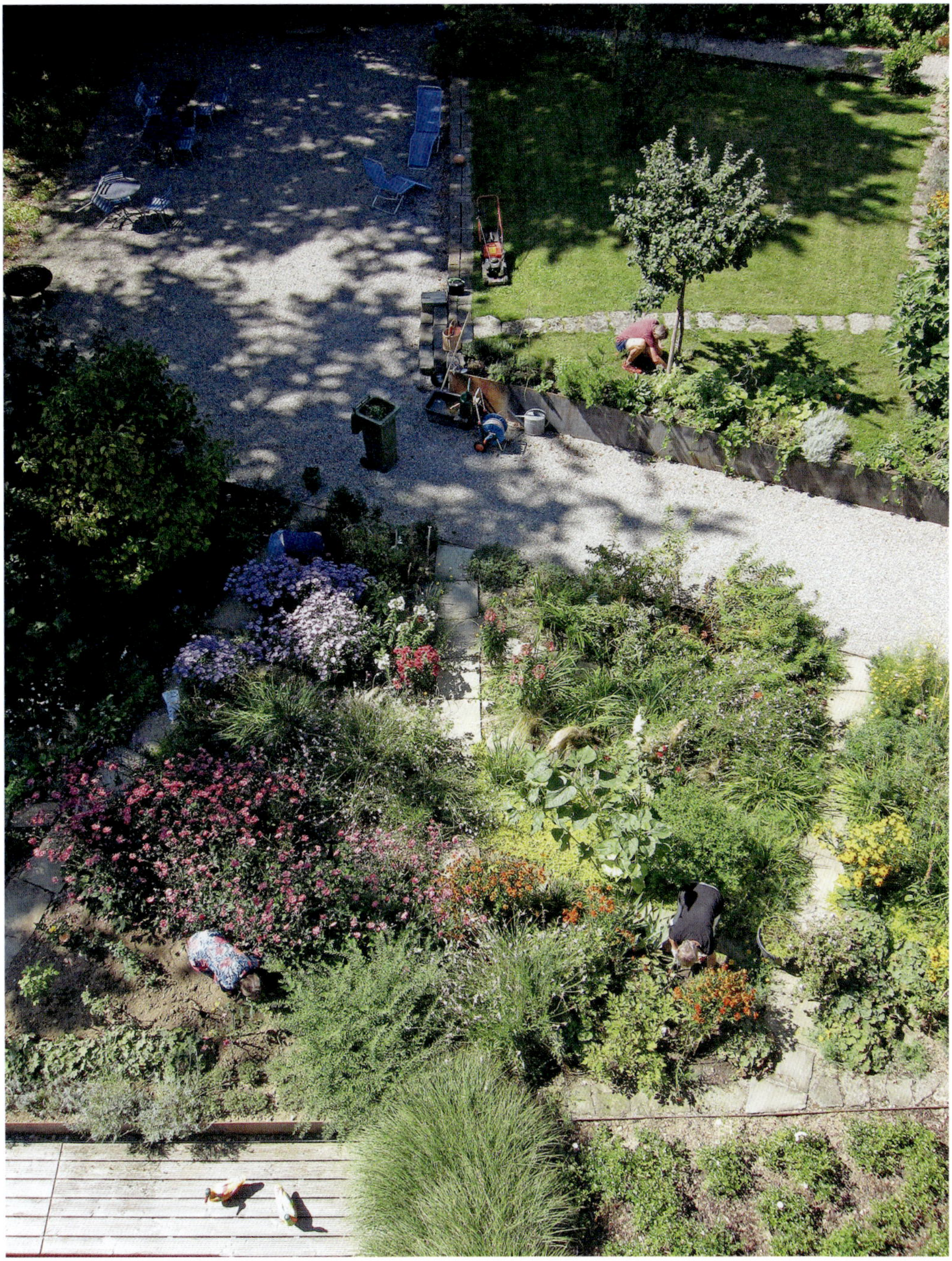

**Abbildung 6-2:** Gemeinsamer Gartentag in der Alterswohnsiedlung Bodan44+ in Kreuzlingen. Der Garten ist dreidimensional angelegt, dass er auch von den oberen Wohnungen aus schön anzusehen ist. Im Alter ist man häufiger an die Wohnung gebunden. So kann man sich am Anblick des Gartens erfreuen (Foto: Peter Eberhard)

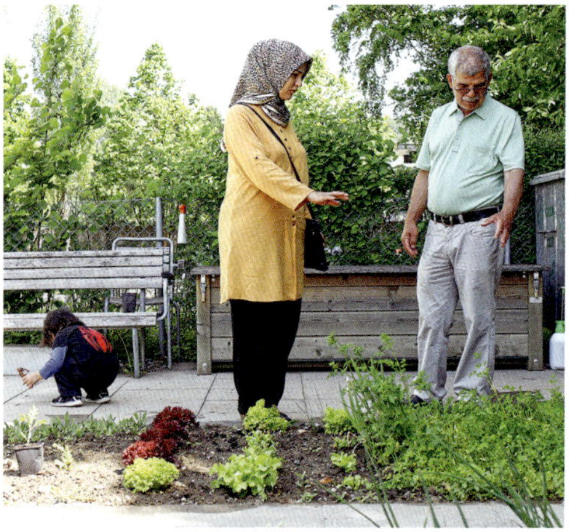

**Abbildung 6-3:** Fachsimpeln im Gemüsegarten während das Kind friedlich spielt. Die Umgestaltung des Wohnaußenraumes der Genossenschaftssiedlung Glanzenberg in Dietikon ZH in einen verdichteten, strukturreicheren Wohnaußenraum mit Gemüsebeeten, Blumenwiese etc. entstand auf Initiative der Autorin in Zusammenarbeit mit dem Landschaftsarchitekten Hansjörg Gadient (Foto: Martin Linsi)

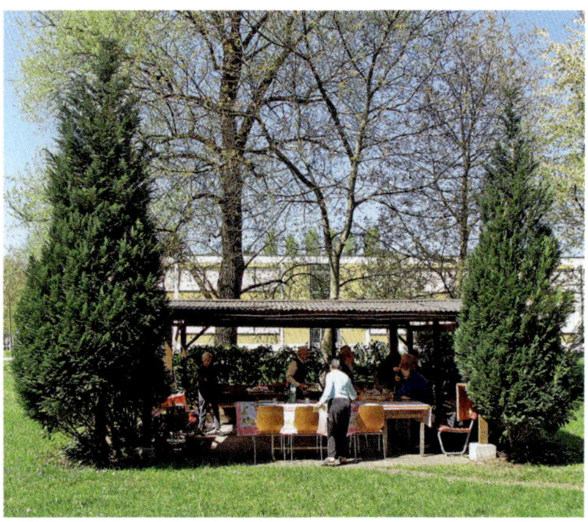

**Abbildung 6-4:** Im „fließenden", anonymen Grünraum haben sich mehrere Italienerpaare aus der umliegenden Siedlung vor 30 Jahren zusammengetan und selbst eine Pergola mit Pizzaofen gebaut. Sie treffen sich hier bis heute spontan zum Mittagessen (Foto: Petra Hagen Hodgson)

Über viele Jahre haben wir zahlreiche, mitunter sehr persönliche Gespräche mit Bewohner:innen allen Alters in unterschiedlichsten Wohnsituationen geführt. An etlichen Orten trafen wir Menschen, die sich *trotzdem* einen Ort geschaffen haben und waren erstaunt, wieviel Kreatives wir vorfanden, mit dem sich Bewohner:innen eine Nische eigener Wohnlichkeit geschaffen hatten – sofern sie denn durften. Ein solches Beispiel zeigt **Abbildung 6-4.** Es fiel uns auf, dass bei diesen Beispielen das gemeinsame Tun und die Suche nach Selbstwirksamkeit und Verbundenheit mit anderen Menschen im Vordergrund stand oder zumindest mitschwang. Und es hat sich einmal mehr erwiesen, dass schön gestaltete Grünräume mit Blumen, blühenden Sträuchern und schönem Baumbestand berühren und wesentlich zur emotionalen Identifikation mit dem Ort beitragen. Menschen begnügen sich nicht mit bloßer, liebloser Funktionalität, technisch-effizienter Machbarkeit oder mit reiner Nützlichkeit von Dingen und Lebensumständen.

## 6.3 Partizipation mit offenem Ergebnis

Aufbauend auf diesen Erfahrungen und Erkenntnissen haben wir in den letzten Jahren ergebnisoffene, partizipative Projekte zur Entwicklung wohnlicher, vielgestaltiger Außenräume durchgeführt, die nebst der Freude am Naturzugang bzw. Naturerfahrung, am gemeinsamen Gestalten und Erleben, der Identifikation mit dem Ort, soziale Integration und freundschaftlich verbundene Nachbarschaft fördern können.

Von einem dieser Projekte, die wir in der Schweizer Stadt Kloten, nahe bei Zürich, durchgeführt haben, wird im Folgenden genauer berichtet. Es handelt sich um ein vom Bund (Schweizer Eidgenossenschaft) unter Federführung des Bundesamtes für Raumentwicklung ARE als *Modellvorhaben Nachhaltige Raumentwicklung 2020–24* finanziertes Projekt, das wir in Kooperation und mit finanzieller Beteiligung der Stadt Kloten sowie der Anlagestiftung Turidomus der Pensimo Management AG durchgeführt haben und um ein Anschlussprojekt, das von der Age-Stiftung und der Walder Stiftung finanziert worden ist. Das Modellvorhaben lief unter dem thematischen Schwerpunkt *Siedlungen, die kurze Wege, Bewegung und Begegnung fördern* und zählt als Beispiel auch für andere Gemeinden und Kantone. Unser Projekt wurde u. a. ausgesucht, weil wir ein normalerweise für solche Prozesse weniger untersuchtes Milieu vorgeschlagen haben und einen neuen Ansatz für eine Verdichtung nach innen – einem in der Schweiz virulenten planerischen Ziel – verfolgten. Wir wollten mit dem Projekt letztendlich auch einen Beitrag zur Wiedergewinnung tragender Vorstellungen für den öffentlichen Stadtraum leisten, der „schlechthin der Gemeinschaftsbesitz unserer Gesellschaft" (Mäckler, 2016) und damit auch grundsätzlich ein Seismograf menschlichen Zusammenlebens ist.

## 6.3.1 Das Quartier Hohrainli mit geplanter Verdichtung

Das seit den 1960er Jahren etappenweise entstandene Quartier Hohrainli in Kloten mit heute rund 1400 Bewohner:innen liegt etwas isoliert im Norden der Stadt direkt unter der lauten Flugschneise des Flughafens Zürich-Kloten und angrenzend an eine stark befahrene Durchgangsstraße sowie an landwirtschaftlich geprägtem Gebiet. Es hat in der Stadt keinen guten Ruf. Seit Jahren wird in die veraltete Bausubstanz nur wenig investiert, Busverbindungen sind abgebaut, ein erneuerungsbedürftiger Spielplatz ist entsorgt worden. Aber es gibt einen Kindergarten, Zahnarzt, Autohändler, Friseur und einen Lebensmittelladen, der allerdings v. a. auswärtige Gastrobetriebe beliefert. In den Häusern wohnt ein hoher Anteil an Menschen mit Migrationshintergrund, unterdurchschnittlichem Einkommen an Sozialhilfeempfängern oder älteren Menschen. Rund die Hälfte sind Alteingesessene oder wieder Zurückgekehrte, die einst im Quartier aufgewachsen sind. Ansonsten findet häufiger Mieterwechsel statt. Die Wohnungen sind für heutige Standards eher klein – ein Grund dafür, warum hier weniger Familien mit Kindern wohnen, als zu erwarten wäre. Drei der Blöcke der Anlagestiftung Turidomus, die rund 1/6 der Grundstücksfläche im Quartier besitzt, sind vor knapp 15 Jahren zu Alterswohnungen umgebaut worden.

Die Außenräume des Quartiers weisen die typischen, oben beschriebenen Merkmale fließender Grünräume auf und werden denn auch kaum genutzt. Punktuell finden sich Aneignungen mit aufgestellten Blumentöpfen oder eigenen Pflanzungen. Ganz am Rande des Quartiers haben einige Bewohner der einzigen, im Quartier angesiedelten Genossenschaft ein paar Gemüsebeete angelegt. Nachbarschaft wird im Hohrainli wenig gepflegt. Das soziale Leben beschränkt sich mehrheitlich auf ein unpersönliches Kommen und Gehen. Wie anderswo auch, werden in manchen Häusern Konflikte wegen Lärmbelästigungen in der hellhörigen Bausubstanz oder etwa der Benutzung der Waschmaschine ausgetragen. Littering ist ein Problem. Doch viele Bewohner:innen, die wir über die Jahre unserer Anwesenheit im Quartier getroffen haben, wohnen gern in ihrem Quartier. Schließlich sind sie hier daheim. Etliche arbeiten oder haben am Flughafen gearbeitet, sich mit ihrer Arbeit identifiziert, so stört sie der Lärm der Straße mehr als jener von oben.

Zusammen mit der Turidomus, die auch an einer Aufwertung des Quartiers interessiert ist, hat die Stadt Kloten vor ein paar Jahren einen städtebaulichen, eingeladenen Studienauftrag für ein tragfähiges Strategiekonzept zur Verdichtung und Weiterentwicklung des Quartiers ausgeschrieben. Eine Verdichtung war aufgrund neuer, vom Kanton vorgegebener, planerischer Vorgaben möglich geworden. Die alten Bestimmungen hatten jede Weiterentwicklung und Erneuerung über Jahre blockiert. Im Anschluss an das strategisch-planerische Verdichtungskonzept wurden wir zusammen mit Architekten, Landschaftsarchitekten und Verkehrsplanern (YellowZ, Ueli Zbinden, Manoa, StadtRaumVerkehr) eingeladen, ein soziales Quartierentwicklungskonzept zu verfassen. (Stadt Kloten, 2020; RZU, 2022)

Dazu konnten wir uns auf unsere wenig früher durchgeführte, auf Ortsanalysen und qualitativen Interviews basierende Studie beziehen, die wir über das soziale Leben in den drei Alterswohnblöcken der Turidomus durchgeführt hatten. Aus diesen Vorarbeiten sind weitere Überlegungen hervorgegangen, die schließlich zum Modellvorhaben des Bundes (**Kasten 6.3**) geführt haben, das als Kernziel hat, den Außenraum zusammen mit der Bewohnerschaft in einem völlig ergebnisoffenen partizipativen Prozess im Sinne eines Reallabors wohnlicher zu gestalten.

Ein solcher Prozess ist an sich nichts völlig Neues. Für so ein heterogenes, marginalisiertes Quartier mit 25 privaten Hauseigentümern und einer Genossenschaft ist er jedoch immer noch eher ungewöhnlich. Neu ist unser Ansatz, die geplante Verdichtung nicht von der Architektur, sondern vom Außenraum her zu denken und zu entwickeln, wie wir dies für das Modellvorhaben vorgeschlagen haben. Mit diesem Ansatz verfolgen wir die Auffassung, dass in einem bestehenden Quartier, das schrittweise nachverdichtet werden soll, zunächst die vorhandenen Außenräume lebenswerter und identitätsstiftender gestaltet werden sollten – zumindest an relevanten Orten, die auch nach der Verdichtung erhalten bleiben. Für jene, die im Quartier weiterhin wohnen bleiben, sorgen sie für Konstanz und bleiben in der sich verändernden Umgebung ein vertrauter, sozialer Ort. Für die Neuankömmlinge dienen sie als leicht zugänglicher Ausgangs- und Ansatzpunkt für die Knüpfung neuer sozialer Beziehungen am neuen Ort. Die **Abbildungen 6-5** und **6-6** zeigen, dass das Quartier zwar einen wertvollen Baumbestand hat, aber den Bewohner:innen der weitläufige Außenraum keinen Anreiz zum Aufenthalt im Freien gibt.

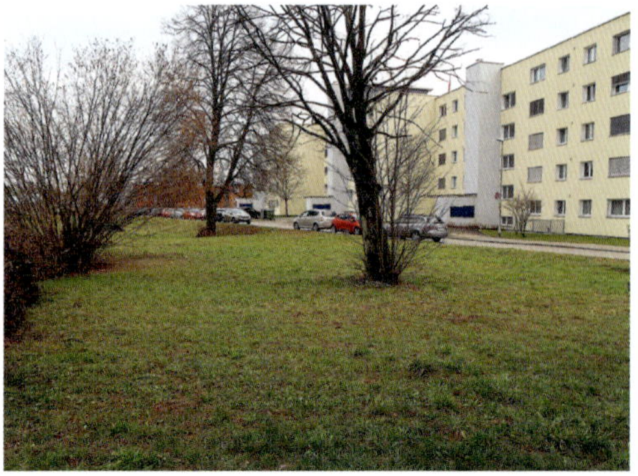

**Abbildung 6-5:** Das Quartier Hohrainli weist wertvollen alten Baumbestand auf (Foto: Petra Hagen Hodgson)

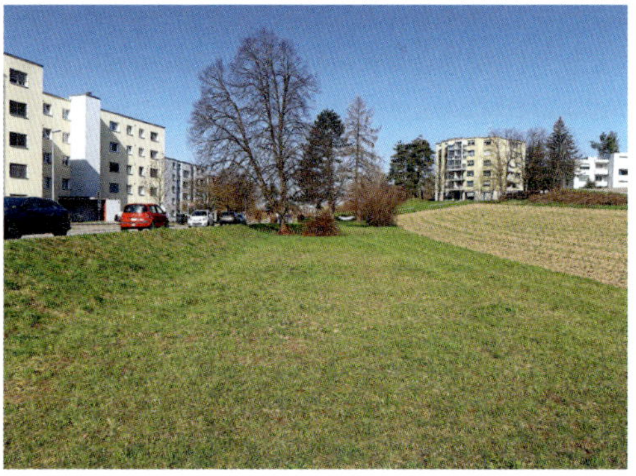

**Abbildung 6-6:** Hier entsteht der GartenPark unter Einbezug der vorhandenen Grünstrukturen. (Foto: Petra Hagen Hodgson)

**Kasten 6.3: Ausschreibung von Modellvorhaben**

Das Schweizer Bundesamt für Raumentwicklung (ARE) schreibt in bestimmten Abständen sogenannte Modellvorhaben aus, die jeweils zu gesetzten Themen laufen und der nachhaltigen Raumentwicklung dienen sollen. Sie bieten die Möglichkeit, Neues zu erforschen. Ziel ist, dass mit den jeweils eingereichten Projekten modellhafte Vorgehensweisen erprobt werden, die im Anschluss von Gemeinden und Entscheidungsträgern im Planungswesen als best practice übernommen und weiterentwickelt werden können. Die Autorin hat mit ihrem Team bei einer solchen Ausschreibung (Modellvorhaben 2020–2024 in der Kategorie *Siedlungen, die kurze Wege, Bewegung und Begegnung fördern*) teilgenommen.

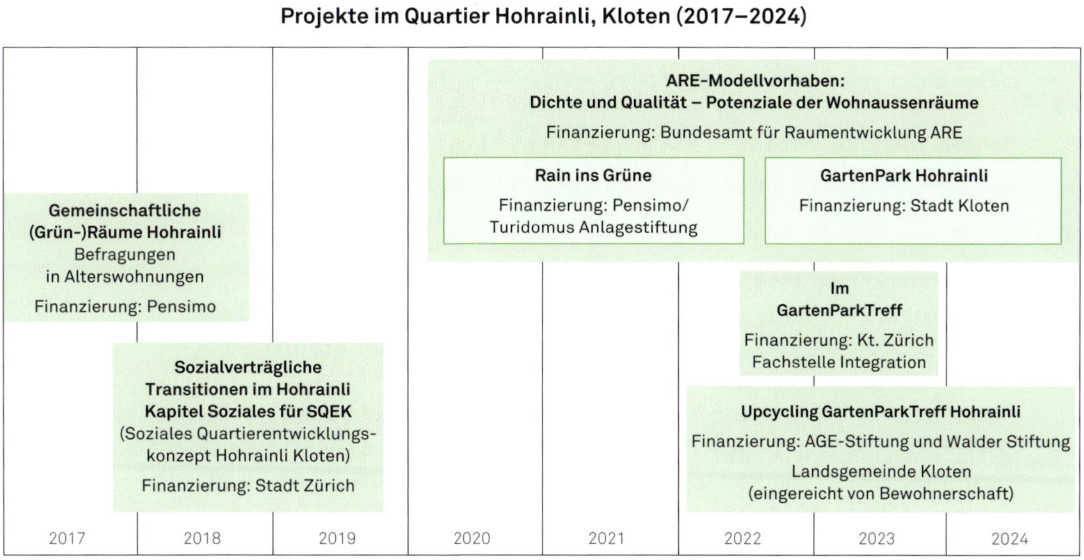


**Abbildung 6-7:** Langjähriges Engagement für das Quartier Hohrainli (Grafik: Luca Amiet)

Den Einbezug der bestehenden Bewohnerschaft erachten wir im Umwandlungsprozess als zentral. Schließlich sind es ihre Außenräume, in denen sie leben und weiterhin leben werden. Sie sind es, welche das Quartier am besten kennen und wissen, was es braucht. Vor allem muss alles, was geschieht, ihre Sache sein, für die sie sich engagieren wollen. Die **Abbildung 6-7** bietet eine Übersicht über das langjährige Engagement unserer Forschungsgruppe für das Quartier Hohrainli.

## 6.3.2 Stadt und Eigentümer für neue Ideen gewinnen

Unsere allererste Aufgabe bestand darin, die lokalen Geldgeber, auf deren Grundstücken das Modellvorhaben stattfinden sollte, für unseren Ansatz zu gewinnen. Es ist nicht ganz selbstverständlich, dass städtische wie private Auftraggeber sich auf einen völlig ergebnisoffenen Prozess einlassen. In der Regel werden konkrete Meilensteine erwartet, wir konnten nur – begründet über Erfahrungswerte – *mögliche* Meilensteine vorlegen. Über die zwei wesentlichen Leitideen einer Aufwertung des Außenraumes nach dem Motto *Rain ins Grün* sowie der Erstellung einer neuen Freiraumtypologie unter dem Begriff *GartenPark* als Ziel für den partizipativen Prozess konnten wir die lokalen Auftraggeber gewinnen (**Kasten 6.4**).

**Kasten 6.4: Modellvorhaben als partizipativer Prozess**

Modellvorhaben des Bundes funktionieren folgendermaßen: Sie setzen voraus, dass das eingereichte Projekt mindestens von einer öffentlichen Stelle/Gemeinde getragen wird. In unserem Falle ist dies die Stadt Kloten. Sie finanziert das Projekt *GartenPark*. Turidomus, deren Häuser direkt an das Grundstück der Stadt, auf dem der GartenPark geplant war, angrenzt, finanzierte das Projekt *Rain ins Grün*, das auf dem eigenen Grundstück durchgeführt worden ist. Der Bund sprach auf die Gesamtsumme dieser zwei Projekte – gemäß Statuten eines Modellvorhabens – maximal das Doppelte an Geldern, und zwar zur Dokumentation, Vernetzung, wissenschaftlichen Auswertung, Aufbereitung und Verbreitung der Erkenntnisse. Als direktes Folgeprojekt kam noch ein von der Age-Stiftung und der Walder Stiftung finanziertes Projekt *Garten-ParkTreff* hinzu.

Die Stadt rechnete mit einem besseren Image des Quartiers, die Anlagestiftung mit höherer Attraktivität ihrer Siedlung, mehr Mieterzufriedenheit sowie besserer Vermietbarkeit. Als wesentlich für die Zusage erwies sich auch unsere Hypothese, dass mit gezielter Ästhetik Littering, Vandalismus und Diebstahl entgegengewirkt und durch die Beteiligung der Bewohnerschaft selbst diese zu aktiven Trägern des Projektes werden könnten. Der Befürchtung der Stadt, dass eine ungeordnete Schrebergarten-Ästhetik entstehen könnte, gelang uns mit der Zeichnung eines ansprechenden Gartens zu zerstreuen, dargestellt in **Abbildung 6-8**.

Überhaupt haben sich Referenzbilder als Anschauungsmaterial und zur Vermittlung von Inhalten in all unseren Projekten als höchst effizient erwiesen – gerade auch, um der Sprache nicht so kundige Menschen abzuholen.

### 6.3.3 Rollen im Prozess, keine Animateure

Von unseren Auftraggebern erwarteten wir nicht nur ein hohes Maß an Flexibilität, sondern verstanden sie auch als Mitwirkende im Prozess, die sich mit ihren Ansprüchen, Ideen und Vorstellungen einbringen. Unsere eigene Rolle war vielfältig. Zum einen waren wir Initianten, Ideenlieferer, Wissensvermittler, Organisatoren, Vermittler, Schnittstelle und Vernetzer zwi-

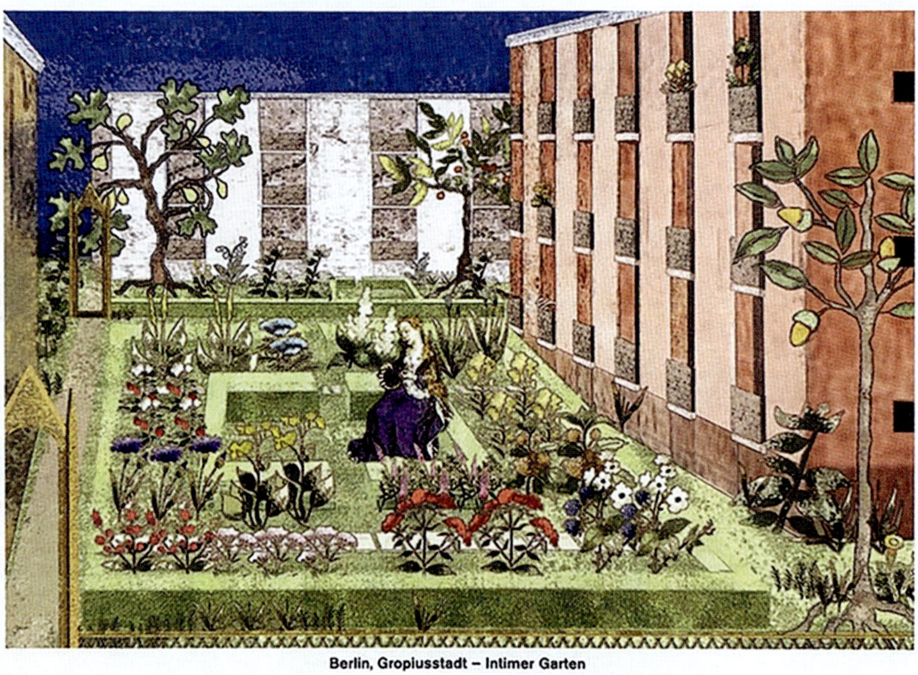


**Abbildung 6-8:** Eingepflanzter barocker (Bauern-)Garten in die weiten Rasenflächen einer modernen Siedlung – eine Zeichnung aus dem Projekt „Into the Green“ von Beatrice Azzolda et al., Akademie einer neuen Gropiusstadt, Postkarte (Foto: Petra Hagen Hodgson)

schen den zahlreichen Beteiligten, wir waren aber auch ganz konkret im Prozess Mitschaffende, Erschaffende, Gestaltende. Was wir nicht waren und im Laufe des Prozesses immer wieder darum gerungen haben, es nicht zu werden: reine Animateure. Alles, was schließlich umgesetzt wurde, ging ausschließlich von der Bewohnerschaft aus und wurde deshalb auch von dieser aktiv mitgetragen. Manchmal stießen wir hier allerdings an prekäre Grenzen. Davon nachfolgend noch mehr. Das Organigramm, welches zunächst aus diversen Fachstellen der Klotener Stadtverwaltung in Form einer Begleitgruppe, der Vertreterin der Turidomus und der Regimo (Verwaltung der Häuser und des Außenraums im Auftrag der Turidomus) sowie dem Hauswart bestand, erweiterten wir jedes Jahr um etliche Mitwirkende, Vereine, Institutionen oder Firmen, die uns bei unserem Unterfangen auf unterschiedliche Weise – sei dies mit Material oder Weitergabe von Wissen – unterstützt haben oder gar zu aktiven Kooperationspartnern geworden sind.

### 6.3.4 Sichtbar werden, kommunizieren

Ursprünglich hatten wir uns vorgestellt, dass wir uns zu Beginn des Prozesses regelmäßig im Quartier aufhalten, um schnell sichtbar und präsent zu sein. Wir wollten von Haus zu Haus gehen und versuchen, mit der Bewohnerschaft direkt ins Gespräch zu kommen und ihre Vorstellungen für mehr Wohnlichkeit im Quartier abzuholen. Nach einem ersten erfolgreichen Nachmittag, der uns bis in eine Wohnstube zu türkischem Café führte, machte uns bald die Covid-19-Pandemie mit Lockdown und Restriktionen einen Strich durch die Rechnung. Zugleich forderten die Beschränkungen unsere Kreativität heraus.

Wir machten aus der Not eine Tugend, kauften kurzerhand 12 gebrauchte, hochwertige Gartenstühle und platzierten sie zu Dreiergruppen an vier Standorten auf den Grundstücken der Turidomus und der Stadt. Wir stellten jeweils ein Plakat auf, welches das Projekt mit diversen Informationen knapp und möglichst bildlich vorstellte, sowie einem aufklappbaren Kasten, aus dem man ein kleines Skizzenbuch und Bleistift entnehmen konnte, wie **Abbildung 6-9** zeigt. In die Skizzenbücher hatten wir handschriftlich einen kleinen Text geschrieben, mit der Aufforderung an die Bewohnerschaft, einen Eintrag mit Bedürfnissen, Ideen, Bemerkungen zum Außenraum zu machen. Später fragten wir auch, für was sie sich gerne einsetzen würden. Dieses Vorgehen hat sich sehr gelohnt. Über die Vielzahl der Einträge in den

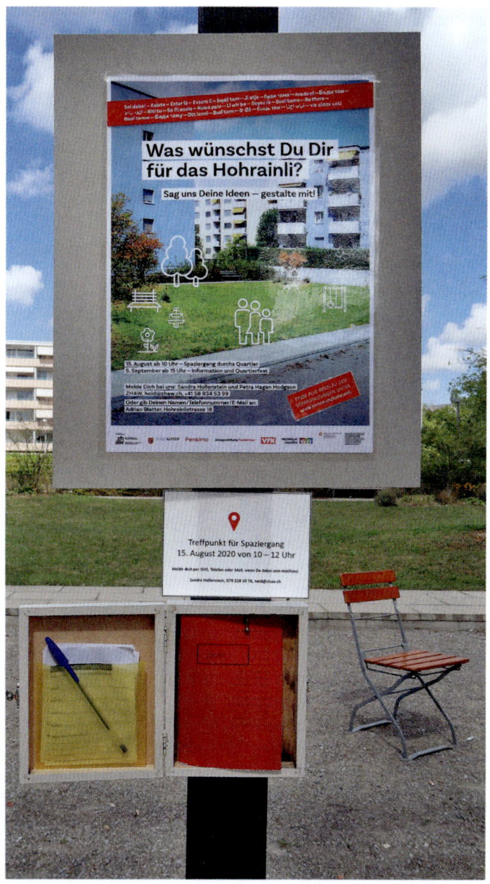
Was wünschst Du Dir
für das Hohrainli?
Sag uns Deine Ideen – gestalte mit!
Treffpunkt für Spaziergang
15. August 2020 von 10 – 12 Uhr

**Abbildung 6-9:** Informationsplakate und Notizbücher zum Hineinschreiben als effiziente Möglichkeit, mit der Bewohnerschaft in Kontakt zu treten – auch während Corona (Foto: Petra Hagen Hodgson)

Notizheften waren wir erstaunt, ebenso über die teils sehr genauen und differenzierten Aussagen, die mitunter mit kleinen Skizzen und Zeichnungen unterlegt wurden. Auch die sandfarbenen Klappstühle waren wichtige Requisiten – nicht nur für die Sichtbarkeit, auch als Sitzgelegenheit. Sie waren aus hochwertigem Material, erinnerten an traditionelle Gartenwirtschaften ohne Plastik und vermittelten als Auftakt im Quartier, dass auch in diesem Quartier auf Qualität geachtet wird. Damit setzten wir zugleich ein erstes Zeichen gegen Vandalismus und Littering. Mit dem Kindergarten führten wir eine erste Aktion zur Verschönerung der Standorte durch, lancierten einen Quartierrundgang und im Spätsommer folgte ein Quartierfest, das seit Jahren nicht mehr stattgefunden hatte. So nutzten wir jede Gelegenheit für weitere Gespräche. Später kamen zahlreiche Workshops und Aktionstage mit der Bewohnerschaft hinzu. Streckenweise waren wir konstant jeden zweiten Mittwochnachmittag vor Ort, stellten einen Klapptisch mit Bänken auf, brachten unseren Computer zum Arbeiten mit, jederzeit bereit für ein Gespräch, eine Frage. Die **Abbildungen 6-10** und **6-11** veranschaulichen das große Interesse der Bewohnerschaft an unseren Infoständen und Workshops.

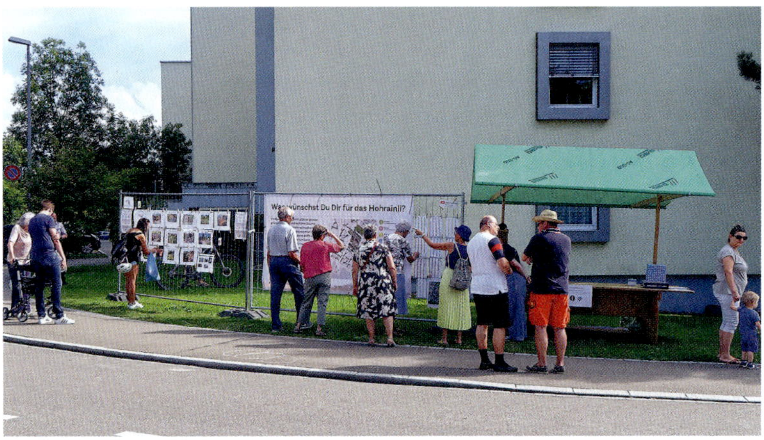

**Abbildung 6-10:** Infostand und Befragung mit Bildern (Foto: Petra Hagen Hodgson)

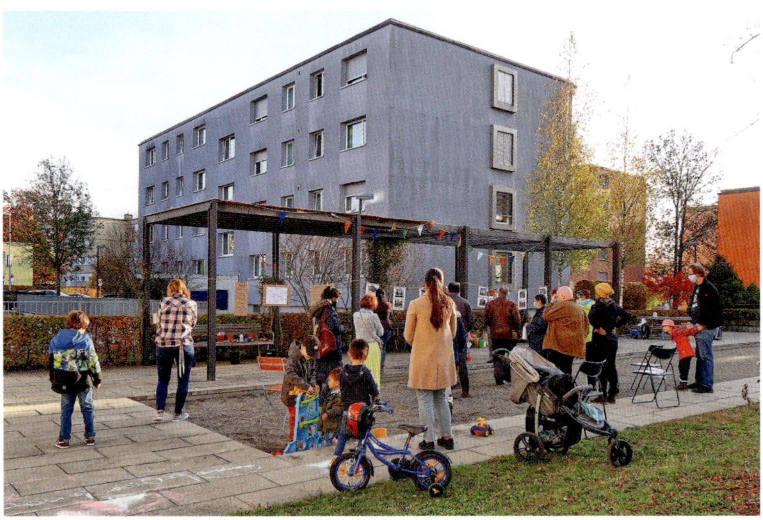

**Abbildung 6-11:** Workshop mit Bewohnerschaft, mit Coronazeit-Abstand: einfache, flexible Präsentationform mit Bindfaden und Wäscheklammern (Foto: Petra Hagen Hodgson)

Dieses Prinzip des Sichtbarseins, des breit Informierens und des Wert auf Qualität Legens, bei allem was wir tun, behielten wir während des gesamten Prozesses bei. Wir setzten alle möglichen Kommunikationskanäle ein – einschließlich Verteilung von Flugblättern in jeden Briefkasten, Einrichtung von Chats für diverse Gruppen, Hinterlegung von E-Mail-Adressen, Versendung von Informationen, Nachrichten per SMS, Anschläge am Ort. Wenig bewährte sich wirklich. Das persönliche Gespräch oder Anrufe per Telefon waren neben gezielten Chats am erfolgreichsten. Trotzdem mussten wir zur Kenntnis nehmen, dass es auch nach drei Jahren immer noch (oder wieder) Menschen gab, die uns sagten, sie hätten nicht gewusst, dass sie auch mitmachen könnten, dass es den GartenPark und den GartenParkTreff überhaupt gibt. Allein sprachliche Hürden, die im Projekt durchaus eine erhöhte Rolle spielten, waren keine Erklärung dafür.

### 6.3.5 Blumen, Gemüse und ein Treffpunkt

Aus allen Rückmeldungen filterten wir die drei meistgenannten Bedürfnisse heraus. Gewünscht wurden v.a. die Verschönerung und Belebung des Außenraumes durch mehr Blumen, mehr Farbe und mehr Gelegenheiten zu Aktivitäten im Quartier. Konkret wurde ein Gemüsegarten genannt. Auch wurde immer wieder das Bedürfnis nach einem vor Wind und Wetter geschützten Treffpunkt geäußert – zum Kennenlernen der Nachbarn, zum Café trinken und zum Kindergeburtstag feiern, weil die eigene Wohnung zu klein ist. Manche Bewohner waren einfach nur froh, dass überhaupt etwas in ihrem Quartier passiert. Aussagen wie „eine Gamestation einrichten“ oder ein „Schwimmbad bauen“ blieben natürlich nicht aus. Wiederum andere vermissten einen Spielplatz oder es hieß wortwörtlich: „Es wäre schön, einen Leseplatz haben“ und „Liegestuhl mit Limonadensaft.“ Dass sie überhaupt nach ihrer Meinung gefragt wurden und dies nicht nur über anonyme Fragebögen und dass wir in persönlichen direkten Austausch auf Augenhöhe mit ihnen getreten sind, erlebte die Bewohnerschaft sehr positiv. Darüber entstand die Basis für ein Mittun. Tatsächlich formierte sich relativ schnell eine zwar kleine, aber motivierte, recht konstante Schar, die mit uns den mitunter auch steinigen Weg ging. Die einen engagierten sich mehr für den Gemüsegarten, andere für die Erstellung des Treffpunktes oder für die Organisation von kleinen Festen.

Die Ergebnisse der diversen Befragungen stellten wir den Auftraggebern am Ende des ersten Jahres vor und skizzierten ihnen unsere Vorstellungen der Umsetzung. Anschließend luden wir die Bewohnerschaft ein, mit uns in Workshops unsere Idee des GartenParks, welche bestens die Bedürfnisse der Bewohnerschaft antizipiert hatte, Schritt für Schritt gemeinsam konkret zu planen und umzusetzen. Über diese Idee hatten wir die Stadt für das Projekt ursprünglich gewinnen können. Mit zahlreichem Bildmaterial holten wir ästhetische wie nutzungsbezogene Vorstellungen und Präferenzen ab, stellten Listen auf, wer Interesse und handwerkliches Können mitbringt und legten gemeinsam fest, wo genau der GartenPark entstehen sollte. Noch im ersten Jahr erfolgte eine erste Pflanzaktion mit Blumenzwiebeln an diversen Orten im Quartier. Die Organisation solcher Anlässe oblag jeweils uns. An diesen punktuellen Aktivitäten beteiligte sich nicht nur der genannte kleine Kreis, sondern machten immer wieder andere aus der Bewohnerschaft mit. Für den Tag der Nachbarschaft initiierten wir eine Sonnenblumenpflanzaktion, in die wir den Kindergarten mit einbezogen. Das positive Ergebnis der Aktion zeigt **Abbildung 6-12**. Dass die Kinder die von ihnen gepflanzten Sonnenblumen oder dass andere Bewohner:innen aus dem Quartier diese regelmäßig gießen würden, war nicht zu vermitteln, den Betreuerinnen im Kindergarten fehlten die Kapazitäten. So musste der unserem Projekt gegenüber wohlwollend eingestell-

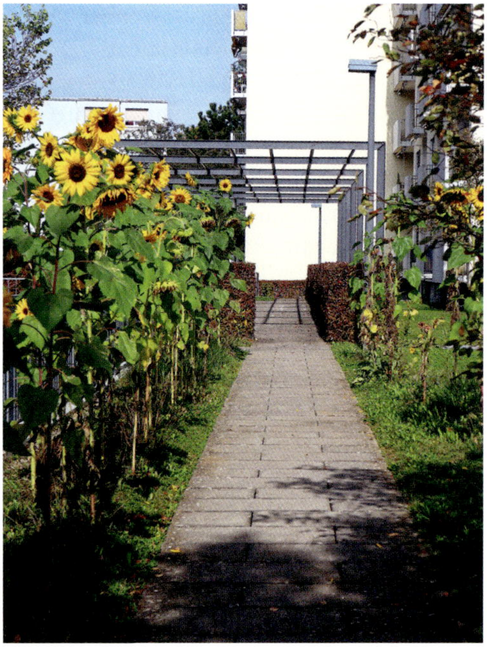

**Abbildung 6-12:** Ergebnis der Sonnenblumenpflanzaktion am Tag der Nachbarschaft in Zusammenarbeit mit dem lokalen Kindergarten (Foto: Petra Hagen Hodgson)

te Hauswart einspringen. Er blieb ein wichtiger Akteur im gesamten Prozess.

Reine Pflanzaktionen erfordern kein längerfristiges Engagement, kein ernsthaftes Mitwirken an einer Veränderung im Quartier. Damit blieben sie im Hohrainli letztendlich unverbindlich für ein weiteres Engagement und sind ohne uns nicht weitergeführt worden. Verbindlich hingegen wurden Aktionen, die wir in Zusammenarbeit mit der Vereinigung Freizeit Kloten ins Leben gerufen haben. Auch die Realisierung des GartenParks, die wir im zweiten Jahr in Angriff nahmen, setzte Verbindlichkeit voraus.

### 6.3.6 Realisierung des GartenParks

Die Leitvorstellungen, die wir mit dem GartenPark verknüpften, waren unschwer zu vermitteln. Wir formulierten dazu neun Punkte, die bis heute gelten (**Kasten 6.5**). An erster Stelle steht, dass der GartenPark – also der Garten als (Quartier-)Park und andersherum der Park auch als (Gemüse- und Blumen-)Garten – allen zugänglich ist und dass alle, die wollen, mitgestalten können. Alle Entscheidungen werden gemeinsam getroffen. Es sollen möglichst nur natürliche Materialien verwendet werden (kein Plastik) und möglichst nur wiederverwendete Materialien zum Einsatz kommen. Es dürfen keine chemischen Pestizide und Düngemittel ausgebracht werden. Für Ordnung ist zu sorgen, Geräte werden geteilt. Um ein oder mehrere Beete bewirtschaften zu können, muss man sich für eine gesamte Saison verpflichten. Wenn man ein Beet aufgeben will, muss dieses wieder zurückgebaut werden. So bleibt der GartenPark durchaus wandelbar. Wir erarbeiteten mit den Gärtner:innen, dass je nach Bedarf die Beete vergrößert oder verkleinert werden können, eine andere Gestalt einnehmen dürfen, überhaupt kann anderes entstehen. Immer muss

**Kasten 6.5: Neun Punkte für die Regeln der Bewirtschaftung für den Gemüsegarten im GartenPark**

1. Alle sind willkommen
2. Zusammen Ordnung halten
3. Rücksicht auf Anwohner nehmen
4. 1 Jahr dabei sein
5. Pflanzen/Samen selbst bezahlen – größere Anschaffungen beantragen
6. Kein Gift: Im Garten nur biologisch anbauen
7. Größere Bauten in der Gruppe absprechen
8. Nur natürliche Materialien (Stein, Holz, Metall, keine Plastik) verwenden
9. Rückbaubarkeit berücksichtigen

Die Einhaltung der gemeinsam erarbeiteten Ästhetik hätte in diesen Punkten mitformuliert werden sollen, nun wirkt sie nur indirekt über die sich dafür einsetzenden Gärtner:innen. Allerdings macht sich der später gegründete, übergeordnete Quartierverein heute dafür stark.

dabei aber die Ästhetik des Ganzen im Auge behalten werden, darf der Gedanke des GartenParks nicht vergessen gehen. Dass jeder sein eigenes Beet bewirtschaften will, wurde von den Gärtner:innen selbst bestimmt. Die Gartengruppe hat inzwischen die Verantwortung übernommen, dass diese Vorstellungen weitergetragen werden.

Nach einer Begehung des Geländes legten wir zunächst den genauen Ort gemeinsam fest, an dem wir den GartenPark errichten wollten. Wir orientierten uns hier an der Beschaffenheit des Terrains, am Sonnenstand, an gegebenen Strukturen und an einer möglichen, späteren Erweiterung oder auch an der Möglichkeit eines kompletten Rückbaus. In den Entwurf haben wir die alte Linde, die als Solitär natürlichen Schatten für einen Sitzplatz bietet, mit einbezogen, ebenso den weiteren Baumbestand, bei dem wir mit der Bewohnerschaft einen Platz aus Natursteinen für weitere Sitzmöglichkeiten angelegt haben. **Abbildung 6-13** zeigt den zweiten Gartenbautag. Das Anknüpfen am Bestand und diesen weiterzuentwickeln, also dort anzusetzen, wo bereits ein klein wenig Atmosphäre und örtliche Identität vorhanden ist, war uns wichtig. Das Baumaterial erhielten wir von zwei lokalen Gartenbaubetrieben. Der städtische Unterhalt versorgte uns mit Ästen aus dem nahe gelegenen Wald, die bei dessen Bewirtschaftung als Schnittgut angefallen waren. Damit bauten wir zuallererst einen Naturzaun rund um das Gelände, das wir für die Gemüsebeete im Park vorgesehen hatten. Den Zaun hatten sich die Gärtner:innen gewünscht, damit die vielen Hunde im Quartier besser von den Gemüsebeeten abgehalten werden können. Zugleich entstand damit sofort ein besonderer Ort. Die schönen, alten Natursteinplatten für den Natursteinplatz wurden uns von einem der Klotener Gartenbauunternehmen geschenkt. Zur Abholung von Material durften wir den Transporter des Unternehmens an einigen Samstagen verwenden. Auf solche wertvolle Unterstützung, die uns später auch beim Bau des Gartenpavillons großzügig half, waren wir angewiesen.

Wir richteten sogenannte Gartentage ein. Da die Mehrzahl der erwachsenen Mitwirkenden ein strenges, mitunter recht unregelmäßiges Arbeitspensum hat, legten wir diese Gartentage in der Regel jeweils auf einen Samstag, manchmal auch in Absprache mit den Teilnehmenden auf einen Sonntag. Wir erläuterten zunächst die notwendigen Arbeitsschritte und standen dann den Gärtner:innen mit Rat und

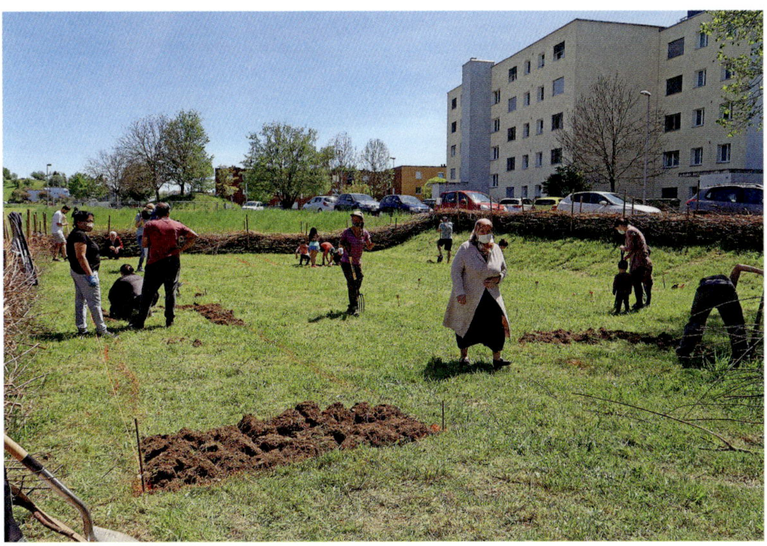

**Abbildung 6-13:**
Zweiter Gartenbautag (Foto: Petra Hagen Hodgson)

Tat zur Seite. Die Mehrzahl der Mitwirkenden brachte etwas Gartenerfahrung mit, aber keineswegs alle. Im Sommer konnte das erste Gemüse geerntet werden. Für die nächste Saison meldeten sich drei neue Gärtnerinnen an, weitere Beete wurden erstellt – nach Absprache in der Gruppe, im gleichen, unregelmäßig-regelmäßigen Muster mit der einmal begonnenen Ästhetik. Sie ist nicht nur funktionalen Überlegungen geschuldet – wie auf **Abbildung 6-14** zu sehen ist, sondern schließt auch sozial-räumliche Gesichtspunkte ein – mit Raum zum Feuer machen, zum Verweilen, mit einem weiteren Ort für ein Igelhaus, das eine Bewohnerin unter der Linde schon seit Jahren pflegt. Auch von oben aus den Alterswohnblöcken heraus sollte der GartenPark mit seinen abgeräumten Beeten noch im Winter schön anzusehen sein und nicht wie aufgereihte Gräber wirken.

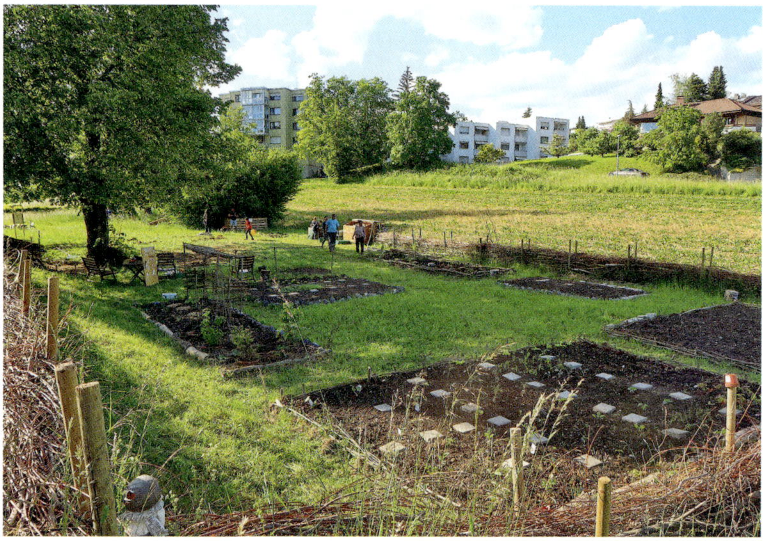

**Abbildung 6-14:** Die Anordnung der Beete erfolgte nicht nach rein funktionalen Überlegungen. Sie sollten auch von oben ein ansprechendes Muster bilden. In der ausgesparten Rasenpartie wurde später eine Feuerstelle angelegt. (Foto: Petra Hagen Hodgson)

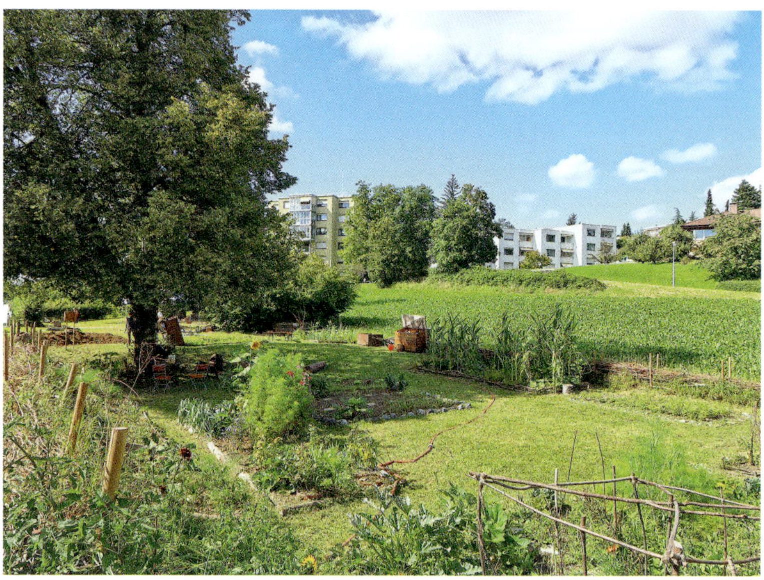

**Abbildung 6-15:** Der blühende GartenPark im ersten Jahr mit Sitzplatz unter dem großen Lindenbaum (Foto: Petra Hagen Hodgson)

Bereits im zweiten Jahr arbeitete die Gartengruppe, die wir mit den Gärtner:innen gemeinsam eingerichtet hatten, praktisch autonom. Wir feierten Meilensteine mit kleinen Gartenfesten. Mitglieder der Gartengruppe engagierten sich für alle weiteren Quartierfeste. Einige beteiligten sich regelmäßig auch am Bau des Gartenpavillons.

**Abbildung 6-15** zeigt den Sitzplatz unter dem Lindenbaum, **Abbildung 6-16** die Mitarbeit der Kinder und **Abbildung 6-17** den fertigen Natursteinplatz.

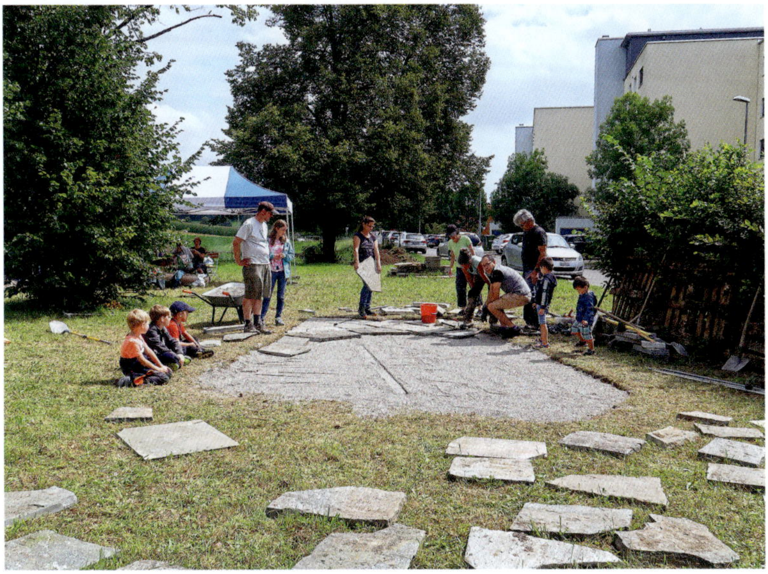

**Abbildung 6-16:** Bau des Natursteinplatzes: Die Kinder entscheiden mit, wo welcher Stein hinkommt (Foto: Petra Hagen Hodgson)

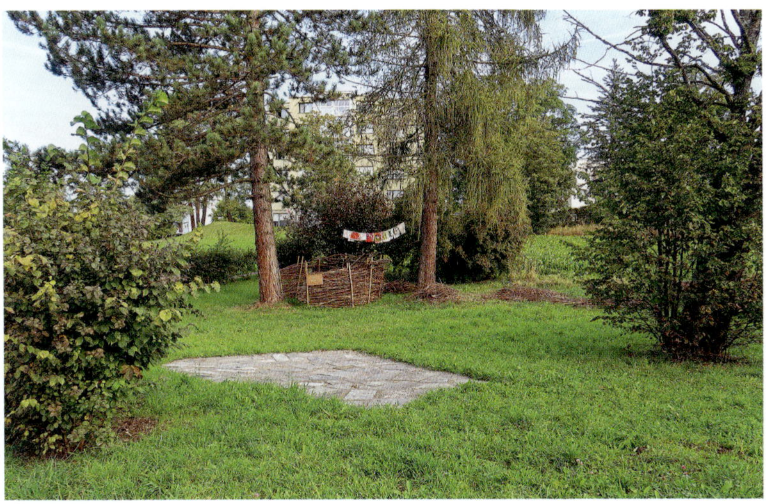

**Abbildung 6-17:** Der Natursteinplatz ist fertig, im Hintergrund die vom VFK gebaute Holzhütte (Foto: Petra Hagen Hodgson)

### 6.3.7 Entwurf und Bau des Upcycling GartenParkTreff

Mit dem konkreten Entwurf und Bau des kleinen Gartenpavillons, dem GartenParkTreff, den die Bewohnerschaft sich als Quartiertreff wünschte und den wir nur über zusätzliche Gelder finanzieren konnten, begannen wir im dritten Jahr. Wie schon beim Garten für den GartenPark und für den neuen Natursteinplatz war die Prämisse, den Pavillon im Upcycling-Verfahren, also mit weitgehend wiederverwendeten Materialien, zu erstellen (IKE et al., 2021; Stockhammer, 2021). Damit hatten wir uns selbst als Teil des partizipativen Prozesses eine höchst spannende, herausfordernde Aufgabe gestellt, die auch unsererseits sehr viel Einsatz verlangte. Es war nicht nur ein partizipatives Experiment, wie und ob der Bau eines geschlossenen, wetterfesten Gartenpavillons allein mit der Arbeitskraft einer dazu nicht prädestinierten Bewohnerschaft möglich ist, sondern auch ein rein bauliches Experiment. Zugleich hat es uns allein schon über die Besichtigungen von Entsorgungsanlagen und Abbruchhäusern für die Materialbeschaffung einen irritierenden vertieften Einblick in die Bau- und Immobilienwirtschaft gegeben (**Kasten 6.6**). Der Bau ist, abgesehen von den verwendeten Materialien, auch sonst möglichst nachhaltig konzipiert: ohne Heizung, ohne betonierte Bodenplatte, sondern über dem Boden schwebend, nur mit punktuellen, in die Erde eingelassenen, notwendigen Betonverankerungen, hergestellt mit Resten aus frisch angemischtem Beton aus der Betontrommel eines Bauunternehmens, die ansonsten hätten entsorgt werden müssen und dergleichen mehr. Im Quartier konnten wir mit dieser Herangehensweise sowohl beim GartenPark wie beim GartenParkTreff Möglichkeiten für einen nachhaltigeren Umgang mit Ressourcen einführen und aufzeigen, dass ein solches Denken kein Verzicht sein muss. Das hat einige der Bewohner begeistert. So stehen unter der Linde beispielsweise ausrangierte, teils neu lackierte hölzerne Gartenmöbel, welche u.a. zwei portugiesische Gärtner organisiert hatten, statt ein günstiges, fixfertiges neues Set aus dem Baumarkt zu beschaffen, was sie zuerst tun wollten.

**Kasten 6.6: Irritierendes aus der Bau- und Immobilienwirtschaft**

Hier ein exemplarisches Beispiel, dem wir bei unseren Materialrecherchen begegneten und welches im Zuge des anhaltenden Baufiebers einem Ersatzneubau weichen musste, obwohl der teure Neubau heute nicht nennenswert mehr Menschen ein Obdach bietet, aber zu höheren Mietpreisen angeboten werden kann: Ein mehrgeschossiges, gut erhaltenes Zürcher Mehrfamilienhaus mit architektonischen Qualitäten, mit für den Ort hoher Verdichtung, eher kleineren Zimmern, mit Holzparkettboden, zu relativ günstigen Mietpreisen wurde abgerissen. Auch die erst drei Jahre alten, voll intakten Küchen mit neuen Kühlschränken, Spülmaschinen und Kochherden wurden kurzerhand entsorgt.

Nachdem wir das Geld für den Pavillonbau zusammen hatten, benötigten die nächsten Schritte – Workshops mit Bewohner:innen für die Planung, die Festlegung der Mitwirkenden, die konkrete Formfindung des Gartenpavillons sowie für die Fertigstellung der Unterlagen für das Baubewilligungsverfahren bis hin zum Baubescheid – rund acht Monate, bevor an den Beginn erster, konkreter, sichtbarer Arbeiten zu denken war. Das war eine sehr lange Zeit, etliche Bewohner:innen glaubten inzwischen nicht mehr an die Sache. Auch der Bau selbst zog sich schließlich sehr in die Länge, Anfang September 2024 konnte der Pavillon eingeweiht werden.

#### 6.3.7.1 Einbezug älterer Menschen

Selbst wenn gebrechlichere ältere oder behinderte Menschen beim Bau des Gartenpavillons weniger beitragen konnten, ist dieser doch gerade auch für sie konzipiert. Der Gartenpavillon befindet sich nicht umsonst genau gegenüber

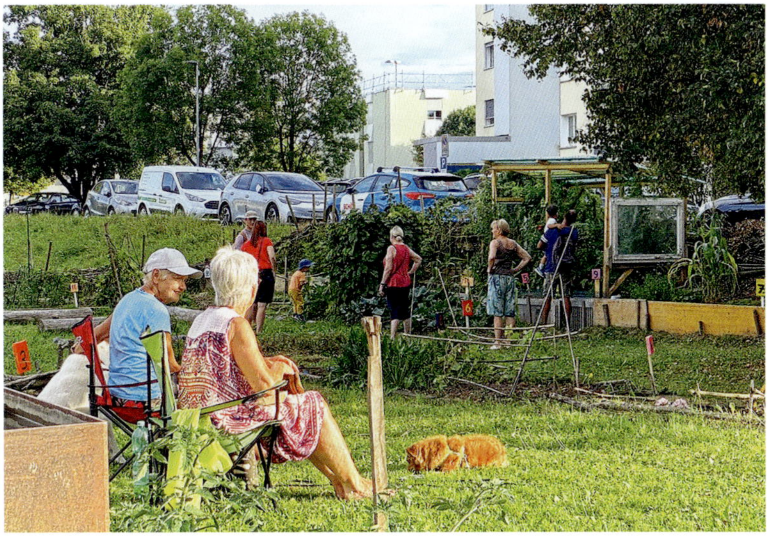

**Abbildung 6-18:** GartenPark im vierten Jahr, die älteren Damen kommen gern hierher (Foto: Petra Hagen Hodgson)

von drei Blöcken mit Alterswohnungen. Grundsätzlich haben sich ältere Menschen aus dem ganzen Quartier während des mehrjährigen Prozesses zwar nicht aktiv beteiligt, aber etliche von ihnen waren immer dabei, auch wenn nur zuschauend, wie **Abbildung 6-18** zeigt.

Ein paar von ihnen setzten sich manchmal zu uns in das Rundbogenzelt, das wir als Lagerhalle und Werkstatt aufgestellt hatten und freuten sich über ein paar miteinander gewechselte Worte. Andere kamen mit ihrem Hund vorbei. Nicht allen gefiel immer alles, ernsthafte Kritik gab es aber keine.

#### 6.3.7.2 Behindertengerechter Entwurf

Der Entwurf des Gartenpavillons ist aus der Bedingung heraus entstanden, dass dieser einen möglichst behindertengerechten Zugang und eine behindertengerechte Toilette aufweist. Möglichst alle sollen den kleinen Pavillon nutzen können. Der Grundriss spiegelt dies wider - zu sehen in **Abbildung 6-19**: Er baut auf dem Bild einer Schnecke auf, beginnend mit einer Rampe, welche auf das über dem Erdboden schwebende Gebäude führt, und zieht sich bis in die Spitze des Daches hinauf. Gebaut wurde die handwerklich recht anspruchsvoll zu erstellende Rampe schließlich nicht, sondern durch eine gekaufte, ausziehbare Rampe von der Stange ersetzt. Der ungewöhnliche Bau hat nicht nur unter der Bewohnerschaft Wohlgefallen geerntet, auch die Hauseigentümer sind angetan.

#### 6.3.7.3 Logistik

Die notwendige Detailplanung und Logistik für den Bau des Pavillons, die hier nicht bis ins Detail beschrieben werden kann, war ein hochkomplexes, schwieriges Unterfangen. Wir mussten uns fragen: Was kommt zuerst, die Detailplanung einer Fassade oder die Beschaffung von gebrauchten Fenstern, aus denen diese bestehen soll, wo kommen diese Fenster und die anderen notwendigen Bauteile her, wie werden sie zu einer stabilen Wand zusammengesetzt, wo können gefundene Materialien gelagert werden, wie kommen sie überhaupt vor Ort, woher sind notwendige Maschinen und Werkzeuge möglichst kostenfrei zu beschaffen und zu transportieren und der Fragen mehr.

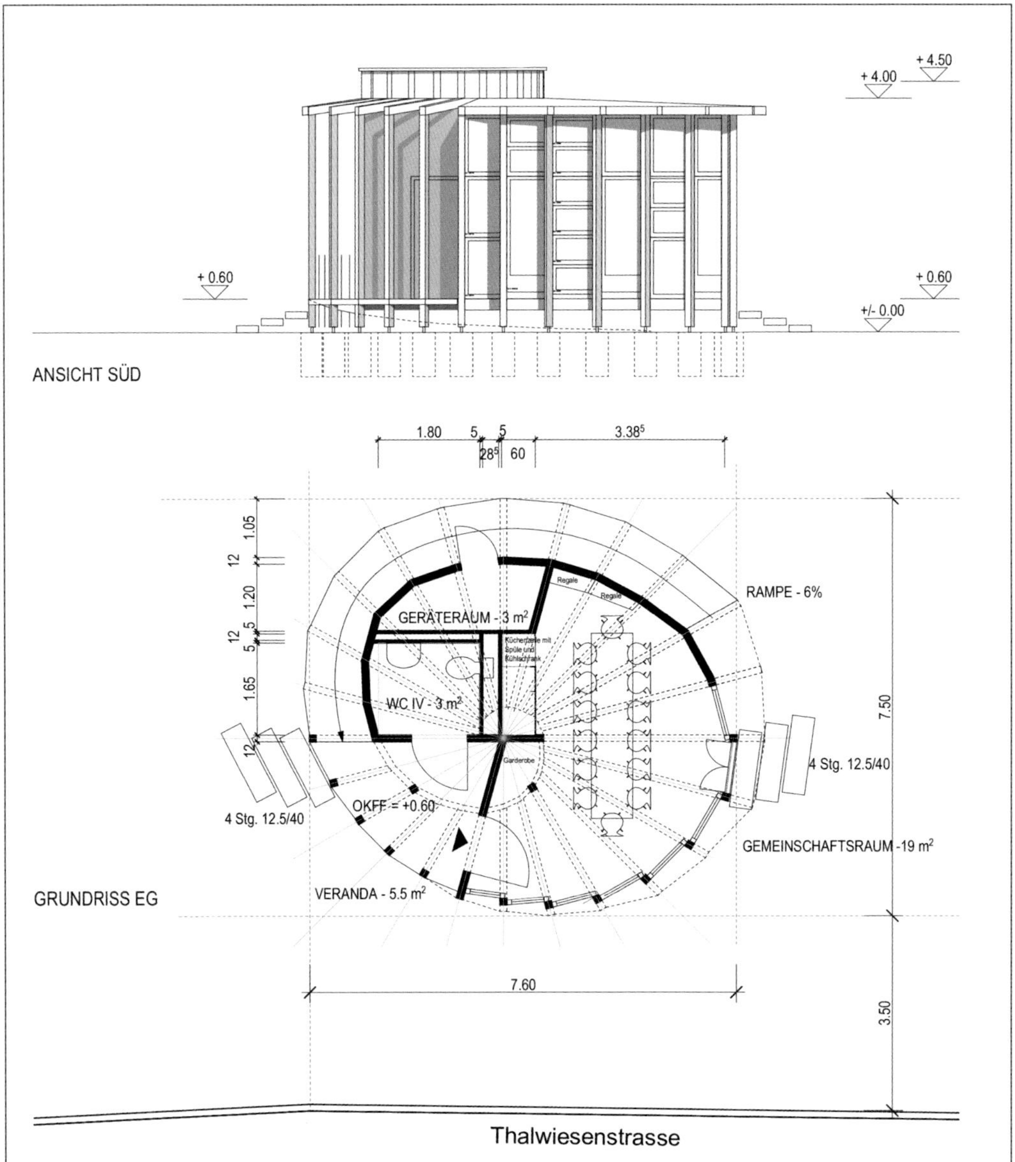


**Baueingabe**

Neubau 'GartenParkTreff' - Gemeinschaftsprojekt mit wiedervervendeten Bauteilen

**Grundriss EG + Ansicht Süd**

MST.: 1:100 FORMAT: A4 DATUM: 01.05.2022

Eigentümerin: Stadt Kloten
Kirchgasse 7, 8302 Kloten
Datum:
Unterschrift:

Bauherrin: Stadt Kloten vertreten durch ZHAW
Institut für Umwelt und Natürliche Ressourcen
Datum:
Unterschrift:

Projektverfasserin: GDAT Gabriela Dimitrova,
Restelbergstrasse 79, 8044 Zürich
Datum:
Unterschrift:

**Abbildung 6-19:** Grundriss der Architektin für die Baueingabe des Gartenpavillons. Wir nannten den Pavillon GartenParkTreff, weil die Bewohnerschaft sich einen Treffpunkt wünschte.

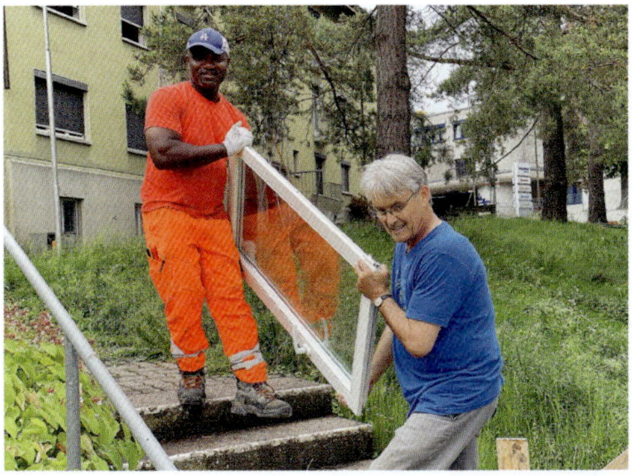

**Abbildung 6-20:** Unser freiwilliger Helfer packt an. Der Mitarbeiter des Abrissunternehmens hilft mit und wundert sich, was in der Schweiz alles entsorgt wird – dieses Fenster wird wiederverwendet (Foto: Petra Hagen Hodgson)

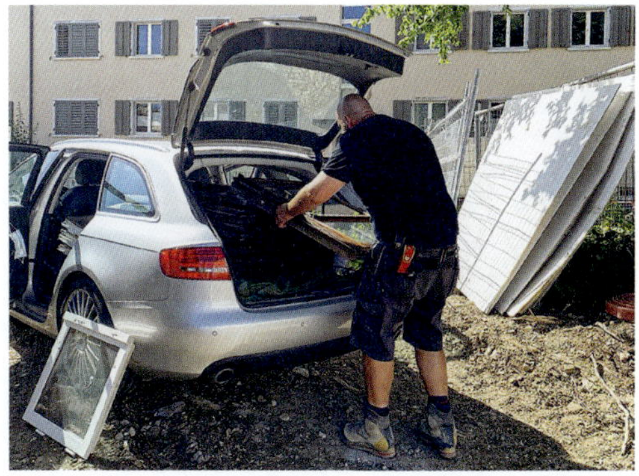

**Abbildung 6-21:** Der Transport der Baumaterialien ist eine Herausforderung. Auch bei diesem Abrissbau hatten wir tatkräftige Helfer beim Beladen des Autos. (Foto: Petra Hagen Hodgson)

Von der Stadt konnten wir leider nicht wie geplant einen geeigneten Raum als Lagerraum und Werkstatt erhalten. So stellten wir kurzerhand das große, bereits erwähnte Rundbogenzelt, welches wir günstig gebraucht kaufen konnten, direkt auf dem Gelände auf. Das hatte immerhin den Vorteil der kurzen Wege zwischen Werkstatt und Baustelle. Obwohl das Zelt Tag und Nacht offen zugänglich war, ist nichts gestohlen worden und Vandalismus und Littering hielten sich sehr im Rahmen.

Allein das Zelt wurde an einigen Stellen beschädigt und die eine oder andere ausgetrunkene Flasche achtlos in einer Ecke nebst Takeaway-Müll liegen gelassen.

Bei der Organisation der Logistik konnten wir nur auf sporadische Mitwirkung seitens der Bewohnerschaft zählen. Schon beim Aufbau des Gartens und der Anlegung des Natursteinplatzes war die Logistik nicht immer ganz einfach gewesen und für den Bau des Gartenpavillons waren letztendlich auch zu wenig finanzielle Mittel dafür vorhanden. So waren wir auf wohlwollende (Garten-)Baufirmen angewiesen und nutzten unsere Privatautos, zu sehen in den **Abbildungen 6-20** und **6-21**. Diese Aspekte hatten wir bei der Konzipierung zu wenig im Blick.

Das als Lager- und Werkstatt genutzte Rundbogenzelt zeigt **Abbildung 6-22.**

#### 6.3.7.4 Grenzen partizipativen Bauens, Mitwirkung von Fachleuten

Für die Erstellung des Gartenpavillons mit rund 25 m² Aufenthaltsfläche, Wasseranschluss und Toilette sowie Geräteraum brauchte es die Kooperation mit einem Architekturbüro – allein schon, um die notwendigen Baueingaben zu tätigen, den Entwurf auszuarbeiten, die Standfestigkeit zu garantieren, für die konkrete Machbarkeit Anleitung zu erhalten sowie schließlich alle notwendigen Schritte der Bauabnahme bis zur Inbetriebnahme durchführen zu können. So arbeiteten wir mit der Architektin Gabriela Dimitrova zusammen, die nebst ihrem eigenen Architekturbüro an der Universität Liechtenstein im Bereich Upcycling gerade ihre Dissertation verfasste. Letztendlich waren wir aber auch auf die fachliche und handwerkliche Unterstützung von Handwerksbetrieben angewiesen: etwa für die standfeste Erstellung des Grundgerüstes sowie für das Dach. Alles konnten wir nicht selbst machen. Mit unseren Kräf-

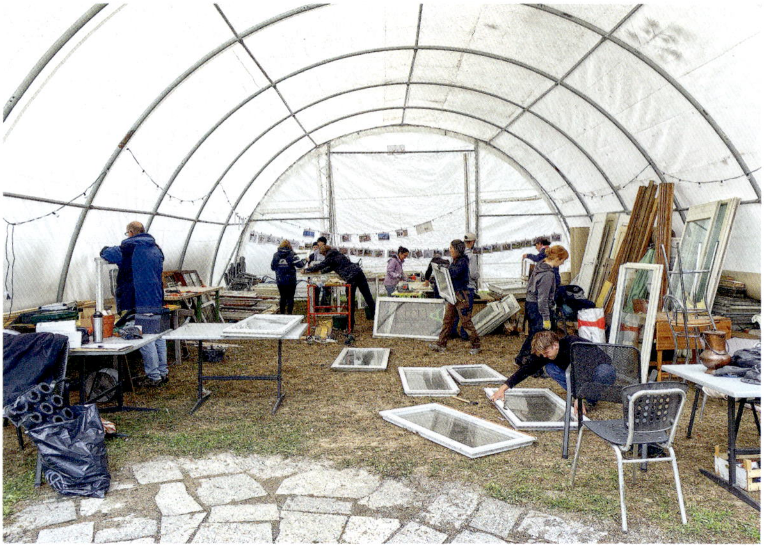

**Abbildung 6-22:** Lagerhalle und Werkstatt, ganzjährig offen zugänglich, hier mit Studierenden der ZHAW: Die Fundstücke werden abgemessen, nummeriert und im Rundbogenzelt aufbewahrt, bis sie gebraucht werden (Foto: Petra Hagen Hodgson)

ten, handwerklichen Fähigkeiten oder auch nur schon werkzeugmäßiger Ausstattung war der Bau nicht zu stemmen. Auch war der architektonische Entwurf dafür zu kompliziert. In der Begeisterung für das Design hatten wir dies nicht genug im Auge, auch wenn wir als Ausgangspunkt für den Entwurf die Machbarkeit mit Laien festgelegt hatten. Obwohl wir als Forschungsgruppe etliche architektonische und handwerkliche Kenntnisse mitbrachten und uns auch Bauabläufe durchaus bekannt waren, fehlte dann doch notwendiges Detailwissen, um das Projekt von Anfang an zielführender anzugehen. Für die mitwirkende Bewohnerschaft war der Bauprozess zwar ein gutes Mittel, Bekanntschaften zu vertiefen, letztendlich wird das Selberbauen aber auch als eine Überforderung empfunden worden sein. Insgesamt bauten deshalb nur wenige konstant mit – diese aber umso engagierter, wie die Arbeiten mit Holz und an Fenstern in den **Abbildungen 6-23** und **6-24** zeigen. Für das Quartier Hohrainli ist der Gartenpavillon zusammen mit dem GartenPark, trotz der Schwierigkeiten der Erstellung, inzwischen zu einem wesentlichen, bleibenden Element geworden. Er ist zum Ort geworden, an dem gelingende Nachbarschaft sich konkret entfalten kann. Allein dafür hat sich insgesamt der große Aufwand auch für uns mehr als gelohnt. Der kleine Bau stärkt die Identität des Ortes wie die Identifikation mit dem Ort schon jetzt.

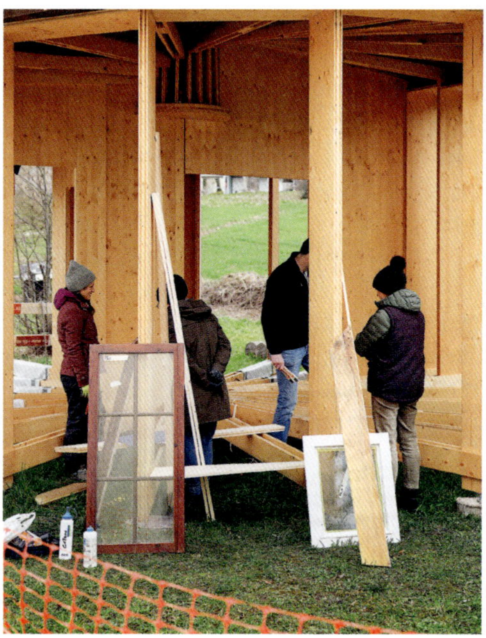

**Abbildung 6-23:** Bautag mit Unterstützung des Holzfachmanns (Foto: Conradin Frei; mit freundlicher Genehmigung)

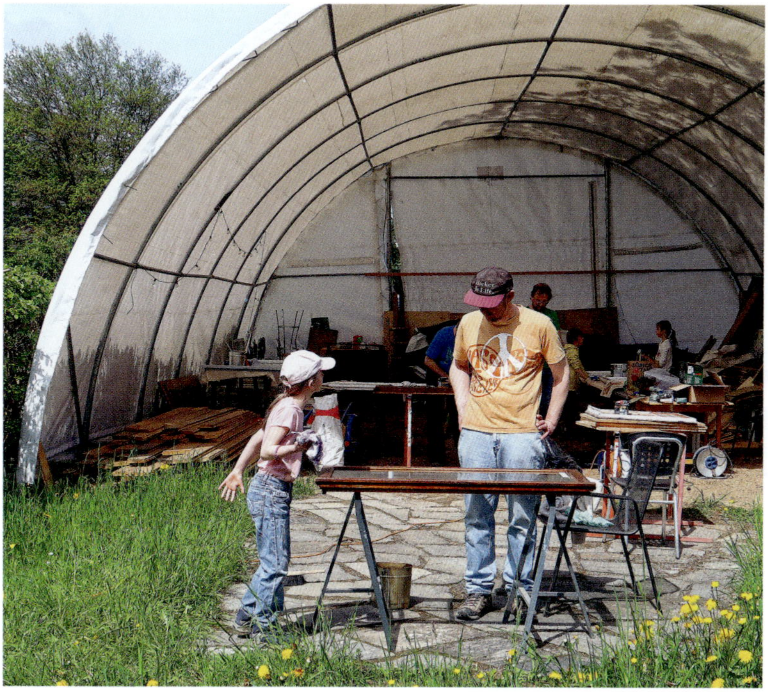

**Abbildung 6-24:** Bautag: Bearbeitung der Fenster (Foto: Petra Hagen Hodgson)

### 6.3.8 Kinder sind zugänglich

Dass unsere Kinder zu viel vor digitalen Medien sitzen, ist inzwischen hinlänglich bekannt (Kissling, 2025). Dabei wären sie sofort für Anderes zu gewinnen, sofern wir als Erwachsene voranschreiten und den Weg weisen. Das ist eine der wesentlichen Erkenntnisse aus unserem Projekt: Kinder aus dem Kindergarten, der Grundschule und durchaus auch Ältere ließen sich für alles begeistern.

Die Kinder schleppten Steine, schaufelten Erde und Sand, pflanzten Blumen, Sträucher und Gemüse, füllten Gießkannen und wässerten durstige Pflanzen, schmirgelten Fensterrahmen, strichen sie, schraubten, sägten, bohrten – sofern wir sie angeleitet haben und selbst mit Engagement, Lust und Freude an der Sache waren, dargestellt in den **Abbildungen 6-25** bis **6-28.** Anstatt auf herkömmlichen Spielplatz-Geräten zu sitzen, kletterten sie über Baumstämme oder staunten über Regenwürmer, die beim Schaufeln in der Erde zum Vorschein kamen, veranschaulicht in **Abbildung 6-29.** Die Kinder halfen aktiv und kreativ beim improvisierten Bau eines Bauspielplatzes (s. **Abb. 6-30**) mit und waren engagiert beim Gartenaufräumtag bei der Sache (s. **Abb. 6-31**).

Mitunter schauten Sie sich bei Erwachsenen Dinge ab und bauten diese nach, wie die Bilder eines Igelbaus in **Abbildung 6-32** und dessen Nachbau durch die Kinder in **Abbildung 6-33** auf Seite 140 zeigen.

Als zukünftige Entscheidungsträger und Entscheidungsträgerinnen haben sie einen Zugang zum Handwerklichen, zur Natur, zu Fragen der Nachhaltigkeit erhalten und dazu, wie viel Spaß es machen kann, gemeinsam etwas zu erarbeiten. Sie haben konkret etwas erschaffen und die Erfahrung gemacht, dass es auf sie ankommt. Sie sind stolz auf das von ihnen gepflanzte Gemüse oder auf „ihr“ Fenster im Pavillon, welches sie geschmirgelt und gestrichen haben. All diese Erfahrungen werden sie in ihr späteres Leben mitnehmen, wenn sie selbst die Welt mitgestalten werden.

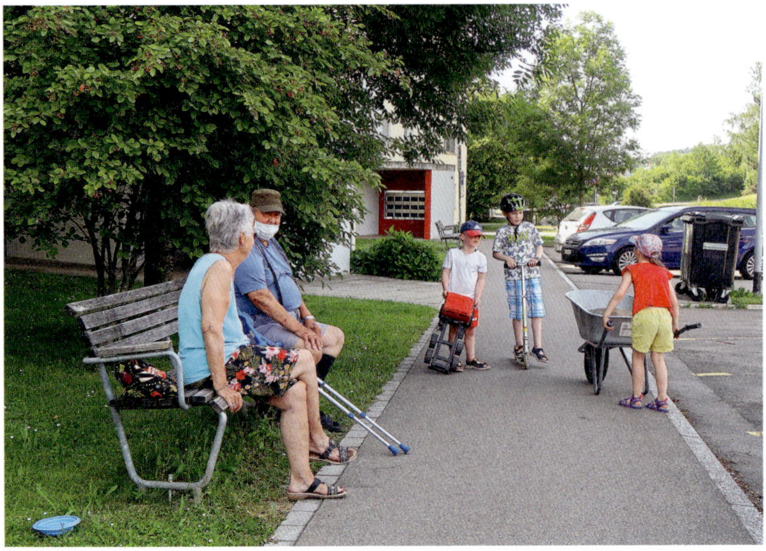

**Abbildung 6-25:** Die beiden Jungs fragen, ob sie auch mitbauen dürfen, die beiden Älteren sind immer anzutreffen, wenn im GartenPark etwas passiert (Foto: Petra Hagen Hodgson)

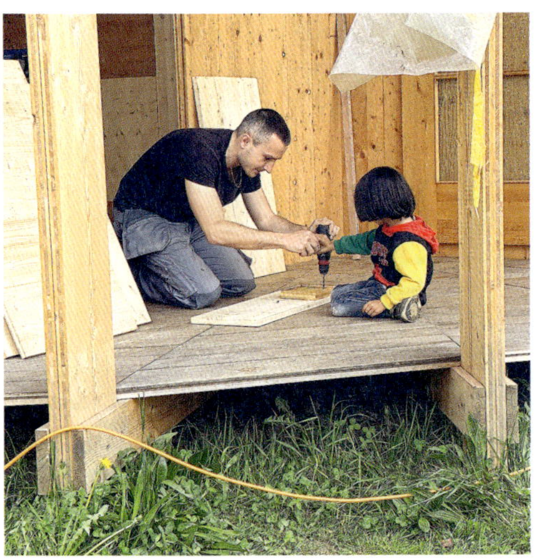

**Abbildung 6-26:** Bohren lernen (Foto: Petra Hagen Hodgson)

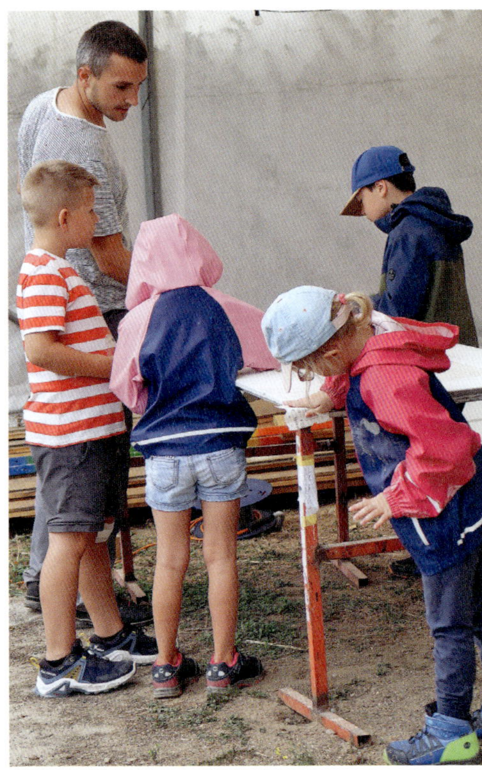

**Abbildung 6-27:** Alle sind konzentriert dabei (Foto: Petra Hagen Hodgson)

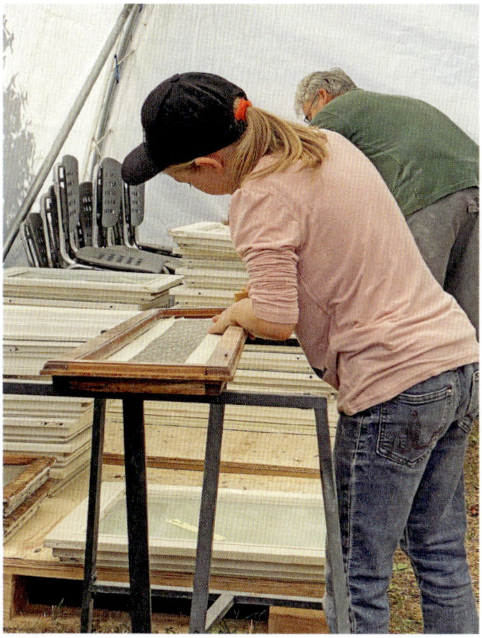

**Abbildung 6-28:** Jung und Alt bei der Fensterbearbeitung (Foto: Petra Hagen Hodgson)

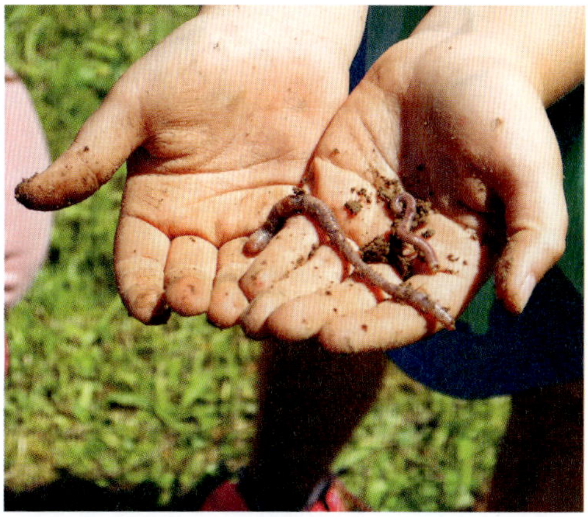

**Abbildung 6-29:** Anschauungsunterricht am Objekt (Foto: Petra Hagen Hodgson)

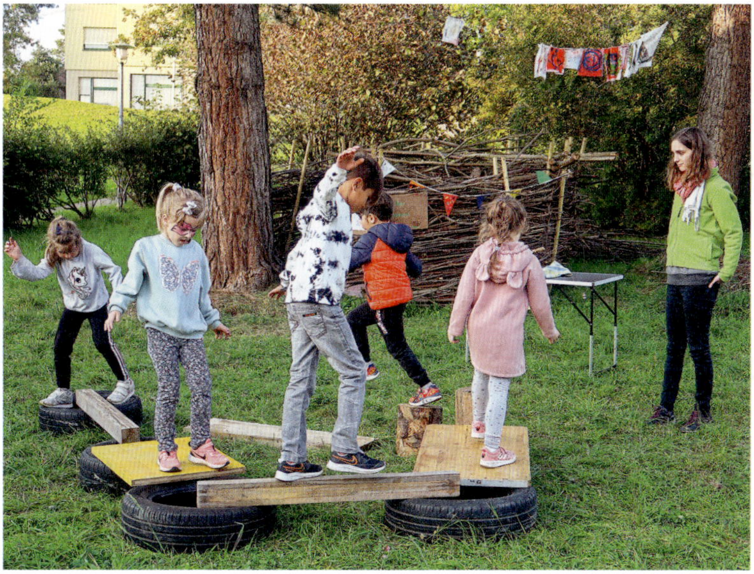

**Abbildung 6-30:** Bauspielplatz (Foto: Petra Hagen Hodgson)

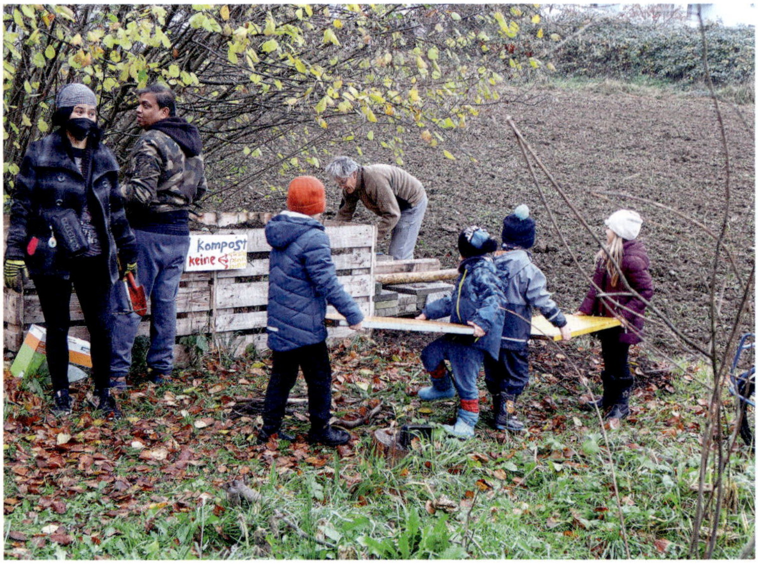


**Abbildung 6-31:** Eifriges Mitwirken am herbstlichen Gartenaufräumtag (Foto: Petra Hagen Hodgson)

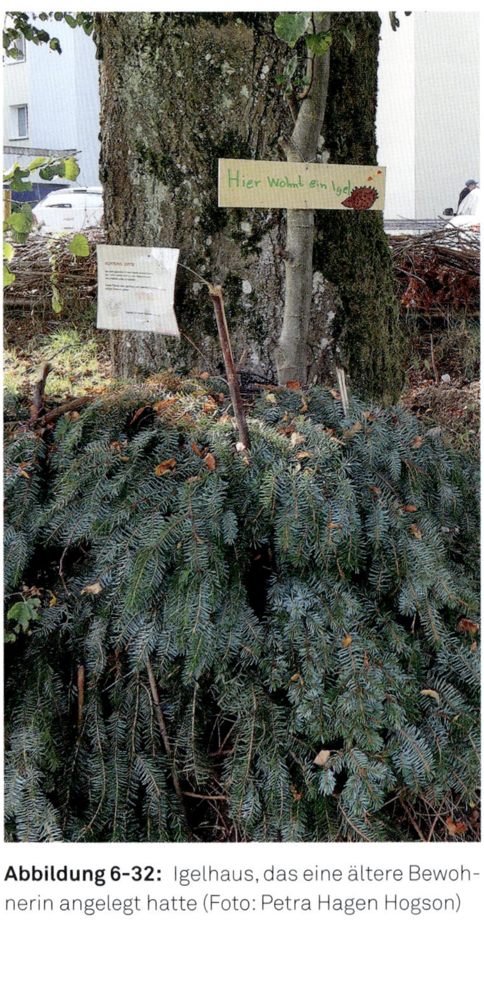


**Abbildung 6-32:** Igelhaus, das eine ältere Bewohnerin angelegt hatte (Foto: Petra Hagen Hogson)

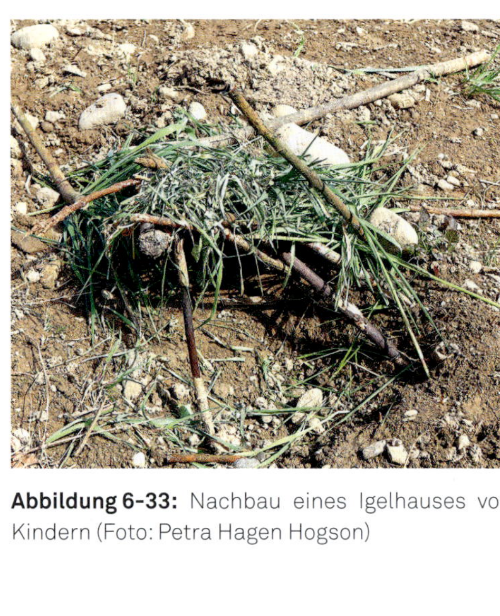

**Abbildung 6-33:** Nachbau eines Igelhauses von Kindern (Foto: Petra Hagen Hogson)

## 6.4 Interdisziplinäres Denken und Arbeiten

In unserer heutigen, professionalisierten Welt – auch dies hat dieses Projekt eindeutig gezeigt – wird es zunehmend darauf ankommen, wieder interdisziplinärer zu denken und zu entwickeln. Von der Leitung des Modellvorhabens wurden wir im dritten Jahr gefragt, einen ganztägigen Workshop zu diesem Thema mit anderen Teilnehmenden im Programm durchzuführen. Eigentlich waren wir davon ausgegangen, dass uns die Frage der Verstetigung gestellt würde, denn sie ist virulent. So waren wir zunächst eher erstaunt über dieses Anliegen. Bei genauerer Betrachtung wurde uns schnell klar, warum: Schon allein unsere Forschungsgruppe mit geisteswissenschaftlichem wie sozial- und naturwissenschaftlichem Zugang (**Kasten 6.7**) und vielfältiger Berufserfahrung hat über Jahre höchst interdisziplinär gearbeitet und vernetzte Denkweisen praktiziert. Während heute die naturwissenschaftlichen Disziplinen vor den empirisch arbeitenden sozial- und v. a. den hermeneutisch arbeitenden geisteswissenschaftlichen Disziplinen immer noch den Vorrang haben, sind wir klar der Meinung, dass es beide Denk- und Herangehensweisen gleichermaßen braucht, je nachdem, um welchen Aspekt es sich handelt: das Messen wie das Wiegen, das Ermessen wie das Abwägen oder das interpretierende Zusammendenken verschiedener Aspekte im Bemühen um konkretes Verstehen. Echtes, interdisziplinäres Denken und Arbeiten setzt Offenheit, Interesse an anderen Denkweisen und am Gegenüber sowie genaues Zuhören voraus (**Kasten 6.8**). Nur so wird es möglich, auch die Sprache anderer Disziplin(en) und Kulturen zu verstehen und einen gemeinsamen Weg der Verständigung zu finden. Langjährige Erfahrung tut dann ihr Übriges.

**Kasten 6.7: Interdisziplinäre Vielfalt in der Forschergruppe**

Unsere Forschungsgruppe bestand zur Zeit der Initiierung und Durchführung des Projektes aus einem Soziologen, einer Kulturwissenschaftlerin und ausgebildeten Landwirtin, zwei Umweltingeneurinnen (eine davon ehemalige Medizinerin), einer Hortikulturingenieurin sowie einer Kunsthistorikerin und Germanistin als Leiterin, die auf Fragen der Stadtentwicklung und Architektur des 20. und 21. Jh. sowie der Gartengeschichte spezialisiert ist und inzwischen insbesondere auch sozial-räumliche und psychologisch-gesellschaftliche Aspekte im Blick hat. Später kamen eine Biologin sowie ein ehemaliger Student und Elektriker als wissenschaftlicher Assistent hinzu. Das war ein guter Mix.

**Kasten 6.8: Transdisziplinäre Arbeit**

Auf der letzten Gesundheitsförderungskonferenz in Bern vom 1.2.2024 wurde Transdisziplinarität als Zusammenarbeit mit der Bevölkerung definiert. Folgt man dieser Betrachtungsweise, müsste man sagen, dass wir transdisziplinär gearbeitet haben, weil wir das Wissen und den Erfahrungsschatz der Bewohnerschaft im Hohrainli mit in unser Handeln einbezogen haben, ja dieses als Ausgangspunkt genommen haben und es auch im Laufe des Projektes immer wieder haben einfließen lassen. Ob ein solches Arbeiten bereits als transdisziplinär zu verstehen ist, bleibt zu diskutieren.

## 6.5 Weiterführende Überlegungen

Wenn unsere Erfahrungen gezeigt haben, dass sich am gemeinsamen, aktiven Gestalten der eigenen Wohnaußenräume zwar viele gern zu ihren Wünschen, Bedürfnissen und Vorstellungen äußern, sich dann aber (im Verhältnis zur Gesamtbewohnerschaft im Quartier) letztendlich nur wenige aktiv an der Gestaltung beteiligen, bleibt nicht aus, das heutige gesamtgesellschaftliche Umfeld mit einzubeziehen und die Frage nach dem persönlichen Engagement in diesen Kontext zu stellen. In einer Zeit, in der Individualisierungsprozesse voranschreiten und eine ausgeprägte Konsumhaltung herrscht, kann Verbindlichkeit und Verantwortung für ein nachbarschaftliches Projekt von einer Bewohnerschaft immer weniger vorausgesetzt bzw. eingefordert werden. Auch in näherer Zukunft wird sich dies als kein leichtes Unterfangen erweisen. Wir grenzen hier an gesellschaftliche Fragen, die heute grundsätzlich zur Debatte stehen bzw. stehen sollten. Aber eine solche Erklärung allein reicht nicht aus. Wenn wir uns gefragt haben, warum die Leute nicht auftauchen, obwohl sie sich für einen Einsatz angemeldet haben, sind die Gründe vielfältiger. Die Bewohnerschaft des Quartiers Hohrainli arbeitet mitunter in Arbeitsfeldern, die hohe zeitliche Flexibilität voraussetzen, weil die Einsatzpläne kurzfristig wechseln, wie etwa bei Taxifahrern, oder es handelt sich schlicht um ein Sprachproblem. Manche sind aufgrund dreier unterschiedlicher Jobs einfach zu müde, sich auch noch in ihrer Freizeit mit Unkraut jäten oder Bauarbeiten zu beschäftigen. Es sind tiefer greifende, gesellschaftliche, soziale und auch kulturelle Aspekte, die sich im kleinen Kreis im Hohrainli manifestieren und nur mit Zeit, Geduld, Beharrlichkeit, Durchhaltevermögen und v.a. Bedachtheit zu begegnen sind. Letztendlich steht und fällt ein solches Unterfangen wie das vorliegende mit dem Geschick, andere Menschen gewinnen zu können und ihnen vermitteln zu können, dass es auf sie ankommt. So hat uns die Erfahrung im Hohrainli gelehrt, wie sehr jedes persönliche Engagement und die Entwicklung des Projekts v.a. auch von dem aufgebauten Vertrauen und der Beziehung zu den sehr unterschiedlichen Persönlichkeiten abhing.

Natürlich hätten wir uns gewünscht, dass es gelungen wäre, noch mehr Menschen für das gemeinsame Projekt zu gewinnen.

Dennoch sind wir zum Schluss gekommen, dass Menschen unterschiedlichster Herkunft, Interessen und Alter, die in Wohnumgebungen wie jener in Kloten leben, durchaus zugänglich sind. Das zeigt der fertige Pavillon im GartenPark in den **Abbildungen 6-34** bis **6-36** auf Seite 143 allemal.

Unsere Hoffnung bleibt, dass die mitwirkenden Menschen Promotoren für weitere Teilnehmer:innen bleiben werden. Ob wir ein

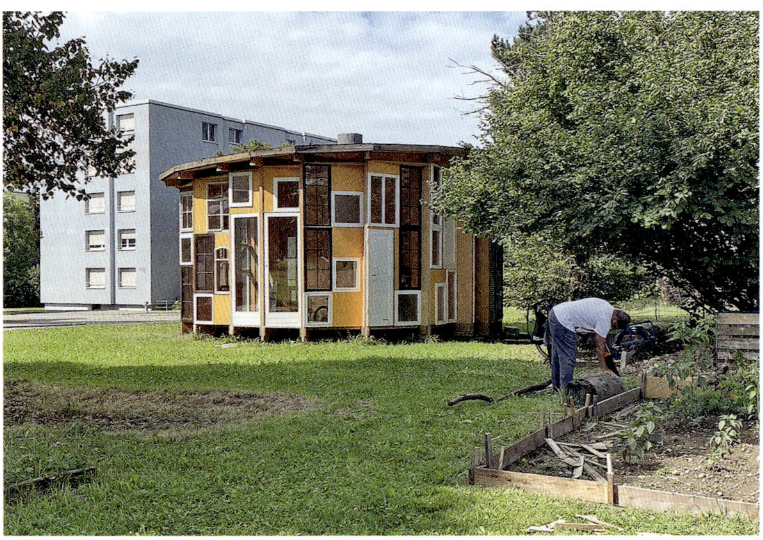

**Abbildung 6-34:** Nach zwei Jahren Arbeit ist der Pavillon fertig (Foto: Petra Hagen Hodgson)

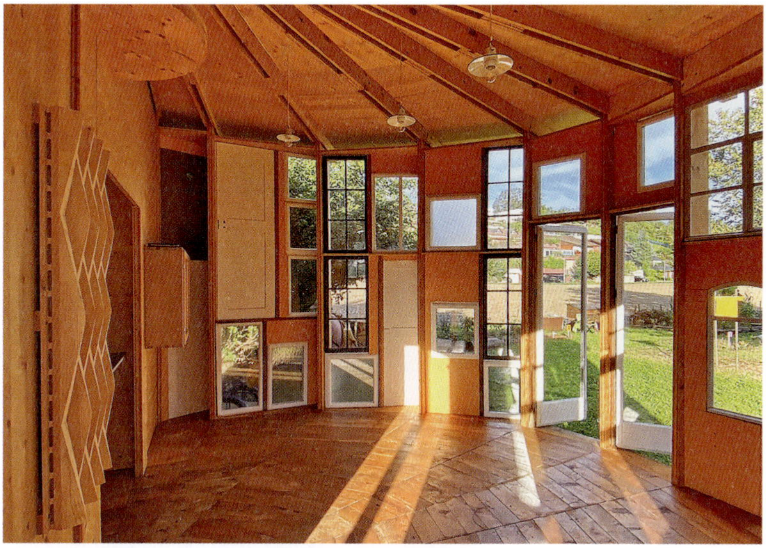

**Abbildung 6-35:** Jedes Bauteil hat eine Geschichte: Der schöne Boden war mal ein Tanzboden (Foto: Petra Hagen Hodgson)

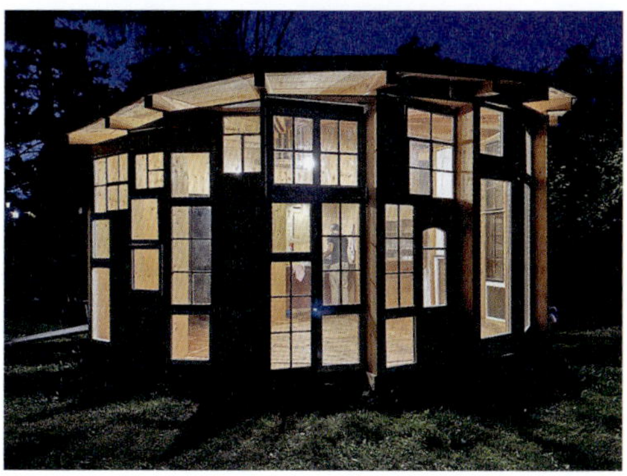

**Abbildung 6-36:** Aufräumen nach dem Einweihungsfest (Foto: Petra Hagen Hodgson)

kleines Stück mehr kulturelle Verständigung unter den Beteiligten erreicht haben, bleibt vorläufig als Frage bestehen.

## 6.6 Verstetigung

Trotz ungünstiger Voraussetzungen ist letztendlich erstaunlich viel gelungen – auch die Verstetigung des Projektes, die wir von Anfang an betrieben haben und die sich als langwieriger Prozess auch hier mit zahllosen Gesprächen herausgestellt hat. Es ist gelungen, die Stadt, deren Fachstellen wenig vernetzt arbeiten, dafür zu gewinnen, für die Zukunft ins Auge zu fassen, eine Stelle für eine(n) Quartierbeauftragte(n) einzuführen, die übergeordnet für Klotener Quartiere zuständig sein wird. Die Altersbeauftragte der Stadt wird künftig im GartenParkTreff regelmäßig eine Caférunde einberufen. Die Vereinigung Freizeit Kloten, mit der wir konstant bereits während der gesamten Laufzeit des Projektes diverse Aktionen gemeinsam durchgeführt haben, wird den von uns mit ihnen initiierten Naturspielplatz weiterführen und weitere Aktionen wie einen Biodiversitätsvormittag mit den ihnen anvertrauten Kindern im Rahmen ihres zweiwöchigen Angebotes Bau&SpielRaum Hohrainli anbieten. Eine Bewohnerin führt bei schönem

Wetter gelegentlich „Besenbeizen“ mit Ausschank und gemeinsamen Grillen durch und beim Eigentümerverein können kleinere finanzielle Anliegen eingebracht werden. Nebst der Gartengruppe, und das war wesentlich, konnte ein Quartierverein gegründet werden, der nicht nur Anlaufstelle für den Pavillon ist. Denn es braucht schon ein Minimum an Strukturen.

Inwieweit diese im Kleinen entwickelte Initiative Bestand haben wird, wird sich erweisen. Auf die Rahmenbedingungen haben wir keinen Einfluss mehr. Allem voran kommt es auf einzelne Persönlichkeiten an, welche das gemeinsame Unterfangen zu ihrer Sache machen. Davon gibt es einige in Kloten. Wesentlich wäre, dass solche Initiativen eine größere Ausstrahlung erhalten würden und mehr in politische Entscheidungsprozesse auf allen Entscheidungsebenen einfließen würden, um ein relevantes Gewicht zu erhalten und um ein dringend notwendiges lebensdienliches Umdenken zu erzielen. Solche kleinen Initiativen werden die anstehenden globalen Probleme zwar nicht lösen, aber sie sind ein kleiner Baustein dafür, dem ökonomistischen, konsumorientierten Denken unserer Zeit etwas entgegenzusetzen. Sie stellen das freundschaftlich-kooperative Zusammenleben der Menschen an oberste Stelle und vermitteln die dazugehörigen Werte.

## 6.7 Literatur

Cooper, D.E. (2006). *A Philosophy of Gardens*. Clarendon Press. https://doi.org/10.1093/oso/9780199290345.001.0001

Hagen Hodgson, P. & Eberhard, P. (2018). *Gartenleben im Alter*. Haupt.

Hagen Hodgson, P. & Eberhard, P. (2016). *Gemeinsames Gärtnern im Alter. Das Projekt „Grünräume für die zweite Lebenshälfte“ der Zürcher Hochschule für Angewandte Wissenschaften in Wädenswil*. Hochparterre.

Hagen Hodgson, P. & Wydler, H. (2017). *Grünräume für die zweite Lebenshälfte. Förderung von Lebensqualität und Gesundheit durch neue Grünraumqualitäten von Wohnsituationen älterer Menschen in der deutschen Schweiz*. https://www.zhaw.ch/forschungsdaten/research/Projekt-00001779/EndberichtGruenraeume.pdf

Hagen Hodgson, P. (2010). Verdichtete Grünräume im urbanen Raum: Plädoyer für mehr Intimität und Individualisierung im urbanen Wohnumfeld. *Werk, Bauen + Wohnen*, 9, 3.

Harrison, R. (2010). *Gärten. Ein Versuch über das Wesen der Menschen*. Carl Hanser. (Originalquelle veröffentlicht in 2008)

Höpflinger, F. & van Wezemael, J. (Hrsg.). (2014). *Wohnen im höheren Lebensalter. Grundlagen und Trends. Age Report III*. Seismo.

IKE Institut Konstruktives Entwerfen, ZHAW Departement Architektur, Stricker, E., Brandi, G., Sonderegger, A., Baubüro in Situ AG, Zirkular GmbH, Angst, M., Buser, B. & Massmünster, M. (Hrsg.). (2021). Bauteile wiederverwenden. Ein Kompendium zum zirkulären Bauen. Park Books.

Kissling, B. (2025). Digitalisierung der Schulen – ein Beitrag zur Dehumanisierung der Bildung? In T. Raupach & F. Fuchs (Hrsg.), *Bidlungsautomaten? Beiträge zur Digitalisierung von Bildung und Lehre* (1. Aufl., S. 81–107). Springer Vieweg. https://doi.org/10.1007/978-3-658-45542-2_5

Kniess, B. & Dell, C. (2009). Nachbarschaften. In D. Arnold (Hrsg.), *Nachbarschaft* (S. 225–237). Callwey.

Krasny, E. & Architekturzentrum Wien (Hrsg.). (2012). *Hands-on Urbanism 1850–2012. Vom Recht auf Grün*. Turia + Kant.

Mäckler, C. (1.9.2016). Von Haus aus missglückt. *Frankfurter Allgemeine Zeitung*.

Müller, C. (Hrsg.). (2011). *Urban Gardening. Über die Rückkehr der Gärten in die Stadt*. Oekom.

Rosa, H. (2013). *Beschleunigung und Entfremdung*. Suhrkamp.

RZU (Hrsg.). (7.7.2022). Quartierentwicklung Hohrainli in Kloten – dank Kreativität und Flexibilität soll die Blockade überwunden werden. https://rzu.ch/news-publikationen/quartierentwicklung-hohrainli-in-kloten

Siebel, W. (2009a). Ist Nachbarschaft heute noch möglich? In D. Arnold (Hrsg.), *Nachbarschaft* (S. 7–13). Callwey.

Siebel, W. (2009b). Die Welt lebenswerter machen. Stadtplanung als Gesellschaftspolitik. *Mittelweg 36*, *18*(6), 26–48.

Stadt Kloten (Hrsg.). (2020). *Soziales Quartierentwicklungskonzept*. https://www.kloten.ch/_docn/3827423/StR-Beschluss_140-2022_vom_21.06.2022_-

_Gebietsentwicklung_Hohrainli_-_Teilrev._Bau-_und_Zonenplan_-_berw._GR.pdf
Stockhammer, D. (Hrsg.). (2021). *Upcycling. Wieder- und Weiterverwendung als Gestaltungsprinzip in der Architektur* (2. Aufl.). Triest.
van Wezemael, J. (2014). Über Maßstäbe und Ideologien – Gedanken zum privaten Wohnen im Alter. Ein Essay. In F. Höpflinger & J. van Wezemael (Hrsg.), *Wohnen im höheren Lebensalter. Grundlagen und Trends. Age Report III* (S. 211–222). Seismo.

# 7 Tiergestützte Intervention auf dem Bauernhof

Andrea Göhring und Jutta Schneider-Rapp

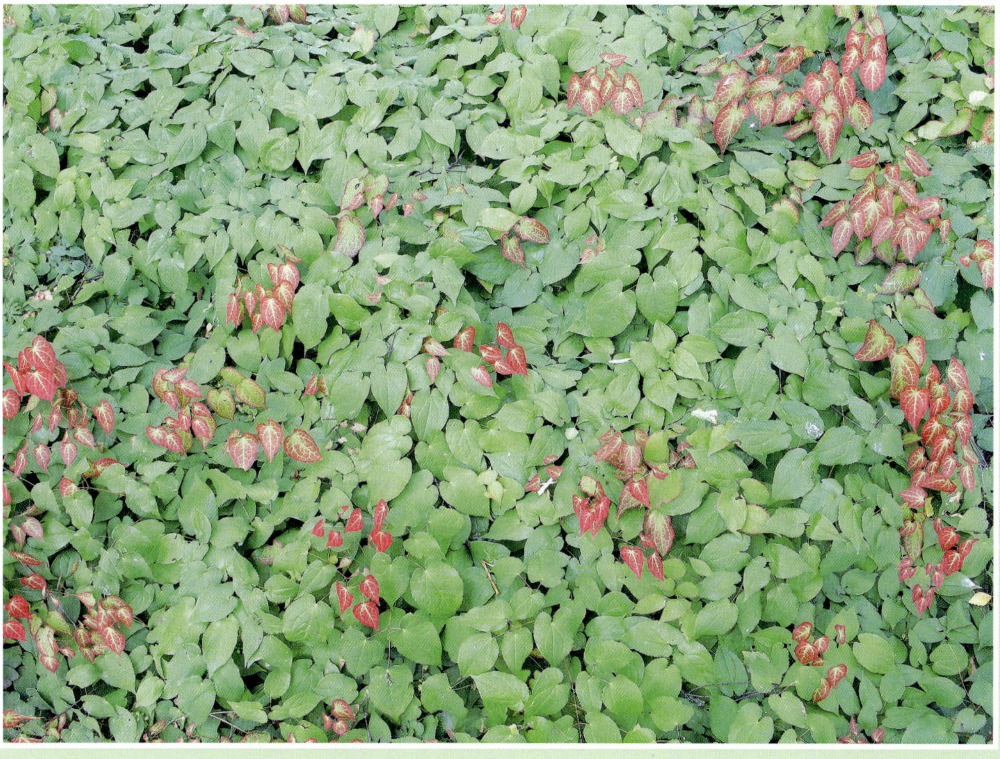

Der Bauernhof ist ein idealer Ort für tiergestützte Interventionen. Denn Bauernhoftiere motivieren Menschen egal welchen Alters etwas mit ihnen oder für sie zu tun oder über sie zu sprechen. Durch die vielen sinnstiftenden Tätigkeiten haben unsere Klient:innen nicht das Gefühl, therapiert zu werden. Die Stärkung der körperlichen, seelischen und geistigen Ressourcen geschieht quasi ganz nebenbei. Das gilt für Seniorinnen und Senioren genauso wie für Kinder mit Handicaps. Dieses Kapitel thematisiert zudem das professionelle Planen und Arbeiten sowie die Anforderungen an Anbieter:innen, Kooperationsparter_innen und an Gäste. Ein weiteres Thema ist der Umgang mit den Tieren im Sinne des Tierwohls und der Hygiene.

## 7.1 Tierische Unterstützung

In diesem Kapitel wird anhand von Beispielen beschrieben, welche positive Wirkung z.B. Hühner, Schafe und Kühe auf Menschen haben und warum.

### 7.1.1 Hennen als Logopäden

Statt im Klassenzimmer sitzt Gretel heute auf einer grünen Wiese. Um sie herum scharrt, pickt und flattert eine bunte Hühnerschar. Fröhlich begrüßt die Achtjährige das Federvieh. Die Hennen Agathe und Brunhilde gackern munter vor sich hin. Das gefällt Gretel. Bedächtig formt sie die nächsten Worte. Was für andere Kinder selbstverständlich ist, fällt Gretel unendlich schwer: das Sprechen. Dabei würde sie so gerne. Denn das Mädchen ist eigentlich eine Frohnatur. Offen geht sie auf ihre Mitschüler:innen und Lehrkräfte zu. Doch leider verstehen diese sie kaum. Das frustriert alle Beteiligten. Auch in der Sprech- und Sprachtherapie bleibt Gretel oft stumm. Warum sollte es in solch einer künstlichen herbeigeführten Situation auch besser funktionieren als in der Schule?

Ganz anders motiviert ist sie auf dem Bauernhof. Hier übernehmen die kommunikativen Hühner die Rolle der Logopädin. Das stetige und fröhlich wirkende Gackern der Hühner animiert Gretel. Außerdem wendet sich das Federvieh nicht gleich ab, wenn ihr die Worte fehlen. Hühner haben alle Zeit der Welt und Geduld. Für sie zählt nur die freundliche Stimme. In diesem Umfeld fasst Gretel Mut und beginnt ein Gespräch, wie **Abbildung 7-1** veranschaulicht. Gemeinsam mit der Lehrkraft hören wir genau zu und wiederholen die Aussagen von Gretel in einem korrektiven Feedback. Sprechen lernen durch Sprechen lautet hier das Motto. So wird der Bauernhof zum Therapieort (**Kasten 7.1**).

**Kasten 7.1: Biohof Göhring bietet ein optimales Umfeld**

Um Kinder wie Gretel intensiver zu fördern, hat die Bioland-Bäuerin Andrea Göhring 2010 eine Weiterbildung zur Fachkraft für tiergestützte Therapie und Pädagogik absolviert. Damals als Exotin allein unter Hundebesitzern und Pferdefreunden. Seit dem Abschluss ihrer Weiterbildung fördert sie mit ihren Tieren auf dem Bauernhof Kinder mit körperlichen oder seelischen Handicaps. Dazu gehören Kinder mit geistigen, emotionalen, und sprachlichen Behinderungen sowie Schüler mit Sehbehinderung und Schwerstmehrfachbehinderung. Seit einigen Jahren kommen auch Seniorinnen und Senioren aus der Tagespflege auf den Hof in Rulfingen in Oberschwaben.

Lebensgrundlage und Rahmen für die umfangreiche Bildungs- und Therapiearbeit des Betriebes ist der ökologische Ackerbau. Mit dem Ziel und der Lebenseinstellung, im Einklang mit der Natur zu wirtschaften, stellten Hubert und Andrea Göhring 2004 die Landwirtschaft auf Bioland um. Somit änderten sich auch die Betriebsschwerpunkte: Der zuvor auf Schweinehaltung spezialisierte Hof entwickelte sich zu einem ökologisch bewirtschafteten Ackerbaubetrieb mit 100 Hektar Ackerland und 20 Hektar Grünland. Die Tiere werden seitdem ausschließlich für soziale Zwecke gehalten.

Um ihre langjährigen praktischen Erfahrungen weiterzugeben, hat Andrea Göhring 2020 auch eine berufsbegleitende Fachkraftweiterbildung zur tiergestützten Intervention konzipiert. Gemeinsam mit anderen Dozent:innen lehrt sie Menschen aus unterschiedlichen Berufsfeldern, wie sie Bauernhoftiere gezielt in ihrem Berufsfeld oder unter fachkompetenter Einbindung für pädagogische bzw. therapeutische Zwecke bei unterschiedlichen Zielgruppen einsetzen können. Die praxisorientierte Weiterbildung richtet sich sowohl an Menschen mit einer pädagogischen, therapeutischen, medizinischen oder sozialen Ausbildung, ebenso aber auch an Landwirt:innen, die im Team mit Fachpersonen aus Pädagogik und Therapie o.ä. tiergestützt arbeiten möchten.

Neben den Hühnern unterstützen uns auf unserem Bauernhof drei Kühe, drei Esel, zwei Minischweine, sechs Schafe und fünf Ziegen bei den tiergestützten Interventionen. Tier und Mensch zuliebe gelten dabei feste Umgangsformen: leise sein und sich ruhig bewegen.

Gretel gelingt das mit den Hühnern gut. Aber ihr Klassenkamerad Aron hat damit manchmal Mühe. Er leidet an einer Autismus-Spektrum-Störung. Im Alltag kann er seinen Bewegungsdrang kaum steuern und kanalisieren. Das passt gar nicht gut zu den Hühnern. Wenn er auf die Wiese stürmt, stobt das Federvieh panisch auseinander.

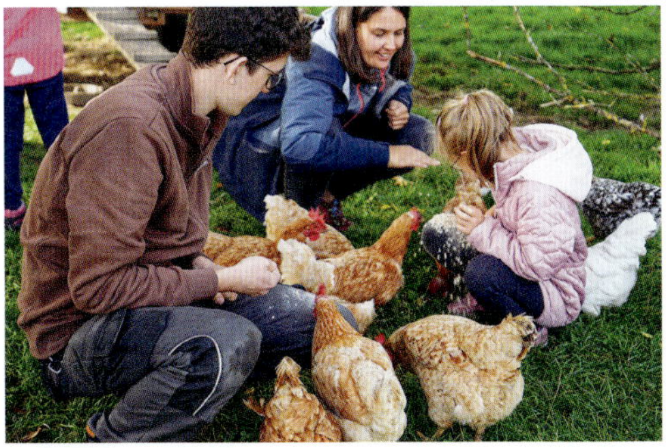

**Abbildung 7-1:** Gretel. Die Hühner kommen gerne auf Gretel zu. So kann sie mit ihnen in den Dialog treten (Foto: Christian Blome; mit freundlicher Genehmigung)

Grundlage für einen professionellen Umgang und ein sicheres Arbeiten in der tiergestützten Intervention mit Bauernhoftieren, ist ihr natürliches Verhalten zu verstehen. Sind sie Fluchttiere? Wieviel Artgenossen brauchen sie? Und welche Sinne sind bei den einzelnen Tierarten wie ausgeprägt?

### 7.1.2 Hühner sehen viel und spüren alles

Beispielsweise verfügen unsere vermeintlich dummen Hühner über ein erstaunlich vielfältiges Sinnes- und Verhaltensspektrum, das sich aus ihrer Herkunft erklärt. Ursprünglich lebte das Federvieh im Unterholz sowie am Waldrand. In diesem unübersichtlichen Gelände war es überlebenswichtig, gut zu sehen und zu hören: Hühner sind wie andere Vögel Augentiere. Ihre Augen sind im Verhältnis zum Kopf relativ groß. Durch die seitliche Anordnung der Augen haben Hühner fast einen Rundumblick von 360 Grad. So entgeht ihnen kein von oben oder hinten kommender Feind. Dagegen können sie nur in einem kleinen Winkel von 30 Grad räumlich sehen und Entfernungen abschätzen. Hühner sind kurzsichtig: Objekte, die mehr als 50 Meter entfernt sind, können sie nicht mehr erkennen. Diese Schwäche versuchen sie jedoch durch häufiges Kopfwenden auszugleichen. Hühner haben zwar keine sichtbaren Ohren mit Ohrmuschel, hören aber trotzdem hervorragend. Ihre relativ kurzen Gehörgänge sind mit kleinen Federn geschützt. Sichtbar sind nur die kleinen Ohrläppchen, auch Ohrscheiben genannt. Je nach Rasse sind diese verschiedenfarbig. Feine Vibrationsorgane in den Beinen unterstützen ihr gutes Gehör zusätzlich. Sie spüren förmlich jede Annährung.

Deshalb leiten wir unsere Klient:innen immer wieder an, sich dem Federvieh ruhig zu nähern und still zu bleiben. Bei den Hühnern merkt Aron schnell, wie schwierig sein Verhalten für andere ist: Kommt er angestürmt, ergreifen die Hühner die Flucht. Dadurch erhält er zwar unmittelbar ein Feedback auf sein Verhalten, aber keine Erfolgserlebnisse. Welches Tier, zu welcher Gelegenheit und zu wem passt, lässt sich erst im Verlauf der tiergestützten Intervention herausarbeiten. Wichtig ist es dabei, die Vorgeschichte der einzelnen Personen zu kennen.

Beispielsweise kann Aron die vielen Eindrücke um ihn herum nicht filtern. Im Alltag stürmt einfach zu viel gleichzeitig auf ihn ein. Daher wirkt er oftmals angespannt. In der Schule kann er sich weder konzentrieren noch mit anderen interagieren.

### 7.1.3 Schafe beruhigen

Nach einigen Stunden stellt sich heraus, dass sich die Schafe am besten für den Schüler eignen. Die besonnenen Wolltiere beruhigen ihn und drängen sich nicht auf, sondern warten ab, bis Aron bereit für die Intervention ist. Besonders, wenn sie zum Wiederkäuen im Stroh der Begegnungsbucht liegen. Nachdem Aron zunächst einige Runden im Stall gedreht hat, legt er seine Unruhe mit den Schuhen und Socken ab. Auf dem Schoß der Lehrkraft, kann er sich in einem vertrauten Rahmen fallen lassen. Wir betten seine Füße in die Wolle von Lucy, wie in **Abbildung 7-2** dargestellt. Vorsichtig nimmt er den Kopf von Schaf Schnucky in die Hand. Immer wieder schaut er verblüfft seine Finger an und riecht an seinen nach Wollfett duftenden Handflächen. Seine Mimik entspannt sich und er betrachtet konzentriert seine neugewonnenen tierischen Freunde. Hier gelingt, was im schulischen Kontext bisher nicht geht. Aron lässt sich auf etwas ein, er kommt zur Ruhe.

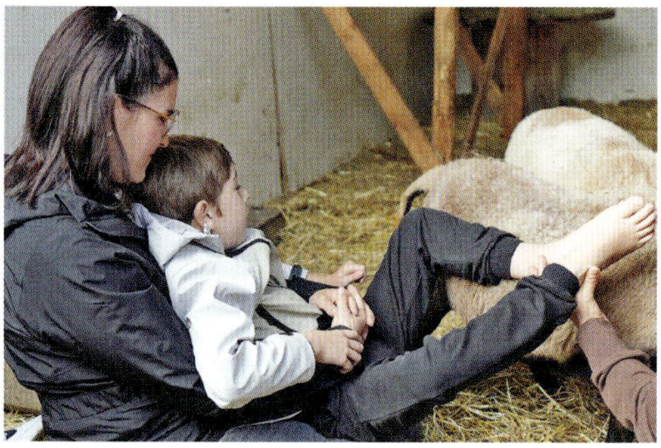

**Abbildung 7-2:** Aron. Schafe fühlen mit Hand und Fuß (Foto: Christian Blome; mit freundlicher Genehmigung)

Grundsätzlich gilt bei dieser Art der Förderung: Dort ansetzen, wo die Menschen etwas schaffen können. So gelingen dann auch Erfolge. Was aber keineswegs heißt, dass sie zufällig stattfinden. Die Tiergestützte Intervention auf dem Bauernhof fängt mit viel Vorbereitung an und hört mit viel Nachbereitung auf. Denn für jede Person und jede Einheit gibt es ein individuelles Förderziel.

Jeder Besuch wird vorbereitet, beobachtet, dokumentiert, mit Fachkräften diskutiert und dann je nach Bedarf Änderungen vorgenommen. Je nach Klientel sind das Sonderschulpädagog:innen, Therapeut:innen oder Altenbetreuer:innen.

Hektische Kinder können ihre überschüssige Energie bei Arbeiten rund ums Tier sinnvoll abbauen, z. B. beim Ausmisten und Einstreuen. Fast alle Kinder machen das gerne. Berührungsängste mit dem Mist haben die wenigsten. Wer kann, fährt das dreckige Stroh mit der Schubkarre zum Misthaufen. Ganz nebenbei schulen die Kinder dabei ihre Motorik und Konzentration sowie ihren Gleichgewichtssinn.

### 7.1.4 Jedem seine Tierart

Klient:innen profitieren auf dem Bauernhof von der Vielzahl der Tierarten. Alle Tiere werden ausschließlich für die soziale Arbeit gehalten und speziell für ihren Einsatz vorbereitet. Das beginnt zunächst mit dem Aufbau einer vertrauensvollen Mensch-Tier-Beziehung. Danach werden die Tiere fachgerecht sozialisiert und je nach Klientel und Einsatz entsprechend ausgebildet.

Jede Bauernhoftierart hat entsprechend ihrer Herkunft und Sinnesleistungen artspezifische Stärken und Fähigkeiten: Die intelligenten Ziegen eignen sich besonders für mutige, aktive Kinder. Der gelassene Esel wirkt auf Hyperaktive beruhigend. Die agilen Minischweine muntern müde Menschen auf. Ihre kommunikative Art bringt aber auch in sich gekehrte und sprachverzögerte Kinder zum Reden. Die mächtigen Kühe wirken aus Kinderperspektive erst einmal angsteinflößend. Aber es lohnt sich, ihnen zu vertrauen.

Davon hat auch Luca profitiert. Seine Autismus-Spektrum-Störung macht es dem siebenjährigen Schüler schwer, sich mitzuteilen und Bedürfnisse zu äußern. Es scheint, als lebe er in seiner eigenen Welt. So wird er häufig links liegen gelassen. Auch Kuh Paula verhält sich Luca gegenüber zunächst abwartend. Sie drängt ihn nicht, verlangt nichts von ihm. Luca kann das mächtige Tier erst einmal in aller Ruhe beobachten. Gerne würde Luca Paula näherkommen, aber er traut sich noch nicht. Daher müssen wir ihm im wahrsten Sinne des Wortes eine Brücke bauen. Statt aus der Hand verfüttert Luca die Äpfel aufgespießt auf einem Stock. Paula nähert sich gemächlich und holt mit ihrer langen Zunge den Apfel, wie **Abbildung 7-3** zeigt. Erst einmal auf Abstand bleiben, nichts und niemand zu nah an einen heran lassen – das kommt Luca entgegen. Immer wieder füttert er Paula mit seinen selbst gesammelten Äpfeln. Endlich einmal befindet er sich in einer echten Interaktion, die er steuern kann. Er erlebt sich als selbstwirksam. Dieses Erlebnis von Kommunikation verinnerlicht er als positiv und wird es vermutlich auf andere Arten von Kommunikation übertragen können.

### 7.1.5 Kühe machen stark

Unsere Erfahrung zeigt, dass die Arbeit mit und an der Kuh Zeit und Geduld erfordert, Kinder aber auch intrinsisch motiviert und besonders stolz macht, wenn sie es schaffen, ein so großes Tier zu händeln. Die geduldige Paula lässt sich gerne streicheln und bürsten. Kinder mit Schwerstmehrfachbehinderung dürfen ohne Sorge auf ihrem breiten Rücken liegen, wie in **Abbildung 7-4** dargestellt. Durch die Wärme und den ruhigen Rhythmus des Atmens beim Wiederkäuen entspannt sich der Muskeltonus der Kinder und Spastiken lösen sich.

Genau wie die Esel lässt sich Paula sogar am Halfter führen. Ein Kuhtrekking bereitet Kindern viel Freude, wie man in **Abbildung 7-5** sieht.

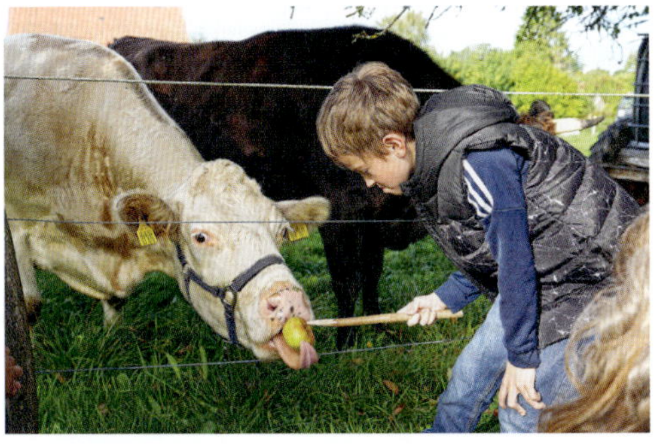

**Abbildung 7-3:** Luca. Nach und nach entspannt sich Luca und agiert ohne Hilfestellung der Fachkraft (Foto: Christian Blome; mit freundlicher Genehmigung)

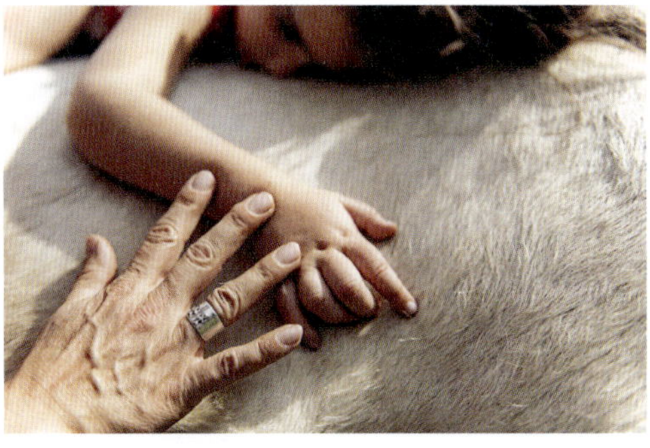

**Abbildung 7-4:** Auf der Kuh. Hautnah auf dem Kuhfell (Foto: Timo Jaworr; mit freundlicher Genehmigung)

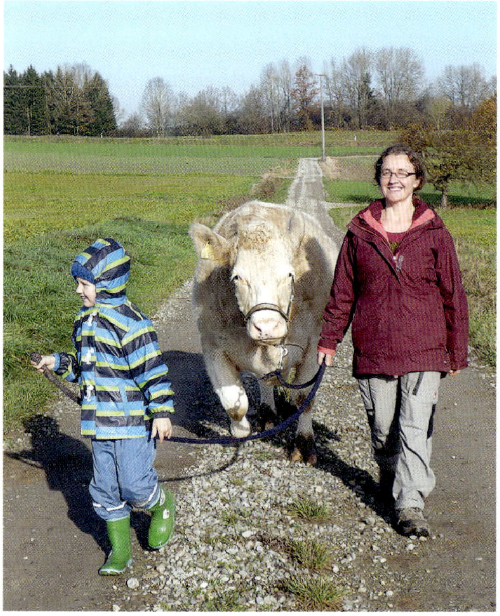

**Abbildung 7-5:** Kuhtrekking. Wer Paula am Strick führen darf, behält das in bleibender Erinnerung (Foto: Bauernhof Göhring; mit freundlicher Genehmigung)

### 7.1.6 Kühe sehen die Welt anders

Wer mit Kindern und Kuh losziehen will, muss die Sinnesleistungen der Kühe kennen. Wir Menschen gehen oft davon aus, dass Bauernhoftiere die Umwelt genauso wahrnehmen wie wir, weil sie die gleichen Sinne haben: also sehen, hören, riechen, schmecken und fühlen. Dies ist aber falsch: Kühe nehmen ihre Umwelt hauptsächlich über die Augen, die Nase und die Ohren war. Besonders das Sehvermögen unterscheidet sich stark von unserem: Wie viele andere Fluchttiere haben Kühe keine runde, sondern eine querovale Pupillenform. Die Linse von Kühen kann sich schlecht an Entfernungen anpassen. Deshalb sind sowohl die Fernsicht als auch die Tiefenschärfe weniger ausgeprägt als bei uns. Nur in einem relativ kleinen Feld von 30 Grad sehen die Wiederkäuer wirklich scharf und dreidimensional. Dafür ermöglicht ihre Augenstellung ein Sehfeld von ca. 330 Grad und damit praktisch fast eine Rundumsicht, wie **Abbildung 7-6** zeigt.

Mit diesem Panoramablick kann sich die Kuh sehr schnell einen Überblick über die Lage verschaffen und Feinde fast immer bemerken.

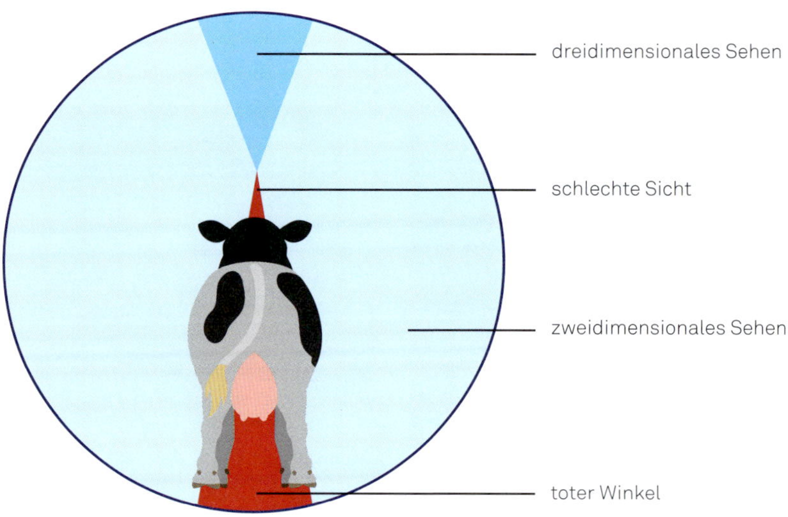


**Abbildung 7-6:** Sehfeld der Kuh (Grafik Annegret Hofmann; mit freundlicher Genehmigung)

Nur hinter dem Schwanz befindet sich ein kleiner blinder Fleck, ein toter Winkel, bei dem die Kuh nichts sieht. Bewegungen nimmt eine Kuh nicht wie wir als Film mit fließenden Bewegungen wahr, sondern als Abfolge von Bildern. Deshalb erschrecken Kühe auch, wenn man sich ihnen zu schnell nähert. Besonders wenn sie mit erhobenem Kopf durch die Welt laufen oder geführt werden, fürchten sie sich manchmal auch vor unbekannten Objekten oder Schatten am Boden. Wer therapeutisch oder pädagogisch mit Kühen arbeiten will, muss den Klient:innen nahebringen, sich langsam zu bewegen und das Sehvermögen der Kuh zu berücksichtigen: Genau wie beim Pferd sollte man sich Kühen nicht von hinten nähern: Sie könnten sonst erschrecken und plötzlich ausschlagen. Wer eine Kuh an einen bestimmten Ort dirigieren will, sollte sie immer von der Seite treiben. Dabei reicht ein leichtes Antippen mit den Fingern, denn Kühe nehmen Berührungen sehr gut wahr. Sie spüren bereits eine kleine Fliege auf ihrem Rücken. Deshalb müssen wir beim Kuhkontakt in der Tiergestützten Arbeit keinen unnötigen *Druck* ausüben. Dann geraten die Wiederkäuer weder in Angst noch Stress und genießen die Spaziergänge.

Die meisten Kinder sind nicht auf eine Tierart fixiert, sondern suchen sich ihr Lieblingsbauernhoftier aus. Mit dem arbeiten wir dann intensiver. Aber gerade die tierische Vielfalt macht den Reiz der tiergestützten Intervention auf dem Bauernhof aus.

Seit fünf Jahren nutzen wir die sinnstiftende Arbeit unserer Tiere auch zur Förderung von Senioren und Demenzbetroffenen. Gerade die jetzige ältere Generation ist noch häufig mit Bauernhoftieren aufgewachsen. Oft sind Erinnerungen mit tiefgreifenden emotionalen Erlebnissen verknüpft, sodass wir durch die Begegnung mit den Bauernhoftieren eine Brücke in die Vergangenheit schlagen können, so wie beim Kindheitsbild unserer Besucherin in der **Abbildung 7-7**. Damit lassen sich auch sonst verschlossene Besucher erreichen, so wie die Seniorin Helena Ott.

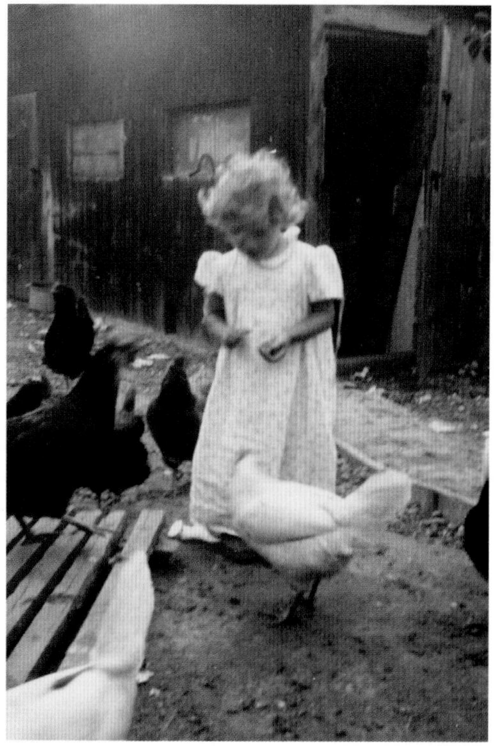

**Abbildung 7-7:** Helena Ott. Alte Fotos wecken Erinnerungen und regen zur Kommunikation an (Foto: Bauernhof Göhring; mit freundlicher Genehmigung)

Beim ersten Besuch auf dem Bauernhof bleibt diese zunächst zurückhaltend. Doch kaum besucht sie die Hühner blüht sie auf. Sie weiß noch genau, dass ihre Familie früher Eierschalen zerkleinerte und mit Brotresten zu Hühnerfutter vermischte: „Das durfte ich dann als Kind den Hühnern vorwerfen und nebenbei die Hühner streicheln“. Darauf ist sie heute noch stolz. Als sie später unseren Hahn Henry auf dem Arm hält, steht ihr die Hühnerliebe ins Gesicht geschrieben.

Auch neben der Biografiearbeit haben Bauernhoftiere einen hohen Motivationscharakter. Durch die vielen sinnstiftenden Aufgaben können vorhandene Ressourcen gezielt angesprochen und gefördert werden. Wie zum Beispiel bei Otto Fiesinger, der seit einem schweren Schlaganfall nicht mehr reden und kaum noch etwas tun kann. Doch bei den Tieren lebt der einst leidenschaftliche Landwirt auf: Für die Schafe, mobilisiert er alle verbliebenen Kräfte, puhlt Weizenkörner aus den Ähren und quetscht sie zu Flocken. Seine Lieblingstiere verstehen ihn auch ohne Worte und nehmen kleine Missgeschicke nicht krumm. Als ihm beim Füttern einige Flocken auf die Sandale fallen, schlecken ihm die Schafe die Flocken von den Füßen. Das bringt ihn zum Lachen, wie **Abbildung 7-8** zeigt. Manchmal schaffen Bauernhoftiere einfach *nur* glückliche Momente.

## 7.2 Professionelles Planen und Arbeiten

Für Menschen mit Beeinträchtigung lassen sich auf dem Bauernhof vielfältige unterstützende Hilfs- oder Pflegeangebote durchführen. Fast Jede und Jeder kann kommen. Die Angebote können einmalig oder regelmäßig, stundenweise, halb- oder ganztags oder jahresbegleitend stattfinden – mit oder ohne Verköstigung oder Unterbringung. Egal wie lange die Personen auf dem Hof bleiben – bei allen Projekten mit Bauernhoftieren stehen der Schutz von Mensch und Tier ganz oben. Daher sollten bestimmte Voraussetzungen erfüllt sein.

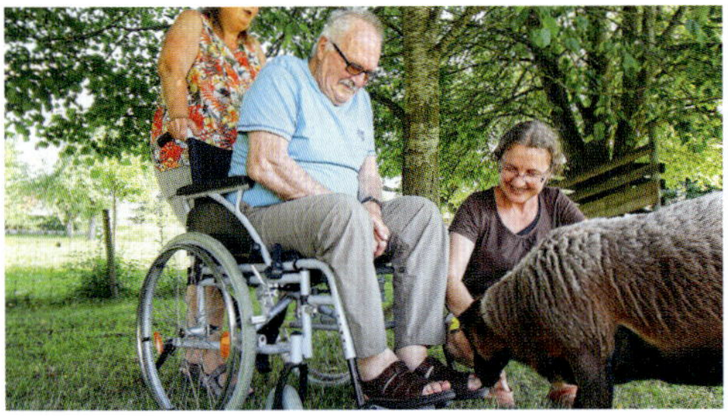

**Abbildung 7-8:** Schafe machen Otto Fiesinger glücklich (Foto: Bauernhof Göhring; mit freundlicher Genehmigung)

### 7.2.1 Anforderungen an die Anbieter:innen

Professionelles Arbeiten von Anbieter:innen erfordert Fachwissen, kommunikative Kompetenz und eine belastbare Persönlichkeit, wie nachfolgend beschrieben wird.

#### 7.2.1.1 Für Menschen aller Altersgruppen

Die gute Nachricht: Grundsätzlich kann jeder landwirtschaftliche Betrieb niederschwellige tiergestützte Angebote für Menschen mit Beeinträchtigung anbieten. Zum Beispiel einen Stallrundgang, um die Tiere zu beobachten oder eine Feldrundfahrt, um für die Tiere Vorräte zu sammeln. Da die Besuche den Alltag auf dem Bauernhof beeinflussen, sollten möglichst alle Menschen auf dem Hof eine positive Einstellung zur Besuchergruppe haben oder sie zumindest tolerieren.

Eine gezielte tiergestützte Intervention, so wie wir sie anbieten, erfordert jedoch viel mehr: fachliches Knowhow und eine ethische Grundhaltung mit Wertschätzung, Achtsamkeit und Offenheit im Umgang mit Mensch und Tier. Außerdem sollten die Anbieter:innen über soziale und kommunikative Kompetenzen sowie eine belastbare Persönlichkeit verfügen. Wir sollten uns der Klientel, egal wie alt die Personen sind, gegenüber respektvoll und empathisch verhalten, ohne die professionelle Distanz zu verlieren. Gleichzeitig müssen wir aber auch Akzeptanz, Wärme und Zuversicht ausstrahlen. Denn gerade Menschen mit Handicaps verhalten sich häufig unsicher, wie das folgende Beispiel zeigt.

Als die 86-jährige Marie Pfister mit der Tagespflege auf unserem Bauernhof ankommt, spüre ich sofort ihre Unsicherheit. Hilflos und ängstlich blickt sie sich um. Sie kommt gleich auf mich zu und fragt: „Was soll ich denn jetzt tun? Meine Mama wartet doch auf mich". Ich versuche, sie zu beruhigen: „Ich habe Ihrer Mama gesagt, dass Sie heute etwas später kommen. Jetzt haben wir erst einmal Zeit, die Tiere zu besuchen“. Doch Frau Pfister fragt immer weiter: „Was muss ich denn jetzt machen? Ich habe doch noch so viel zu erledigen und meine Mama wartet auf mich“. Behutsam nehme ich Frau Pfister an die Hand und erkläre: „Ich habe Ihrer Mama erzählt, dass Sie heute Mittag bei mir die Tiere kennenlernen. Sie freut sich, dass Sie sie heute Abend besuchen werden“. Die Botschaft kommt langsam bei der Demenzbetroffenen an: „Sagen Sie mir, wenn ich gehen muss?“: „Ja natürlich“, versichere ich, „aber wir haben noch Zeit. Eines nach dem anderen. Jetzt gehen wir erst einmal zu den Tieren“. Erst nach diesen mehrfachen Versicherungen kann unsere Klientin die Tiere überhaupt wahrnehmen und genießen.

Neben Empathie sind auch Kreativität, Spontanität und Flexibilität gefragt. Fast immer bedarf es eines Plan B oder sogar C, weil die Teilnehmenden sich eventuell als doch nicht so belastbar herausstellen wie gedacht. Die letzten Sommer haben z. B. gezeigt, wie stark schwülwarmes Wetter Kindern mit Schwerstmehrfachbehinderung oder ausgeprägten epileptischen Anfällen zu schaffen macht. Gleiches gilt oftmals bei kaltem oder regnerischem Wetter bei älteren Menschen. Hier brauchen wir neben Verständnis die Fähigkeit, effektiv zu handeln und unser methodisch gut ausgearbeitetes und vorbereitetes Programm flexibel an die Belange der Teilnehmenden anzupassen wie im folgenden Beispiel:

Die 79-Jährige Ulla Reimer läuft rastlos am Gehege der Tiere auf und ab. Es ist regnerisches Wetter und der Wind bläst ihr die Haare ins Gesicht. „Mir ist so kalt. Ich will nach Hause“. Ich entgegne ihr: „Das ist unangenehm, wenn einem kalt ist. Dann zieht die Kälte von innen so richtig hoch. Das kenne ich“. Frau Reimer jammert weiter: „Ja, ich friere doch immer so schnell. Die anderen verstehen das gar nicht“. Ich erkläre ihr: „Mir ist immer auch sehr schnell kalt, dann hole ich mir eine warme Decke und trinke eine Tasse Kaffee. Dann wird es meist besser. Glauben Sie, dass Ihnen das auch helfen könnte“? Die Seniorin hält meine Hände und schaut mich erleichtert an: „Ja, eine Decke und eine warme Tasse Kaffee wären wunderbar“. Ich mache den anderen Teilnehmenden den Vorschlag, dass wir gemeinsam in den warmen Schulungsraum gehen, um uns bei Kaffee und Kuchen aufzuwärmen. Dort angekommen, hole ich für Ulla Reimer eine warme Decke und packe sie ganz fest damit ein. Sie lächelt glücklich: „Ja, so ist es gut, schön warm und weich, so mag ich es“.

Bei schlechtem Wetter weichen wir gerne auf variable Aktivierungsmöglichkeiten aus, die sich auch ohne Tier an einem *geschützten* Plätzchen durchführen lassen, und den Besucher:innen dennoch Freude bereiten. Ältere Menschen singen gerne Lieder, hören Reime und lieben Wetterregeln. Die Frage „Wie war es früher“? bringt sie ins Erzählen und Erinnern. Bei Kindern arbeiten wir gerne mit Memory, Puzzle oder anderen Spielen rund um den Bauernhof und seinen Tieren.

#### 7.2.1.2 Professionelles Begleiten erfordert Wissen

Für eine erfolgreiche tiergestützte Intervention auf dem Bauernhof benötigen wir Fachwissen zu den Krankheitsbildern und zum richtigen Umgang mit unterschiedlicher Klientel. Wer keine pädagogische, therapeutische oder soziale Ausbildung hat, sollte sich selbst mit passenden Angeboten fortbilden und an Qualifizierungen zum Thema Menschen mit Beeinträchtigungen teilnehmen. Schulungen zum Thema Menschen mit Demenz gibt es z. B. bei der Deutschen Alzheimer Gesellschaft e. V. oder beim Demenz Support.

Außerdem raten wir diesen Anbieter:innen immer im Team mit Fachkräften aus der Pädagogik, der Therapie oder der Altenpflege zu arbeiten. Nur so ist sichergestellt, dass sowohl die Sachkunde zur Haltung der eingesetzten Tiere und die Kompetenz zum richtigen Umgang mit ihnen als auch das Wissen um die Krankheitsbilder und die entsprechenden Förderziele der Teilnehmenden gewährleistet sind. Umgekehrt brauchen Menschen aus sozialen Berufen Kompetenzen zur Haltung und zum Handling der eingesetzten Bauernhoftiere. Wer tiergestützt mit Bauernhoftieren arbeiten will, muss – zumindest in Deutschland – vor Beginn des Einsatzes der Tiere beim örtlichen Veterinäramt die *Erlaubnis nach § 11 Abs. 1 Nr. 3d des Tierschutzgesetzes – Tiere zur Schau stellen* beantragen und dabei Sachkunde im Umgang mit Tieren nachweisen. Der Sachkundenachweis erfordert fundierte theoretische Kenntnisse rund um die Bauernhoftiere (Haltung, Fütterung, Krankheiten und Ähnliches zu den jeweiligen Tierarten), aber auch praktische Fähigkeiten im Umgang mit ihnen. Die darüber hinaus geforderte persönliche Zuverlässigkeit lässt sich mit einem polizeilichen Führungszeugnis nachweisen.

Wer wie wir gezielte tiergestützte Intervention anbieten möchte, dem empfehlen wir einen nach ISAAT oder ESAAT zertifizierten Lehrgang zur Fachkraft für Tiergestützte Intervention. Die englische Abkürzung steht für International/European Society for Animal Assisted Therapy. Diese akkreditierten Fachausbildungen beinhalten sowohl theoretische Grundlagen als auch praktische Übungen. Die Teilnehmenden erfahren dabei, wie sie ihre Tiere auf ihren „Arbeitseinsatz" gut vorbereiten und gezielt einsetzen.

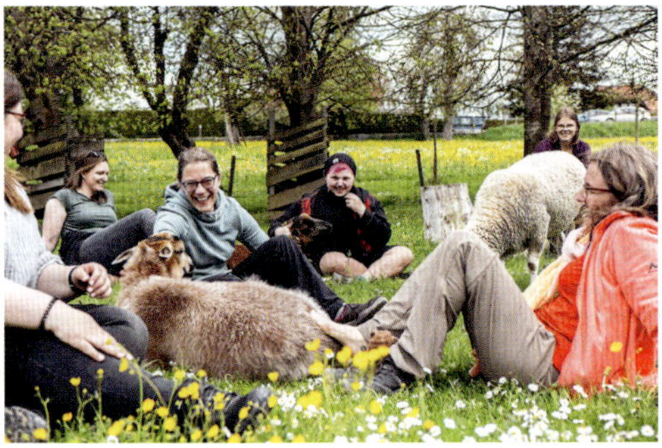

**Abbildung 7-9:** Fachkraftweiterbildung. Weiterbildung live: Von und mit Tieren lernen (Foto: Bauernhof Göhring; mit freundlicher Genehmigung)

Darüber hinaus lernen sie, das Tiergestützte Setting professionell durchzuführen und alle notwendigen rechtlichen Aspekte einzuhalten. **Abbildung 7-9** zeigt Teilnehmende der Fachkraftweiterbildung auf dem Bauernhof Göhring.

### 7.2.2 Anforderungen an die Kooperationspartner

Auch hier gilt: Im Prinzip kann jede Einrichtung an der tiergestützten Arbeit auf einem Bauernhof teilnehmen. Wichtig ist, dass sowohl die Leitung als auch die begleitenden Mitarbeitenden der tiergestützten Arbeit positiv gegenüberstehen: Sie sollten auf jeden Fall Interesse am Bauernhof und der Landwirtschaft mitbringen und Tiere mögen. Wünschenswert wäre, dass die Kooperationspartner uns mit Rat und Tat zur Seite stehen und bereit sind, im Team zusammenzuarbeiten. Tiergestützte Intervention ist nicht mit einem Ausflug auf den Bauernhof zu vergleichen. Hier gelten höhere professionelle und qualitative Ansprüche. Das tiergestützte Angebot sollte daher im Vorfeld mit allen Beteiligten besprochen und die Inhalte, die Methoden und der Ablauf gemeinsam vorbereitet werden. Im Nachgang sollte die Einrichtung den Hofbesuch nochmals thematisch aufgreifen. In der Praxis läuft dies bei uns folgendermaßen ab: Die Leitung der Einrichtung entscheidet in Absprache mit dem Begleitpersonal und den Angehörigen, wer den Bauernhof besuchen darf. Im Team besprechen wir dann entsprechend dem Krankheitsbild und den vorhandenen Fähigkeiten und Ressourcen der Teilnehmenden das jeweilige Förderziel. Danach planen und gestalten wir den Inhalt und Ablauf der tiergestützten Intervention.

Um bei älteren Menschen die tiergestützte Intervention auch auf die Biografie abzustimmen, ist es ratsam, sich vor dem ersten Besuch einen Biografie-Fragebogen ausfüllen zu lassen. Oftmals liegt dieser der Einrichtung bereits vom Aufnahmegespräch vor. Bei Besuchen von schulischen Behinderteneinrichtungen oder *privaten* Gruppen treffen wir uns vor dem ersten Besuch zu einem Anamnesegespräch, um alle wichtigen Details zu besprechen. Dabei lassen wir uns das Sozialverhalten des Kindes, seine Stärken und Schwächen in der Alltagsbewältigung, mögliche Krankheitssymptome und den Charakter beschreiben, wie das Beispiel verdeutlicht:

Lia, Leonie, Kyle und Andrin sind ganz unterschiedliche Kinder, haben aber alle die gleiche Diagnose: FOXG1. Das ist eine seltene Genmutation. Weltweit gibt es weniger als sechshundert Fälle. Bei unserem Anamnesegespräch berichtete die Mama von Kyle, dass die betroffenen Kinder – von den Eltern liebevoll Foxies genannt – aufgrund der geringen Muskelspannung oft nicht selbstständig sitzen oder gehen könnten. Außerdem sei die Nutzung der Hände häufig eingeschränkt. Hinzu kommen eine minimale Sprachfähigkeit und oftmals sensorische Störungen. Manche der Kinder hätten ausgeprägte und langanhaltende Schreiattacken. Allen Kindern gemeinsam sei jedoch, dass sie Tiere lieben – wie Kyle in **Abbildung 7-10** – und sich von ihnen *bewegen* lassen. Jede Motivation vorwärtszukommen, sich aufzurichten und sich zu bewegen, seien Meilensteine für diese Kinder. Da sind sie bei unseren Bauernhoftieren natürlich genau richtig.

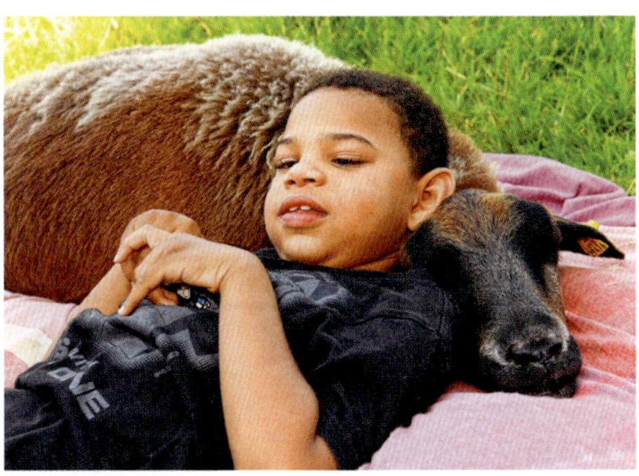

**Abbildung 7-10:** Kyle. Gemeinsam entspannen (Foto: Günter E. Bergmann Göhring; mit freundlicher Genehmigung)

### 7.2.3 Anforderungen an die Gäste: Keine Scheu vor Bauernhoftieren

Die Verfassung von Menschen mit Behinderung ist oftmals tagesabhängig. Um einen einfühlsamen Umgang auf dem Bauernhof sicherzustellen, empfiehlt es sich daher, vor dem Termin nochmals mit den begleitenden Personen über die Tagesbefindlichkeit der Teilnehmenden zu sprechen. Sind die Teilnehmenden ausgesucht, gilt es diese für den Besuch auf dem Bauernhof *vorzubereiten*. Anfängliche Unsicherheiten und Sorgen der Besucher:innen zerstreuen sich schnell, wenn wir ihnen einfach und verständlich erklären, was sie auf dem Bauernhof erwartet. Allerdings sollten die Klient:innen keine Angst oder gar Abneigungen oder Phobien gegenüber Bauernhoftieren haben. Manche körperlichen Beschwerden verhindern ebenfalls die Teilnahme: Tierhaarallergien, ausgeprägte Immunschwäche, akute Infektionen oder Erkrankungen (z. B. Ekzeme, offene Wunden; Neurodermitis). Allgemeine körperliche Beeinträchtigungen stellen dagegen keine Hürde dar. Nur sollte die Fitness ausreichen, um das Setting durchzuhalten. Wir empfehlen je nach Krankheitsbild eine Teilnehmendenzahl von zwei bis fünf Personen. Das Verhältnis von Betreuenden und Betreuten variiert bei uns von 1:1 bis max. 1:3. Der erforderliche Personalbedarf hängt von der Schwere der Beeinträchtigung und dem dadurch benötigten Betreuungsumfang ab.

### 7.2.4 Die Bauernhoftiere

Ein wichtiges Thema ist auch das Tierwohl. Sowohl die Grundbedürfnisse der Tiere als auch der richtige Umgang mit ihnen müssen eigehalten werden.

#### 7.2.4.1 Gute Zusammenarbeit

Unsere Sorgfaltspflicht besteht gegenüber den Teilnehmenden genauso wie gegenüber unseren Tieren: Wenn wir unsere Bauernhoftiere bei der tiergestützten Arbeit einsetzen, stehen sie meist sofort im Fokus der Menschen. Besonders Menschen mit Beeinträchtigung versuchen schnell, mit den Tieren in Kontakt zu treten, sie zu füttern, zu streicheln oder gar festzuhalten. Egal wie alt die Menschen sind, Tiere wecken den Wunsch nach Nähe, Zuwendung und das Bedürfnis, ihnen etwas Gutes tun zu wollen. Deshalb brauchen unsere Bauernhoftiere ganz besonders unseren Schutz: Wir dürfen die Tiere nicht überfordern oder instrumentalisieren. Menschen mit Handicaps sind in ihren körperlichen Bewegungsabläufen oftmals unberechenbar. Nicht selten agieren sie unkontrolliert, haben z. B. Spastiken, wodurch die Tiere ein gröberes Anfassen ertragen müssen. Auch Schreien, Weinen oder innere Unruhe, die sich in Form von häufigem Weglaufen zeigt, sind keine Seltenheit. Laute Geräusche, plötzliche Bewegungen oder gröberes Anfassen stresst aber die Tiere, besonders wenn sie es nicht kennen. Daher sollten Tiere im tiergestützten Setting darauf vorbereitet sein, sprich ein Training erhalten haben.

Doch welche unserer Bauernhoftiere eignen sich überhaupt für die tiergestützte Arbeit und was können wir ihnen zumuten? Antworten auf diese Fragen geben uns die Einsatzkriterien der Tierärztlichen Vereinigung für Tierschutz e. V. (2021) in einem Merkblatt:

„Die Auswahl – (Anm. der Autoren: der Tiere) – erfolgt im Hinblick auf die Anforderungen im Einsatz und orientiert sich sowohl an den generellen tierartspezifischen als auch individuellen Eigenschaften und Fähigkeiten eines Tieres im Einklang mit seinem Einsatzzweck und der Zielgruppe. Dafür muss das Tier von seiner Sozialisation, physischen Konstitution, charakterlichen Veranlagung und Ausbildung her seiner Aufgabe gewachsen sein, damit körperliche Beeinträchtigungen für Menschen und/oder für die Tiere vermieden werden."

Die International Association of Human-Animal Interaction Organizations (IAHAIO) (2018) drückt sich in ihrem White Paper auf S. 9 ebenfalls sehr deutlich aus:

„TGI soll mit Tieren durchgeführt werden, die sowohl physisch als auch emotional gesund sind und diese Art von Beschäftigung genießen. Der Tierbetreuer muss zwingend mit jedem Tier, das an Interventionen beteiligt ist, individuell gut vertraut sein".

Für uns als Anbieter:innen bedeutet dies ganz konkret, dass sowohl Mindestanforderungen an die Haltung als auch an den Einsatz der Tiere erfüllt sein müssen.

#### 7.2.4.2 Grundbedürfnisse garantieren

Die „Artgerechte Tierhaltung" und die Berücksichtigung der Bedürfnisse unserer Tiere sind die Basis für alle Tiergestützte Arbeit. Dabei hat uns der Grundgedanke des Hedonischen Budgets der Biologin Cornelia Drees überzeugt: „Ein Hedonisches Budget gibt Auskunft über alle artspezifischen und individuellen Bedürfnisse eines Wesens. Die Aufgabe eines Tierhalters ist es, sich diesem Budget möglichst anzunähern und für wegfallende Punkte Ausgleichsmaßnahmen zu finden" (Drees, 2018).

Um festzustellen, ob es unseren Bauernhoftieren in unserer Tierhaltung gut geht, empfiehlt die Biologin für jedes unserer Tiere, zumindest aber für jede Tierart, eine Tabelle zu erstellen. Darin schreiben wir in die erste Spalte die Verhaltensweisen der ursprünglichen Wildart. Welche sozialen Kontakte, Bewegungen und Abwechslung prägten ihr Leben? Wie waren Futterauswahl und Fresszeiten und das Sexualverhalten? Auch das Flucht- und Ruheverhalten, das Spiel- und Aggressionsverhalten sowie die Fürsorge für den Nachwuchs gehören in diese Spalte. Daraus leiten sich in der zweiten Spalte die Bedürfnisse unserer heutigen Tiere ab. In den weiteren Spalten können wir überprüfen, ob unsere Tierhaltung diese Bedürfnisse erfüllt, wo es Unterschiede gibt, was wir vielleicht verbessern könnten und wo die Tiergestützte Arbeit beim Erfüllen des Hedonischen Budgets helfen könnte.

Wie ein solches Hedonisches Budget bei einer Tierart aussehen kann, haben wir in **Tabelle 7-1** dargestellt.

Es geht also darum herauszufinden, wie unsere Tiere in Freiheit leben würden. Entsprechend müssen wir beobachten und prüfen, ob ihnen etwas in unserer Haltung fehlt und wie wir mögliche Defizite ausgleichen. Können wir unseren Eseln und Ziegen z. B. im Stall und auf der Weide nicht genügend Bewegung und Abwechslung bieten, könnten Spaziergänge oder Bodenarbeit mit ihnen in der Tiergestützten Intervention das Bedürfnis nach Beschäftigung teilweise ersetzen. Können wir die lange Futtersuche mit tagesausfüllenden Fresszeiten unserer Esel durch unsere oftmals zu üppigen Weiden nicht erfüllen, so müssen wir die Weidezeit eventuell eingrenzen und die Fresszeiten mit Futternetzen oder Futterbällen oder Futterverstecken verlängern. Tätigkeiten wie Futterverpacken und Verstecken lassen sich wunderbar in eine Tiergestützte Intervention einbinden. Alles, was wir im Tiergestützten Einsatz von unseren Tieren verlangen, sollte im Hedonischen Budget auch als Bedürfnis des Tieres vorkommen.

#### 7.2.4.3 Tierethische Anforderungen berücksichtigen

Genau wie wir Menschen haben auch Tiere körperliche Grundbedürfnisse und benötigen Essen, Trinken, genügend Schlaf, Schutz vor Wärme oder Kälte. Und natürlich unterliegen auch Tiere hormonellen Schwankungen und haben sexuelle Bedürfnisse. Wie Menschen sehnen sie sich nach Sicherheit und Geborgenheit, lieben Sozialkontakte, Anerkennung, Bewunderung und ehrliche Wertschätzung. Und vor allem: Tiere brauchen ebenfalls positiven Zuspruch und wollen lernen und Anregungen erhalten.

In der Tiergestützten Arbeit berücksichtigen wir die Bedürfnisse unserer Bauernhoftiere: Wir achten darauf, dass die Tiere vor ihrem Einsatz genug gefressen und getrunken haben und ausgeruht sind. Außerdem haben wir stets die natürlichen Hormonschwankungen unserer Bauernhoftiere im Blick. In der **Abbildung 7-11** haben wir die Bedürfnisse von Mensch und Tieren gegenübergestellt.

#### 7.2.4.4 Regeln beachten

Zu Beginn sprechen wir mit unseren Klient:innen feste Umgangsformen und Regeln ab. Diese helfen den Teilnehmenden, sich beim Tier richtig zu verhalten und sich in das Tier hineinzuversetzen. Feste Abläufe und die gewohnte Umgebung geben unseren Tieren ebenfalls das Gefühl von Sicherheit. Bereits bei der ersten Annäherung achten wir auf die richtige Reihenfolge, wie in **Abbildung 7-12** dargestellt.

Die meisten Tiere wollen, so wie wir Menschen, nicht sofort gestreichelt werden. Auch wenn es den meisten Menschen schwerfällt: Bevor sie unsere Bauernhoftiere anfassen oder sogar in den Arm nehmen, sollten sie sie erst einmal beobachten und den richtigen Umgang mit ihnen lernen. Danach dürfen sie die Tiere begrüßen und aktiv werden. Zunächst lassen wir sie z.B. Äpfel schneiden, Flocken quetschen oder sonstiges Futter vorbereiten. Erst danach können die Besucher:innen die Tiere z.B. mit der geschnittenen Möhre oder dem gepflückten Löwenzahn füttern.

Und noch ein Tipp: Je mehr die Besucher:innen von unseren Tieren wissen, z.B. den Namen, Lebensgeschichte, Vorlieben, desto behutsamer und bewusster nähern sie sich den Tieren. Daher haben wir für unsere Bauernhoftiere Fotobücher angelegt.

Um eine beidseitig gelungene Annäherung zu garantieren und erste Nahkontakte anzubahnen, setzen wir gerne mobile Gehege ein, wie in **Abbildung 7-13** vorgestellt. Diese lassen sich mit wenigen Handgriffen drinnen und draußen schnell aufbauen, gewähren den Tieren Rückzugsraum und den Teilnehmenden Abstand, um die Tiere erst einmal „gefahrlos“ kennenzulernen.

**Tabelle 7-1:** Hedonisches Budget bei Ziegen (Andrea Göhring, Jutta Schneider-Rapp).

| Verhaltensweisen der ursprünglichen Wildart | Davon abgeleitete Bedürfnisse heutiger Ziegen | Bedürfnisse in meiner Tierhaltung erfüllt? | Häufige Defizite | Ersatz | Ergänzung durch TGI |
|---|---|---|---|---|---|
| **Soziale Kontakte**: Ziegen sind sehr gesellig und leben innerhalb der Gruppe in einer strengen sozialen Rangordnung. Die Herde wird meist von einem erfahrenen, weiblichen Leittier angeführt. | Ziegen brauchen mindestens einen, besser jedoch mehrere Artgenossen. Keine Einzelhaltung, empfehlenswert ist eine feste Gruppe von mindestens 2–10 Tieren. | Ziegenherde immer wieder beobachten: Wie agieren die Ziegen in der Gruppe? Genug Sozialkontakte untereinander? Gibt es Rangeleien? Körper- und Lautsprache beobachten. Eventuell Gruppenzusammensetzung ändern. Neuzugänge achtsam eingewöhnen. Keine gehörnten und ungehörnten Tiere gemeinsam halten. | In einer zu kleinen Gruppe mangelt es an Sprach- und Handlungsbedarf. Für Jungtieren gibt es zu wenig Artgenossen, um spielerisch das Leben zu üben. | Vergesellschaftung mit anderen Bauernhoftieren (z. B. Schafen, Esel, Rinder) ist nach einer Eingewöhnungszeit möglich. Diese können jedoch keine Artgenossen ersetzen! | Menschenkontakte in der TGI können eine zu kleine Gruppe teilweise ersetzen. Tätigkeiten wie z. B. Fellpflege fördern den Beziehungsaufbau zum Sozialpartner Mensch. |
| **Bewegungsmöglichkeit und Beschäftigung:** Ziegen sind sehr bewegungs- und kletterfreudige Tiere. Tagsüber sind sie damit beschäftigt umher zu streifen und ihre Nahrung zu suchen. Diese sollte überwiegend aus Laub von Bäumen und Büschen sowie Wildkräutern bestehen. | Ziegen brauchen ausreichend große Auslauf- und Weideflächen mit abwechslungsreichem Futter und vielfältige Beschäftigungsmöglichkeiten. | Auslauf- und Weidefläche überprüfen und eventuell attraktiver gestalten: z. B. mit Klettermöglichkeiten auf verschiedenen Ebenen (Felsen, Steinhaufen, Baumstämme, Holzblöcke) | Die Weide- und Auslauffläche der Ziegen bieten oftmals zu wenig Anreize. | Für mehr Abwechslung sorgen: Weiden und Ausläufe immer wieder umgestalten. Unterschiedliche Klettermöglichkeiten bieten. Ziegen lieben auch Schaukeln, Trampolins u. ä. (wenn sie es gewohnt sind). | In einer TGI-Stunde kann man die Weiden neu gestalten. Abwechslung bieten auch gemeinsame Spaziergänge, Wanderungen, Geschicklichkeitsparcours, Theater u. ä. |

| Verhaltensweisen der ursprünglichen Wildart | Davon abgeleitete Bedürfnisse heutiger Ziegen | Bedürfnisse in meiner Tierhaltung erfüllt? | Häufige Defizite | Ersatz | Ergänzung durch TGI |
|---|---|---|---|---|---|
| **Futterauswahl und Fresszeiten:** Unsere heutigen Hausziegenrassen stammen von einer im östlichen Mittelmeerraum noch wild vorkommenden Stammform, der Bezoarziege ab. Ziegen sind Wiederkäuer mit einem auf die Verwertung von Rohfaser spezialisierten Verdauungstrakt. Sie verbringen täglich ca. 6–8 h mit der Futteraufnahme | Ziegen sollten kontinuierlich zwischen 6 bis 8 Stunden Nahrung aufnehmen können. Diese sollte rohfaserreich, jedoch möglichst energie- und proteinarm sein. Etwa die gleiche Zeit sollten sie Zeit zum Ruhen und Wiederkäuen haben. | Weidefläche überprüfen: Ist die Weide zu üppig? Eventuell im Frühjahr, in der Hauptvegetation, Weide abgrenzen/portionieren oder Weidezeit einschränken. Heuqualität regelmäßig untersuchen. Getreideschrot oder Pellets nur bei Milcherzeugung und/oder bei Nachwuchs. | Ziegen werden häufig zu üppig gefüttert (zu energie- und proteinreich) und zu rohfaserarm. | Fütterung so gestalten, dass sie gleichzeitig Beschäftigung und Bewegung bietet z. B. durch viele Futterstellen, Futterbälle oder-netze. Äste und Zweige anbieten. Langhalmiges Stroh und faserreiches, energie- und proteinarmes Heu mit hohem Kräuteranteil (vom ersten späten Schnitt) vorlegen. | Bei Ziegen gehört Füttern mit Leckerlis nicht zum TGI -Programm. Wohl aber das Verteilen von Heu an verschiedenen Stellen, das Füllen von Heubällen oder -netzen, das Sammeln von geeigneten Ästen und Zweigen im Wald oder Kräutern wie Brenneseln in Feld und Flur. Möhren, Äpfel o. ä. nur zu Beginn in kleinen Mengen als Motivation im Training. |
| **Sexualverhalten/ Fürsorge für Nachwuchs**: Ziegen erlangen ihre Geschlechtsreife schon mit fünf bis sieben Monaten sind sie erstmals heiß. Das Brunstverhalten der Ziegen kann saisonal (von September bis Dezember) sowie asaisonal (Brunst ganzjährig) sein. | Auch Ziegen hätten gerne Nachwuchs, um den sie sich kümmern dürfen. | Ziegen von Zeit zu Zeit Nachwuchs ermöglichen. | Fürsorge für Jungtiere fällt leider in den meisten Tierhaltungen weg oder findet nur selten statt. | Wir empfehlen in der TGI mit mehreren Geißen und einem kastrierten Bock zu arbeiten. | Ist durch TGI nicht zu ersetzen. |

| Verhaltensweisen der ursprünglichen Wildart | Davon abgeleitete Bedürfnisse heutiger Ziegen | Bedürfnisse in meiner Tierhaltung erfüllt? | Häufige Defizite | Ersatz | Ergänzung durch TGI |
|---|---|---|---|---|---|
| **Spiel- und Aggressionsverhalten:** Ziegen haben oft einen recht eigenwilligen Charakter. Von ihrem Naturell her sind sie jedoch lebhaft, interessiert, neugierig und aufgeschlossen. | Jungtiere brauchen andere Jungtiere, um dieses Lebenstraining zu erlernen. | Weist meine Tierhaltung genug Jungtiere auf, damit die Tiere untereinander und voneinander lernen können? | Meist sind zu wenig Jungtiere da, um die benötigten Sozialkompetenzen voneinander zu lernen. | „Spielen" mit seiner Bezugsperson (Parcours, Bodenarbeit, Trampolin, Wippe …) kann ein guter Ersatz für zu wenig Gruppen-Individuen sein. | „Spielen" kann in einer TGI -Stunde durch verschiedene Parcours, Bodenarbeit, Theaterstücke, gemeinsames Schaukeln und Wippen u.ä. teilweise Ersatz schaffen. |
| **Flucht- und Rückzugsmöglichkeit (Ruhezeiten):** Ziegen sind Fluchttiere, die in ungewohnten und ihnen als bedrohlich empfundenen Situationen flucht- und verteidigungsbereit sind. | Ziegen lieben und brauchen Freiheit und die Möglichkeiten auszuweichen, sich zurückzuziehen und sich zu verstecken zu können. | Rückzugsmöglichkeiten anbieten und eventuell bei der Bodenarbeit und bei Spaziergängen ohne Führstrick arbeiten. | Ziegen werden gerne als „zickig", launisch oder eigenwillig bezeichnet. Wenn sie ausweichen oder gar aus der Situation flüchten, wird das häufig als negativ ausgelegt. | Da Ziegen schreckhaft sind, müssen wir uns ruhig verhalten, keine hektischen oder nervösen Bewegungen. | Gut ausgebildete und trainierte Ziegen zeigen Neugierde und Interesse an der Begegnung mit Menschen. Sie gehen entspannt und friedfertig auf Besucher zu und bieten im Einsatz ihre artspezifischen Talente an. Sie flüchten nur bei Gefahr, was im TGI Setting vermieden werden sollte. |

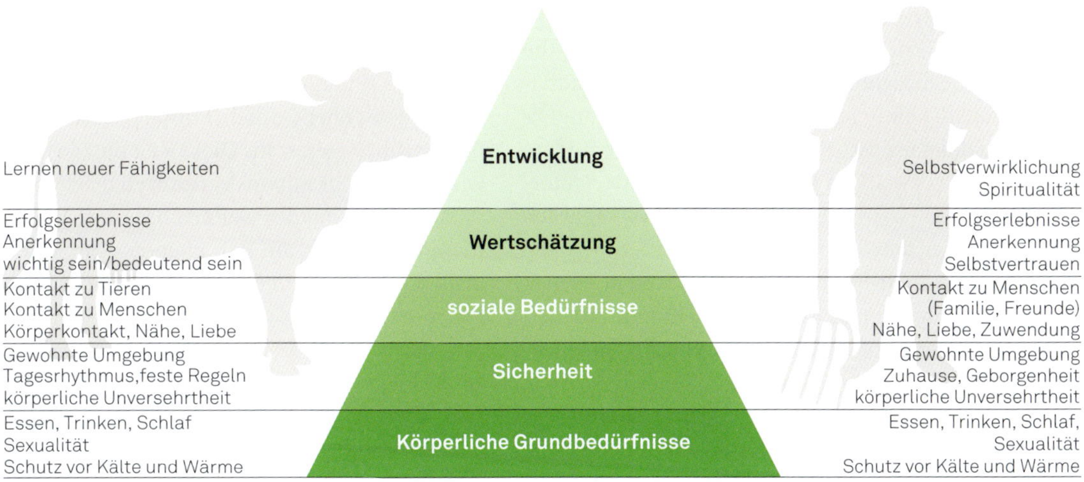
Lernen neuer Fähigkeiten
Entwicklung
Selbstverwirklichung
Spiritualität
Erfolgserlebnisse
Anerkennung
wichtig sein/bedeutend sein
Wertschätzung
Erfolgserlebnisse
Anerkennung
Selbstvertrauen
Kontakt zu Tieren
Kontakt zu Menschen
Körperkontakt, Nähe, Liebe
soziale Bedürfnisse
Kontakt zu Menschen
(Familie, Freunde)
Nähe, Liebe, Zuwendung
Gewohnte Umgebung
Tagesrhythmus,feste Regeln
körperliche Unversehrtheit
Sicherheit
Gewohnte Umgebung
Zuhause, Geborgenheit
körperliche Unversehrtheit
Essen, Trinken, Schlaf
Sexualität
Schutz vor Kälte und Wärme
Körperliche Grundbedürfnisse
Essen, Trinken, Schlaf,
Sexualität
Schutz vor Kälte und Wärme

**Abbildung 7-11:** Die Bedürfnispyramide nach dem Modell von Maslow, von uns um die Bedürfnisse der Tiere erweitert (Annegret Hofmann; mit freundlicher Genehmigung)

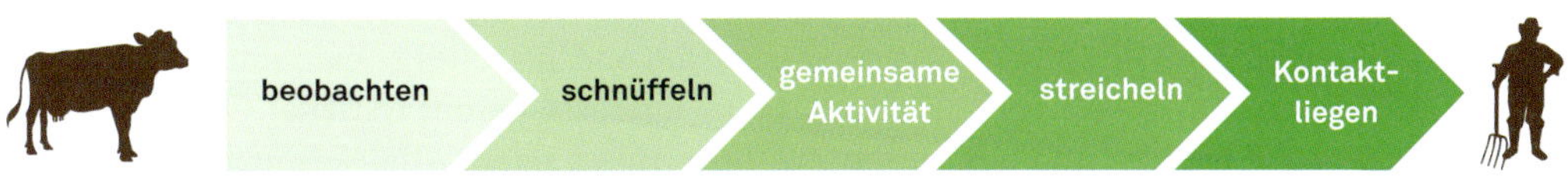
beobachten
schnüffeln
gemeinsame Aktivität
streicheln
Kontakt-liegen

**Abbildung 7-12:** Richtige Annäherung Mensch-Mensch; Tier-Mensch (Grafik: Annegret Hofmann; mit freundlicher Genehmigung)

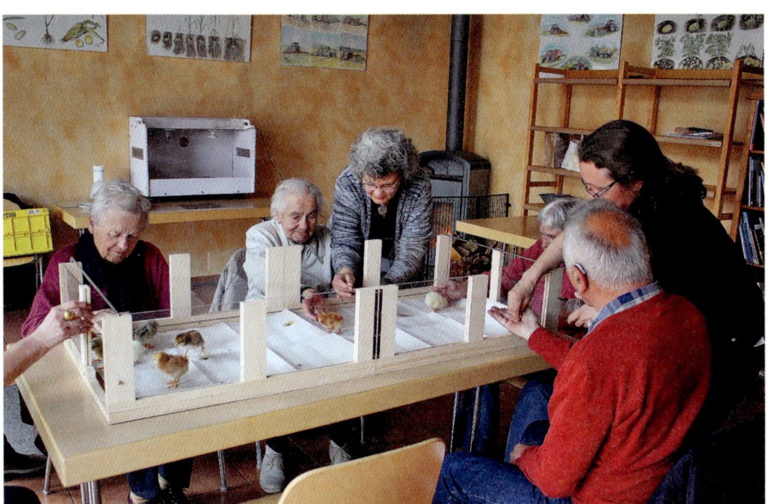

**Abbildung 7-13:** Ein mobiles Tischgehege eignet sich ideal zum ersten Beschnuppern (Foto: Bauernhof Göhring; mit freundlicher Genehmigung)

Gehen wir im Anschluss mit den Teilnehmenden zu den Tieren in den Stall oder auf die Weide, beachten wir v. a. am Anfang die Individualdistanz unserer Bauernhoftiere. Die Individualdistanz ist die geringste noch geduldete Distanz zwischen Individuen einer Art. Unterschreiten wir diesen Mindestabstand, kann sich ein Tier unwohl oder bedroht fühlen. Je nach Art, Geschlecht und Charakter weicht es aus, droht uns oder greift gar an. Bei Kühen zum Beispiel beträgt dieser Abstand je nach Rangordnung einen halben bis zu drei Meter.

Beim Einsatz brauchen unsere Tiere Rückzugsmöglichkeiten und danach regelmäßige Auszeiten, in denen sie ihren artspezifischen Bedürfnissen nachgehen und Sozialkontakte zu anderen Tieren pflegen können. Wir machen z. B. gerne nach dem Einsatz mit den Eseln am Abend noch einen gemütlichen Spaziergang. Das entspannt unsere Langohren und macht ihnen Freude.

#### 7.2.4.5 Tiere gut wählen und ausbilden

Grundlage für einen qualitativ hochwertigen Einsatz ist eine vertrauensvolle Mensch-Tier-Beziehung. Diese Beziehung muss auf Gegenseitigkeit beruhen, sprich wechselseitig sein. Das heißt, nicht nur ich vertraue meinem Tier, sondern das Tier vertraut auch mir. Diesen Vertrauensaufbau gilt es von Beginn an zu fördern. Dazu gehört, dass wir negative Erfahrungen unbedingt vermeiden. Bauernhoftiere haben ein gutes Gedächtnis und lernen meistens schnell. Sie merken sich, wie wir mit ihnen umgehen, und erinnern sich an gute, aber auch an stressige oder gar schmerzhafte Situationen. Ihre positiven oder negativen Erfahrungen können sie mit bestimmten Situationen verknüpfen – Ähnliches gilt für ihre Erfahrungen im Kontakt mit Menschen. Danach werden die Tiere fachgerecht sozialisiert. Sozialisation meint den meist unbewussten Anpassungsprozess an die soziale Umwelt, der einem Individuum die erfolgreiche Integration in einen Sozialverband ermöglicht. Bei allen Bauernhoftieren sind die Tage direkt nach der Geburt am prägendsten. Innerhalb eines Tages findet die Prägung zwischen Mutter und Jungtier über Geruch, Stimme, Geschmack und Berührungen statt. Diese Zeit nutzen auch wir, um das Tier mit uns vertraut zu machen.

Aber auch bei der weiterführenden Ausbildung müssen wir am Ball bleiben. Am besten gelingt das, wenn wir den Tieren Dinge beibringen, die sie sowieso gerne lernen möchten, die also ihren arttypischen Verhaltensweisen entsprechen. Diese sind je nach Tierart sehr unterschiedlich. Ziegen lieben es z. B. zu klettern und auf erhöhte Gegenstände zu springen. Das liegt in ihrem Naturell. Deshalb können wir sie ohne Schwierigkeiten lehren, über Wippen zu gehen, durch einen Parcours zu laufen oder auf ein Podest zu springen. Esel gehen gerne mit uns spazieren. Dagegen machen Tricks wie sich im Kreis drehen, Sitz, Verbeugen und Ähnliches für das Tier keinen Sinn. Sehr wichtig für ein erfolgreiches und lustvolles Lernen sind der Spaß und das Interesse an der Aktivität. Wenn wir dies beherzigen, agieren die Tiere nicht für eine materielle Belohnung – wie ein Leckerli –, sondern weil sie Freude an den Interaktionen mit uns und unseren Klient:innen haben. Genau davon lebt die Tiergestützte Arbeit. Wir brauchen Tiere, die gerne in Kontakt und in Kommunikation mit Menschen treten.

Und trotzdem gilt es zu akzeptieren: Genau wie nicht alle Menschen soziale Berufe ausüben können, eignen sich trotz guter Ausbildung nicht alle Tiere für die Tiergestützte Intervention. Da helfen auch alle Mühen nichts. Diese Freiheit müssen wir unseren Tieren zugestehen. So schwer das auch manchmal fällt.

### 7.2.5 Hygiene muss sein

Auch das Thema Tiergesundheit und Hygiene fordert alle Beteiligten. Gerade Pflege- und Betreuungseinrichtungen befürchten oftmals, dass Bauernhoftiere die Kleidung der Teilnehmenden verschmutzen, die Menschen verletzen (durch Beißen, Kratzen oder gar Austreten), eventuell Krankheitserreger übertragen oder Allergien auslösen. All dies sind berechtigte Einwände, die es vor Beginn der Einsätze in einem ausführlichen Vorgespräch mit allen Beteiligten zu klären gilt. Die entsprechend vorbeugenden Maßnahmen werden dann in einem sogenannten Hygieneplan, der die Hygienestandards dokumentiert, zusammengefasst.

Prinzipiell gehören Mikroorganismen zum Leben dazu. Auch unser Darm ist voller Bakterien (Mikrobiom). Ist ein Mensch gesund, dann wehrt er normalerweise krankmachende Erreger ab. Manche Menschen mit Beeinträchtigung sind jedoch geschwächt und anfällig für Keime. Deshalb berücksichtigen wir bei ihnen ganz penibel die Hygieneaspekte: Damit unsere Bauernhoftiere keine Krankheiten und Parasiten auf Menschen übertragen können, kontrolliert und betreut sie unser Tierarzt regelmäßig. Sie erhalten die gesetzlich vorgeschriebenen Impfungen und werden regelmäßig entwurmt. Kranke oder an Schmerzen leidende Tiere setzen wir grundsätzlich nicht ein. Alle Tiere haben ein gepflegtes Erscheinungsbild. Um dies zu erreichen, halten wir nicht nur unsere Ställe und Weiden sauber, sondern pflegen die Tiere auch täglich.

Zusätzlich achten wir bei unserer Klientel darauf, dass sie sich nach dem Kontakt mit unseren Bauernhoftieren die Hände waschen oder zumindest mit Feuchttüchern reinigen. Außerdem sollten sie unsere Tiere nicht küssen oder sich von ihnen abschlecken lassen. Da Hühner häufig koten, nehmen die Teilnehmenden ein Handtuch oder ein Kissen auf den Schoß. Und natürlich halten wir die Tiere fern, wenn wir Speisen oder Getränke zubereiten und im Anschluss verköstigen.

### 7.2.6 Räumliche Voraussetzungen

Oftmals sind Menschen mit Beeinträchtigung auf diverse Hilfsmittel wie Rollstühle, Rollatoren und Krücken angewiesen. Für manche der Teilnehmenden sind bereits der Transport und der Fahrweg von der Einrichtung auf den Bauernhof eine enorme Herausforderung. Umso wichtiger ist es daher, dass der Bauernhof über eine barrierefreie Räumlichkeit verfügt, die auch für Menschen mit Rollstuhl leicht erreichbar und befahrbar ist. Meist lassen sich solche Umbauten einfach und mit geringen finanziellen Mitteln bewerkstelligen. So haben wir unseren vorhandenen Raum kostengünstig mit einer Rampe und verschiedenen Handläufen ausgestattet.

Da sich Menschen mit Behinderung oft weniger bewegen, frieren sie schnell. Deshalb sollte der Raum idealerweise beheizbar sein. Hier erfüllen günstig erhältliche Heizstrahler oder Heizkörper ihren Zweck. Strahlt der Einsatzort Gemütlichkeit aus, fühlen sich die Teilnehmenden von Anfang an willkommen und wohl. Wir dekorieren unseren Raum immer der Jahreszeit entsprechend: im Sommer also z. B. mit Ähren, im Herbst mit Kartoffeln, Rüben, Mais oder Äpfeln. Neben der richtigen Temperatur sorgen auch genügend Licht und die richtige Akustik für ein gutes Raumklima und Wohlbehagen.

## 7.3 Persönliche Bilanz und Perspektiven

Trotz großem Engagements, hohen Investitionen, umfassenden Erfahrungen und kontinuierlicher Weiterbildung ist es schwer, mit tiergestützter Intervention auf dem Bauernhof auskömmlich zu verdienen. Denn bei uns in Deutschland erkennen die Krankenkassen die Heilbehandlung mit Bauernhoftieren noch nicht an. Deshalb haben wir 2019 den Verein *Bauernhoftiere bewegen Menschen* gegründet. Hauptziel des Vereines ist es, die tiergestützte Intervention zu günstigen Konditionen und damit für so viele Menschen wie möglich anbieten zu können. Denn wer so wie wir die Tiere ausschließlich für soziale Zwecke hält, muss ja auch die Kosten für die Haltung und Pflege unserer Tiere erwirtschaften. Mit Spenden, Spon-

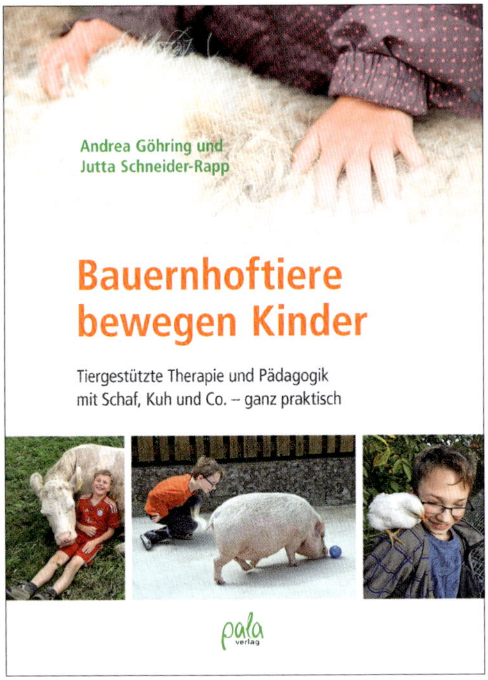


**Abbildung 7-14:** Lesetipp: Bauernhoftiere bewegen Kinder (erschienen im pala Verlag)

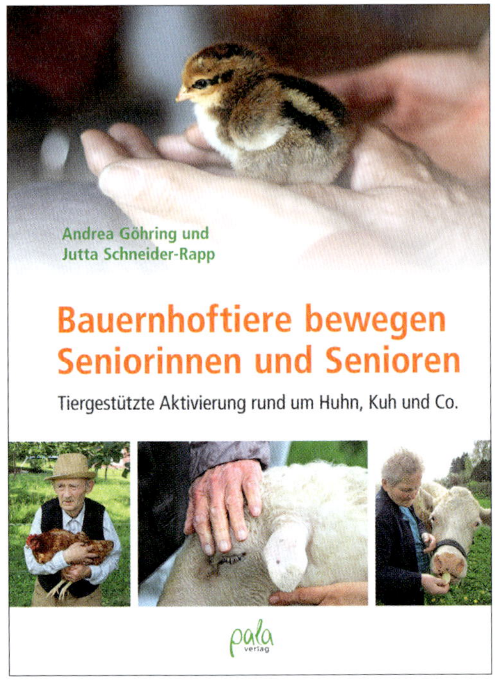


**Abbildung 7-15:** Lesetipp: Bauernhoftiere bewegen Seniorinnen und Senioren (erschienen im pala Verlag)

soren, Fördermitteln und Preisgeldern können wir die tiergestützte Intervention derzeit für ca. 60 Euro die Stunde anbieten. Ohne die Zuschüsse wären die Kosten pro Stunde etwa doppelt so hoch.

Bedauerlich ist es jedoch, dass fast alle Institutionen und Spender gerne Geld für Kinder ausgeben, aber kaum jemand etwas für die tiergestützte Arbeit mit älteren Menschen spendet. So arbeiten wir derzeit v. a. mit Förderschulen und Kindern im Einzelsetting. Dagegen kommen die älteren Menschen bisher nur sporadisch zu uns. Die Besuche waren für uns und unsere Gäste besonders bereichernd. Daher streben wir nach wie vor eine dauerhafte Kooperation mit einer Tagespflege oder einem Seniorenheim an.

Angesichts einer alternden Bevölkerung könnte sich gerade hier ein großes Arbeitsfeld entwickeln, das Bauernhöfen eine Perspektive geben und den Betreuungsnotstand im ländlichen Raum ein wenig lindern könnte. Denkbar wäre es aber auch, direkt auf dem Bauernhof eine Tagespflege einzurichten. Viel Aufwind erfährt in Deutschland gerade das Konzept des Pflegebauernhof, bei dem die Senior:innen auf dem Bauernhof leben und von Altenpfleger:innen betreut werden. Hier sind gerade die Tiere ein wichtiger Schlüssel, um dem Leben im Alter noch einen Sinn zu geben und die Ressourcen der älteren Menschen zu stabilisieren.

Ein weiteres Vereinsziel und unsere Herzensangelegenheit ist es, diese besondere Art der Intervention bekannt zu machen. Dazu haben wir zwei praxisnahe Bücher geschrieben: *Bauernhoftiere bewegen Kinder* (Göhring & Schneider-Rapp, 2021) und *Bauernhoftiere bewegen Seniorinnen und Senioren* (Göhring & Schneider-Rapp, 2022). Auf den Lesetipp wird in den **Abbildungen 7-14** und **7-15** verwiesen. Außerdem stellen wir unsere Arbeit immer in Vorträgen und Medien aller Art vor und beantworten Anfragen von Studierenden, Interessierten und Gleichgesinnten.

Überzeugen können wir jedoch nur mit einer qualitativ hochwertigen Arbeit. Tiergestützte Intervention muss gut vorbereitet, durchgeführt und nachbereitet werden. Daher raten wir allen, sich entsprechend zu qualifizieren und professionalisieren. Nur dann kommen wir auf dem langen Weg zur Anerkennung voran. Es gilt das Motto: Jeden Tag überzeugen! Das war auch unsere Motivation, unsere Arbeit und Erfahrungen in diesem Lehrbuch vorzustellen.

## 7.4 Literatur


Drees, C. (2018). *Pforte auf… TGI. Die möglichst freie Begegnung von Mensch und Tiere*. Selbstverlag.

Göhring, A. & Schneider-Rapp, J. (2021). *Bauernhoftiere bewegen Kinder. Tiergestützte Therapie und Pädagogik mit Schaf, Kuh und Co. - ganz praktisch* (2. Aufl.). Pala.

Göhring, A. & Schneider-Rapp, J. (2022). *Bauernhoftiere bewegen Seniorinnen und Senioren. Tiergestützte Aktivierung rund um Huhn, Kuh und Co*. Pala.

International Association of Human-Animal Interaction Organizations. (2018). *IAHAIO Weissbuch 2014, rev. 2018. Definitionen der IAHAIO für Tiergestützte Interventionen und Richtlinien für das Wohlbefinden der Tiere*. https://iahaio.org/wp/wp-content/uploads/2019/07/iahaio-white-paper-2014_18-german_final.pdf

Tierärztliche Vereinigung für Tierschutz e.V. (2021). Tiere im sozialen Einsatz [Merkblatt Nr. 131]. https://irp.cdn-website.com/f8c0769a/files/uploaded/TVT_MB_131_Tiere_im_sozialen_Einsatz_Nov._01%20%281%29.pdf

# 8 Wald als Lehr- und Heilkraft

Stefan Lirsch

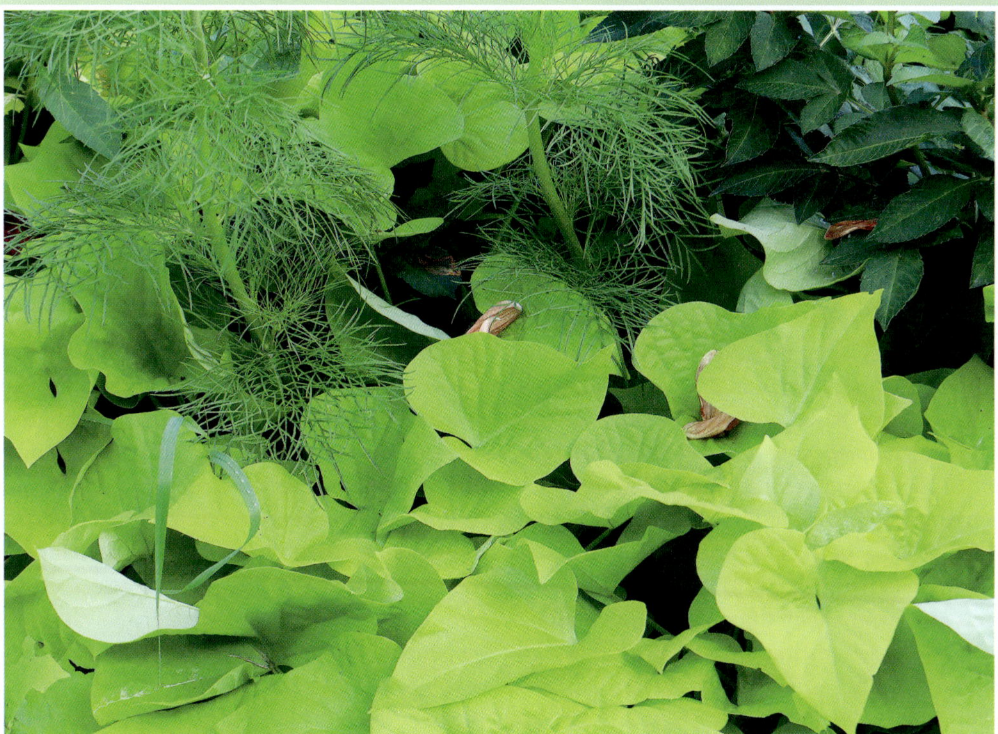

Wald kann beruhigend oder aktivierend wirken, Kindern eine wunderbare Umgebung für ihre Entwicklung bieten, uns mit uns selbst in Verbindung bringen und er hält viel therapeutisches Potenzial bereit. Auf den folgenden Seiten geht es um seinen Wert als Ort für pädagogische, gesundheitsfördernde, therapeutische und weitere Anwendungsformen aus diesem Spektrum.

Waldlandschaften können hierbei inhaltlich im Zentrum stehen oder als hilfreicher, anregender Hintergrund zur Erreichung anderer Zielsetzungen dienen, bei denen Menschen nebenbei von manchen seiner Wirkungen profitieren. Zwischen diesen beiden Polen gibt es viele Abstufungen.

In meinen Projekten mit Naturbezug, von denen ich in diesem Kapitel berichten darf, sind die Landschaft und ihre Lebewesen immer zu einem gewissen Teil auch Inhalt und nie ausschließlich Kulisse. Denn ich empfinde es mehr als angemessen und nötig, die Natur wieder mehr ins Zentrum unserer Wahrnehmung zu rücken.

In diesem Beitrag wird von Praxiserfahrungen berichtet, von Herangehensweisen, Lehren und Schlussfolgerungen sowie unterschiedlichen Kooperationen, die im Laufe der Zeit entstanden sind. Nach einem einleitenden Teil möchte ich auf drei Projekte näher eingehen und abschließend einige andere kurz erwähnen: Erstens die Zusammenarbeit mit der Wiener Gesundheitsförderung (WiG), in deren Auftrag ich einige Kindergärten in den Wald begleiten durfte (**Kap. 8.4**), zweitens das prämierte Pilotprojekt *Waldpädagogik und soziales Lernen*, das ich als erster angestellter Waldpädagoge an einer staatlichen Schule in Wien aufgebaut und geleitet habe (**Kap. 8.5**), drittens das Angebot *Waldwandern mit der Heilkraft Natur* und die Arbeit mit Suchtpatient:innen in der Suchtklinik Anton Proksch Institut in Wien (**Kap. 8.6**), sowie weitere Umsetzungsmöglichkeiten wie Aus- und Weiterbildungsangebote (**Kasten 8.1**) im Wald, Waldkindergärten, Einzel-Begleitung in die Natur und andere (**Kap. 8.7**).

**Kasten 8.1: Bildungsunterlagen**

Über zwei der Projekte sind umfangreiche Bildungsunterlagen entstanden:

*Lehrkraft Natur – Naturerfahrungen als fixer Bestandteil des Schulunterrichts* und

*(Co-)Therapeut Wald – Zur Stärkung psychischer und mentaler Gesundheit, in Rehabilitation, Beratung und (Sucht-)Therapie*.

Darin enthalten sind themenspezifische, wissenschaftliche Grundlagen zu Wald, Pädagogik und Gesundheit, die wesentliche Grundannahmen für die Arbeit mit Menschen in der Natur liefern, detaillierte Projektbeschreibungen, rechtliche Rahmenbedingungen zur Nutzung von Wald, Weiterbildungsmöglichkeiten und vieles mehr (s. Links zu den kostenlosen Downloads unter www.stefanlirsch.at).

## 8.1 Grundlegende Haltung

Meine Arbeitsschwerpunkte sind einerseits sehr unterschiedlich und beziehen viele Themen mit ein, andererseits gibt es Grundannahmen und -haltungen, die sich wie ein grünes Band durch alle Bereiche ziehen. Seit jeher schaue ich u.a. durch eine systemische Brille auf Menschen und das Leben. Die Absolvierung der Lehrgänge *Systemisches Outdoor Coaching* und *HypnoSystemisches Coaching* bei „the green field" (Wien, www.green-field.at) haben diese Herangehensweise noch verstärkt, mir ein theoretisches Fundament zur Verfügung gestellt sowie hilfreiche Methoden, die konstruktiv in meiner Arbeit einsetzbar sind. Diese systemische Sichtweise findet sich in diversen therapeutischen Ansätzen oder überhaupt in der Betrachtung von Krankheit(en): Es wird von einem bio-psycho-sozialen Ansatz ausgegangen, der besagt, dass die verschiedenen Ebenen des Daseins – Körper, Geist, Psyche, Beziehungen, usw. – untrennbar miteinander verbunden sind und dies im Umgang mit sich selbst und anderen beherzigt werden sollte.

Mentaler Stress kann auch zu körperlichen Verspannungen führen und unsere Beziehungen belasten. Frische Waldluft ist nicht nur gesund für unsere Lunge, sondern kann auch entspannend wirken und unseren Geist klären – um bei einem themenspezifischen Beispiel zu bleiben. Für mich heißt das ganz konkret, dass bei Teambildungs-Angeboten neben dem Sozialen und Beruflichen auch u.a. das Persönliche in Bezug auf gesundheitsförderliche Aspekte Berücksichtigung findet. Bei spezifischeren Angeboten zum Thema Gesundheitsförderung spielen auch das Wohlfühlen in der Gruppe oder gesunde Nahrung und Anregung für den Geist eine wichtige Rolle.

Treffend zusammengefasst wurden die positiven Wirkungen auf die Gesundheit und die unterschiedlichen Lebensbereiche im Bericht *Nature and Health. The influence of nature on social, psychological and physical well-being* (Übers. des Autors: Natur und Gesundheit: Der Einfluss der Natur auf das soziale, psychische und physische Wohlbefinden; Quelle siehe nachfolgende Aufzählung). Die folgenden fünf darin identifizierten Mechanismen und Wirkungen treffen meiner Erfahrung nach auch auf Aufenthalte in Waldlandschaften zu:

1. Erholung von Stress und psychischer Erschöpfung
2. Anregung zu körperlicher Aktivität
3. Erleichterung sozialer Kontakte
4. Förderung der natürlichen Entwicklung von Kindern
5. Bereitstellung von Möglichkeiten zur Persönlichkeitsentwicklung und Sinnfindung bei Erwachsenen

(Health Council of the Netherlands & Dutch Advisory Council for Research on Spatial Planning, Nature and the Environment, 2004, S. 28).

Etwa beim kreativen Gestalten von Landschaftskunstwerken – wie in den **Abbildungen 8-1** und **8-2** dargestellt – und dem anschließenden Austausch darüber kann von allen angeführten Wirkungen profitiert werden.

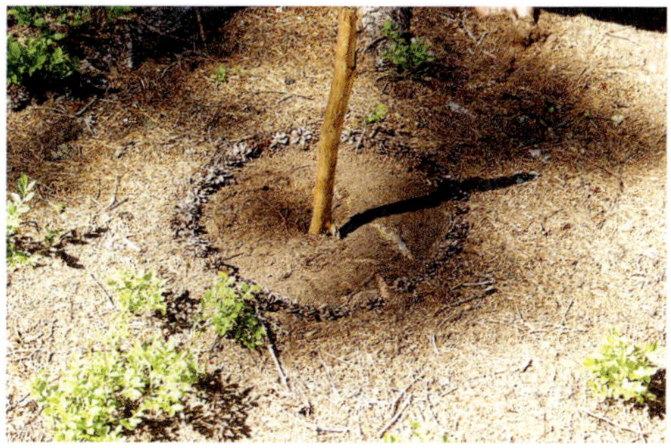

**Abbildung 8-1:** Landschaftskunstwerk (Foto: Stefan Lirsch)

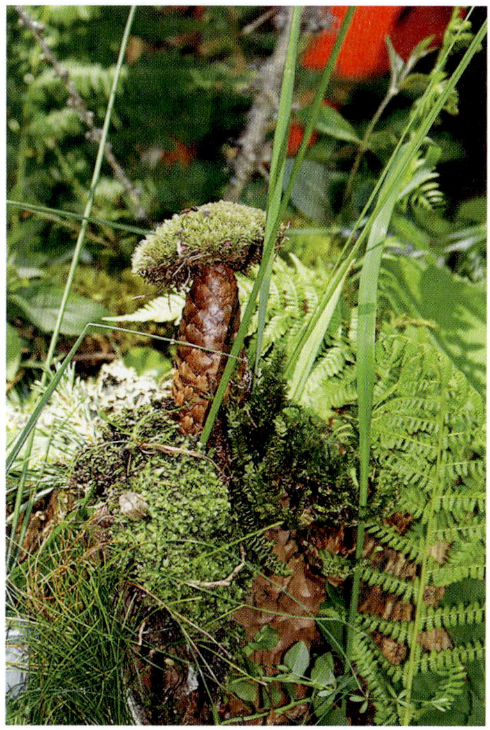

**Abbildung 8-2:** Landschaftskunstwerk (Foto: Stefan Lirsch)

Hierzu drei Beispiele aus meiner Arbeitswelt mit Kindergartenkindern, Jugendlichen und Erwachsenen: Bei meinen waldpädagogischen Angeboten zur Förderung der natürlichen Entwicklung von Kindern geht es mir – insbesondere bei Kindergartenkindern – um ein freudvolles und spielerisches Entdecken der Natur, um das Erleben der Welt mit allen Sinnen und um eine gesunde motorische Entwicklung. Der Wald bietet hierfür eine vielfältige und vorbereitete Umgebung. Auf solche Weise Verbindung zu Pflanzen, Tieren und natürlichen Umgebungen herzustellen kann auch als basale Art der Umweltbildung gesehen werden. Mittels spezieller Aufgabenstellungen und im freien Tun können Kinder Lebenskompetenzen, Selbstständigkeit und neue Fertigkeiten entwickeln. Dass gemeinsames Sein im Wald und die Gruppenerlebnisse auch der Stärkung des Gruppengefüges dienen und Bewegung und Aktivität an der frischen Waldluft die Gesundheit stärken, sind hier willkommene Nebeneffekte.

In der Arbeit mit Schulkindern und dann weiterführend mit Jugendlichen oder Lehrlingen erweitern sich die Themenbereiche auf die entsprechenden Entwicklungsphasen dieser Zielgruppen. Es dreht sich dann auch mehr um (selbstständige) Wissensaneignung und das Erforschen der Welt, das soziale Gefüge, Kommunikation, verantwortungsvollen Umgang mit der Umwelt, den eigenen Platz in der Welt finden usw. Viele dieser Aspekte werden beispielsweise im Rahmen von Kleingruppenarbeiten abgedeckt, in denen die Schüler:innen Pflanzen kennenlernen, Geschichten dazu entdecken oder erfinden und diese präsentieren. Ausschlaggebend für die Wahl der Vermittlungsmethoden sind auch die Wetterverhältnisse, ob das Angebot zum Schulanfang, im Frühling oder vor den Ferien stattfindet, sowie Wünsche der Klassenlehrer:innen, um einige Einflussfaktoren zu nennen. Grundsätzlich ist mir in der Begleitung von Heranwachsenden wichtiger, dass sie positive Gefühle mit den Naturerlebnissen verbinden und ihr Interesse daran und an Phänomenen geweckt wird, als ihnen spezifisches Fachwissen zu vermitteln. Obwohl das in manchen Kontexten natürlich ein geeignetes pädagogisches Mittel der Wahl sein kann.

Bezogen auf das Thema einer grundlegenden Haltung bei der Arbeit mit Erwachsenen im Wald sind (neben der inhaltlichen Abstimmung und Ausrichtung sowie methodischer Kompetenz) folgende Aspekte von wesentlicher Bedeutung für das Gelingen der Begleitung von Gruppen in die Natur (Lirsch, 2020a, S. 50):

- „Auf den Beziehungsaufbau mit den Teilnehmenden achten – als Basis für das Gelingen des Vorhabens, die umgebende Natur den Menschen näher zu bringen.
- Sich der Vorbildwirkung als leitende Person bewusst sein – eine klare Vermittlung der Rahmenbedingungen; gute Kenntnis der Umgebung; entspannte Haltung; angemessene Ausrüstung usw. können Sicherheit und Kompetenz vermitteln.
- Die eigene Persönlichkeit und die (Natur-) Erfahrungen der leitenden Person dürfen in das Angebot mit eingebracht werden – dies stärkt ebenso die Beziehungsebene und macht die Vermittlung der Inhalte für beide Seiten lebendiger.
- Für Abwechslung in der Dynamik sorgen – interaktive Wissensvermittlung und durch Fragen eine aktive Beteiligung dabei ermöglichen; zu lange Vorträge vermeiden; längeres Gehen am Stück, um in einen Rhythmus zu kommen; Wahrnehmungsübungen; usw.
- Flexibilität bewahren, um auf externe Einflüsse adäquat reagieren zu können – Ablauf und Inhalt sollten an aktuelle Gegebenheiten und mögliche Irritationen spontan angepasst werden können. Natürliche Umgebungen sind ein zusätzlicher lebendiger Faktor (Wind, Regen, Sonne, Tiere, Geräusche etc.), der mit einbezogen werden kann und manchmal auch berücksichtigt werden muss.
- Vertrautheit und Verbundenheit mit dem Wald ermöglichen und den Wert von Naturerlebnissen persönlich erfahrbar machen – Zeit für individuelles Entdecken und Erleben einräumen; ruhige Momente ermöglichen; nicht nur fertige Wissensinhalte und Übungsabläufe vermitteln.
- Neugier und Begeisterung für das Naturerleben wecken – mittels faszinierender Phänomene, interessanter Geschichten, anwendbarem Wissen, Fragen und Rätsel.

- Wissen zu den gesundheitlichen Wirkungen des Waldes vermitteln – dies gibt den Erlebnissen eine höhere Wertigkeit und kann die positiven Effekte verstärken.
- Vorwissen, Interessen und Bedürfnisse der Teilnehmenden miteinbeziehen – Übungen und Angebote zur Selbsterfahrung darauf aufbauend als Chance zur Kompetenzerweiterung gestalten.
- Humor miteinbeziehen als wesentlicher Faktor für eine gute Atmosphäre und für Wohlbefinden.
- Offenheit und Empathie für die Menschen und deren Anliegen mitbringen.
- Als leitende Person selbst den Wald, die Sonne und die Luft genießen und somit verkörpern, was vermittelt werden soll.
- Den für nachhaltige Effekte wichtigen Transfer in die Alltagswelt berücksichtigen – reale Bezüge herstellen; einfach umsetzbare Möglichkeiten von Naturkontakt in der Lebenswelt der Teilnehmenden vermitteln."

## 8.2 Bedeutung von Naturvermittlung und Naturverbundenheit

Müsste man Menschen nicht einfach nur in den Wald stellen, damit sie von den mannigfaltigen nachgewiesenen Effekten auf die Gesundheit profitieren? Einen Versuch wäre es wert, aber die (auch persönliche) Erfahrung zeigt, dass Kinder, Jugendliche und auch Erwachsene im Wald auch auf die Idee kommen können, manch Verbotenes und Gefährliches auszuprobieren, das sich nicht nur positiv auf ihre Entwicklung auswirkt. Es bedarf einer entsprechenden Vermittlung der vielfältigen Möglichkeiten und des Wertes der Natur für uns Menschen und unsere Lebensqualität. In welchem Ausmaß dies nötig und möglich ist und mit welcher thematischen Ausrichtung, hängt von den (zeitlichen) Rahmenbedingungen, der Zielgruppe, deren Vorerfahrungen und anderen Faktoren ab. Unabhängig von diesen und den konkreten Zielsetzungen kann davon ausgegangen werden, dass die Beteiligung aller Daseins-Ebenen (geistig, körperlich, emotional etc.) wesentlich für ein Gelingen der Interventionen ist. Mittels Einbeziehung aller Sinne, Bewegung, interessant aufbereiteter Wissensvermittlung, spielerischer Zugänge, durch Ermöglichung von Momenten der Freude und des Staunens über die Welt kann Erlebtes mehr Tiefe erhalten und auch leichter erinnert werden. Und manches Mal werden sich Menschen durch die Schönheit des Lebendigen im Außen oder mittels ganzheitlicher Wahrnehmung bewusst, dass sie selbst Natur und mit der Welt um sie herum verbunden sind.

Womit ich bei einem mir wesentlichen Aspekt meiner Arbeit gelandet bin: In meiner Art der Begleitung in die Natur möchte ich Menschen auf unaufdringliche Weise Selbstwahrnehmung ermöglichen und eventuell ein Infragestellen von übernommenen Hypothesen über sich selbst und die Welt. Was benötige ich, um mich wohlzufühlen und Momente des Glücks zu erleben? Was ist für mich wesentlich und sinnstiftend in meinem Leben? Das direkte Ansprechen solcher Fragen ist meist nicht nötig und könnte sogar hinderlich sein. Oftmals sind es die – für die meisten Menschen selten gewordenen – stillen Momente, welche Innenschau und Einsichten ermöglichen. Erfahrungsgemäß können das Betrachten eines Sonnenuntergangs oder anderer Naturschönheiten, ein Moment mit sich allein, Hinweise auf bewusstes Atmen oder Körperwahrnehmung hierbei unterstützend wirken.

*„Ich ging im Walde*
*So für mich hin,*
*Und nichts zu suchen,*
*Das war mein Sinn."*
*Johann Wolfgang von Goethe*

(Anfang der Ballade *Gefunden*, 1813)

## 8.3 Thematisch relevanter biografischer Hintergrund

Die Ausbildung zum Waldpädagogen an der Forstlichen Ausbildungsstätte Ort in Oberösterreich begann ich 2008, weil ich die Arbeit mit Kindern als Montessori-Pädagoge sehr liebgewonnen hatte und die erworbenen Kenntnisse auf eine andere Art wieder etablieren wollte. Und der Wald war in meinem bisherigen Leben oftmals ein sehr wichtiger Ort für Erholung, Bewegung, Erkundungen, Reflexion, in Übergangsphasen und für meine Entwicklung gewesen. Diese beiden Gegebenheiten zu verbinden, erschien mir als sinnvolle Perspektive. Darüber hinaus wollte ich diese Art der Naturvermittlung als ergänzendes Standbein zu meinen damaligen selbstständigen Tätigkeiten als Performance-Künstler, Schauspieler, Workshopleiter und Körpertherapeut (Shiatsu) aufbauen.

Als ich im Jahr 2010 nach Kalksburg an den südlichen Stadtrand von Wien zog, setzte ich mich oft auf das Fahrrad, um mich und meine Angebote an den Schulen und Kindergärten im Umkreis vorzustellen. Dadurch entstanden Kontakte zu Pädagog:innen und Direktor:innen, die teilweise noch bis heute bestehen. Am Beginn meiner waldpädagogischen Tätigkeit standen – wie bei den meisten meiner Kolleg:innen – Waldausgänge, also Waldaufenthalte verschiedenster Art, für Kindergarten- und Schulkinder und später auch Workshops und Vorträge zur Wichtigkeit von Naturerfahrungen im Rahmen von Elternabenden. Die ersten umfangreicheren Projekte, die über einzelne Waldtage oder Jahreszeiten-Angebote hinaus gingen, waren jene mit der Wiener Gesundheitsförderung (WiG) und die Anstellung als Lehrer mit Sondervertrag an einer Wiener Mittelschule (**Kap. 8.4, 8.5**).

Auch mein Zuhause ist für mich und meine Arbeit von besonderer Bedeutung. Ich lebe mit guter Anbindung an den öffentlichen Verkehr in einem selbstverwalteten Gemeinschafts-Wohnprojekt, zu dem zehn Hektar Grund gehören, davon acht Hektar Wald – eine teils verwilderte englische Parkanlage aus dem 18. Jahrhundert. Für meine Angebote von Vorteil ist die Möglichkeit, besonders bei nicht verschiebbaren Terminen, in einen schönen Veranstaltungsraum mit Seminarküche auf unserem Gelände ausweichen zu können. Ebenso die Einbeziehung der kleinen Schafherde, um die sich eine Gruppe von engagierten Personen aus der Bewohnerschaft (inkl. mir selbst) kümmert und weitere Besonderheiten des Ortes sind wertvolle Ressourcen für meine Arbeit in der Natur und für die Teilnehmenden.

## 8.4 Gesundheitsförderndes Projekt Waldpädagogik für den Kindergarten

In den Jahren 2013 und 2014 begleitete ich im Auftrag der Wiener Gesundheitsförderung (WiG) im Rahmen des Schwerpunkts „Gesunder Kindergarten“ die Kinder und Pädagog:innen aus drei Einrichtungen aus Wien Brigittenau bei der Umsetzung und Etablierung waldpädagogischer Ausgänge.

### 8.4.1 Ausgangssituation

(Stadt-)Kinder haben oftmals einen fehlenden Bezug zur Natur. Der Wald und andere natürliche Umgebungen als Erlebnisräume existieren in der Lebenswelt vieler Kinder nicht. Bewegungsmangel und die fehlende Differenziertheit von Untergründen (Asphalt), auf denen Kinder zumeist unterwegs sind, können zu grobmotorischer Unterentwicklung führen. Damit einher gehen oft Haltungsschäden, Übergewicht, eine schlecht ausgeprägte Körperkoordination und weitere negative Auswirkungen.

Von dem Angebot sollten nicht nur die Kinder profitieren, sondern auch das Betreuungspersonal des Kindergartens, das oftmals einem hohen Lärmpegel ausgesetzt war und von dem ein großer Teil unter Rückenschmerzen und anderen körperlichen Problemen aufgrund der spezifischen Belastungen am Arbeitsplatz litt.

### 8.4.2 Ausrichtung und Zielsetzungen

Die Zielsetzungen des Projektes lassen sich wie folgt zusammenfassen:

- Erweiterung von Gesundheitsbewusstsein und Gesundheitskompetenzen sowie positive Beeinflussung des Gesundheitszustands der beteiligten Kinder und des Betreuungspersonals
- Vermittlung des Wertes von Naturerlebnissen für die Kinder (und die begleitenden Erwachsenen)
- Freude und Begeisterung am Sein in der Natur erleben
- Vermittlung von waldpädagogischen Methoden für die Pädagog:innen zur eigenen Anwendung
- Hilfestellungen für zukünftige Ausgänge schaffen (Waldorte kennenlernen, Materialien, Werkzeuge, usw.)
- Hindernisse bei der Umsetzung erkennen und reduzieren (Ängste, organisatorische Probleme)
- Kompensation für zu dieser Zeit fehlende Bewegungsräume und -möglichkeiten für die Kinder
- Stärkung des Team-Gefüges durch positive gemeinsame Erlebnisse.

Dass auch kleine Kinder für die Natur zu begeistern sind, zeigt **Abbildung 8-3**.

### 8.4.3 Umsetzung und Aktivitäten

Das Angebot *Waldpädagogik für den Kindergarten* bot den Kindern die Möglichkeit, die Natur für sich zu entdecken (**Kasten 8.2**). Die Pädagog:innen konnten mittels Methodik- und Selbsterfahrungs-Workshops, Ausgängen mit den Kindergruppen und Reflexionsgesprächen die Wichtigkeit von Naturerlebnissen für die körperliche und die Persönlichkeitsentwicklung, für die Gesundheit und das soziale Gefüge kennenlernen.

Bei den Workshops konnten die Betreuer:innen neue Erfahrungen und Inspiration mitnehmen. Darüber hinaus sollte eine nachhaltige Wirkung erzielt werden und die Angestellten im Anschluss an das Projekt eigeninitiativ mit

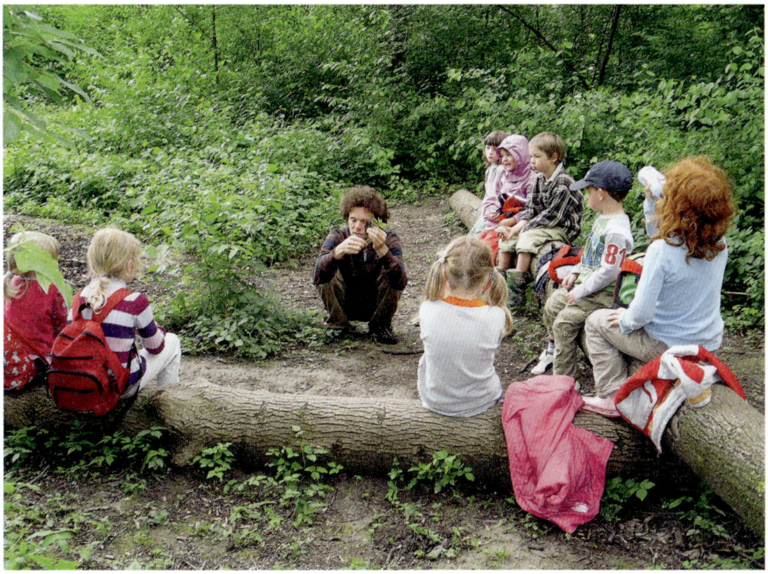

**Abbildung 8-3:** Mit Kindergartenkindern im Wald (Foto: Stefan Lirsch)

ihren Gruppen Ausgänge unternehmen. Neben spielerischer Wissensvermittlung, Bewegungs-Spielen, sowie Kreativ-, Sinnes- und Stille-Übungen und Liedern lag ein besonderer Fokus auf den Regeln für Waldaufenthalte und dem Finden bzw. der Schaffung einer sicheren Umgebung.

Im Rahmen der Waldausgänge durften mir die Pädagog:innen bei der Umsetzung von Übungen und Spielen über die Schulter schauen und auch selbst anleiten und ausprobieren. Durch die externe Leitungsperson waren sie von der Verantwortung für den Ablauf freigespielt und konnten stattdessen meine Herangehensweise, die Kinder und deren – evtl. verändertes – Verhalten im natürlichen Umfeld beobachten. Das Kennenlernen von geeigneten Orten für die Ausgänge, der Anfahrtswege dorthin und das Ausprobieren und Begleiten sollte Sicherheit vermitteln und die Hemmschwelle senken, zukünftig auf eigene Initiative die vier Wände mit den Kindern zu verlassen. Reflexionstreffen mit den Pädagog:innen dienten dem Austausch von Lernerfahrungen von den Workshops und den Waldausgängen. Des Weiteren erarbeiteten sie Plakate mit den positiven Wirkungen der Naturerlebnisse. Es konnten offene Fragen geklärt werden und was es für die Lehrpersonen noch brauchte, um selbst mit den Kindern aktiv zu werden. Ergänzend dazu wurden Methoden für Teamsitzungen vermittelt, z.B. Entspannungs-, Konzentrations- oder soziometrische Übungen.

**Kasten 8.2: Rahmenbedingungen und Eckdaten zu *Waldpädagogik für den Kindergarten***

- Projektdauer: 1,5 Jahre
- drei ganztägige Workshops im Wald mit dem Betreuungspersonal des Kindergartens
- 18 halbtägige Waldausgänge mit den Kindern und den Betreuer:innen
- Die Ausflugsziele waren mit den öffentlichen Verkehrsmitteln leicht erreichbar
- sieben Reflexionstreffen mit den Kindergarten-Teams, mit Leiterinnen und mit der Wiener Gesundheitsförderung (teilweise in der Natur und im Kindergarten)

### 8.4.4 Auswirkungen und Erfahrungen

Die Erlebnisse in der Natur mit den Erwachsenen und den Kindern sowie die Rückmeldungen bestätigten die Grundannahmen und die Wichtigkeit solcher Angebote für alle Beteiligten. Selbst in den kurzen Zeitspannen der Ausgänge wurden schon Entwicklungsschritte der Kinder im motorischen Bereich sichtbar. Weiters konnte ein Aufblühen von manchen schüchternen und stillen Kindern oder konzentriertes und fokussiertes Tun von sonst eher unruhigen Kindern beobachtet werden. Bei manchen machte anfängliche Unsicherheit Selbstsicherheit und Mut Platz. Die Lehrpersonen und Assistierenden nahmen die Anregungen begeistert auf und begannen, mit ihren Gruppen die ihnen nun bekannten Waldplätze zu nutzen. Einige meldeten zurück, dass ihnen solche Ausflüge als wichtige Abwechslung und Ausgleich zum Kindergartenalltag in den Räumlichkeiten dienten. Auch sie stellten auf die Naturaufenthalte zurückzuführende Entwicklungen und positive Veränderungen im Verhalten der Kinder fest.

## 8.5 Waldpädagogik und Soziales Lernen an einer Mittelschule

Im Schuljahr 2012/13 wurde an einer Mittelschule (5. bis 8. Schulstufe) im Süden Wiens das naturpädagogische Pilotprojekt *Schwerpunkt Waldpädagogik und Soziales Lernen* implementiert, das seither dort als *Schulfach Wald* erfolgreich umgesetzt wird. Nach einigen Jahren der gelungenen Umsetzung und Öffentlichkeitsarbeit wurde das *Schulfach Wald* mittels Fernsehberichten und Artikeln in Print- und online-Medien einem größeren Publikum bekannt gemacht. 2018 wurde die

Schule mit dem zweiten Platz beim österreichischen Staatspreis für Schule und Unterricht ausgezeichnet.

Begonnen hatte die Zusammenarbeit durch eine Kontaktaufnahme mit der Direktorin der Schule zum Zweck einer Vorstellung meiner Angebote. Es folgten einzelne Waldausgänge mit Klassen. Da es von den daran teilnehmenden Pädagog:innen erfreuliche Rückmeldungen gab und eine positive Beeinflussung des Sozialverhaltens und der Befindlichkeit der Schüler:innen zu beobachten waren, entstand die Idee einer fixen Verankerung der Waldpädagogik im Stundenplan. Die Lektüre des inspirierenden Artikels *Lasst sie raus!* von Andreas Weber (2010) gab der Direktorin letztendlich den entscheidenden Anstoß. Wir begannen zu konzipieren, die nächsten Schritte zu planen und die Lehrerschaft miteinzubeziehen. (Anm. des Autors: Textteile dieses Kapitels sind der Bildungsunterlage *Lehrkraft Natur* (Lirsch, 2015), die im Zuge dieses Projekts entstanden ist, entnommen und adaptiert.)

### 8.5.1 Ausgangssituation

In einem von Lehrer:innen erstellten Schulentwicklungsbericht (Hess et al., 2015) wurde festgestellt, dass die Aufmerksamkeit von Kindern und Jugendlichen in erheblichem Maß von Fernsehen, Smartphone, sozialen Medien usw. in Anspruch genommen wird. Folgeerscheinungen davon seien Bewegungsmangel und damit einhergehende motorische Unterentwicklung, negative Auswirkungen auf die Gesundheit, z. B. Haltungsschäden und Übergewicht, soziale Defizite und fehlende Konfliktfähigkeit sowie fehlender Kontakt und Bezug zur Natur. Die Anzahl schwer verhaltensauffälliger Schüler:innen sei drastisch angestiegen und deren Integration in Regelschulklassen immer schwieriger geworden, heißt es in dem Bericht. Die Eltern seien oft überfordert und die Kinder vermehrt in Krisenzentren und Wohngemeinschaften untergebracht worden. Laut Bericht konnten die Lehrpersonen an sie gestellte Erwartungen vonseiten des Dienstgebers und der Eltern mit herkömmlichen Unterrichtsmethoden nicht mehr erfüllen und Krankenstände mehrten sich.

Solchen Missständen sollte mit Naturerlebnissen begegnet werden, denn laut Raith & Lude sind „Kinder mit mehr Natur in ihrer Umgebung [...] psychisch weniger belastet. Die Natur im Umfeld der Kinder puffert negative Auswirkungen von belastenden Lebensereignissen auf die Psyche. [...] Die Effekte auf das Sozialverhalten wirken sich nicht nur im Moment des Aufenthalts in der Natur aus, es bleibt auch darüber hinaus verbessert" (Raith & Lude, 2014, S. 17).

### 8.5.2 Ausrichtung und Zielsetzungen

Angepasst an die jeweilige Klasse und deren Voraussetzungen wurden folgende Ausrichtungen und Zielsetzungen definiert, wie Lirsch (2015) auf S. 18 ausführt:

- Mit Natur- und Waldumgebungen vertraut werden und diese als Möglichkeit für Freizeit und Erholung (alternativ z. B. zu Medienkonsum) wertschätzen lernen
- Förderung von Selbstorganisation und Selbstständigkeit (Eigeninitiative)
- Wissensvermittlung zu heimischer Tier- und Pflanzenwelt; Verwendung von Pflanzen
- Verantwortungsvoller Umgang mit der Umwelt (Nachhaltigkeit)
- Erlernen von alltäglichen und handwerklichen Fertigkeiten; Umgang mit Werkzeug
- Gesundheitsförderung: Bewegung an der frischen Luft; motorische Entwicklung; Sinnesschulung; gesunde Natur-Jause; Stärkung des Immunsystems; u. v. m.
- Entwicklung sozialer Kompetenzen: Beziehungsaufbau der Kinder untereinander und mit den Lehrpersonen; Förderung der Klassengemeinschaft; Zeit für Begleitung von Konflikten, Aggressionsabbau (durch Bewegung, körperliches Tun)
- Hilfreiche Formen der Kommunikation in der Gruppe etablieren und vertiefen

- Freude am gemeinsamen Sein in der Natur
- Naturnahe Erlebnisse als Quelle für Begeisterung und Lebenslust.

### 8.5.3 Umsetzung und Aktivitäten

Neben der Waldpädagogik standen im Rahmen des Projektes auch Besuche auf einem Bio-Bauernhof, einem Nationalpark, von Aussichtswarten, Ruinen und Kulturdenkmälern oder die Einkehr in einem Gasthaus auf dem Programm. In die sorgfältig geplanten Ausflüge wurden handwerkliche Tätigkeiten integriert. Zum Beispiel wurden Namensschilder aus Holz angefertigt, Bärlauch und Kräuter für die Zubereitung eines Aufstrichs für eine Jause gesammelt, eine (kleine) Höhle mit Fackeln erkundet oder ein Iglu gebaut. Oft beeinflussten auch Phänomene und zufällige Begebenheiten die Inhalte. Das Entdecken von Bombenkratern im Wald diente als Einstieg in die Auseinandersetzung mit der Geschichte des Ortes, die Beobachtung von Waldarbeiten konnte zu einer umfassenden Beschäftigung mit Arten der Waldbewirtschaftung führen, umgeschnittene Bäume ermöglichten das Zählen der Jahresringe und die Bemessung des Altersabstands eines Schülers zu seinem Großvater in Ringen und Zentimetern. Durch das Erwandern der Umgebung und Beobachtungen in der Landschaft war auch Geografie ein präsenter Teil des Unterrichts. Fragen lauteten etwa: Wie hat sich die Landschaft gebildet? Wieso liegt auf der einen Seite des Tales Schnee und auf der anderen nicht? Wie orientiere ich mich in der Landschaft? Jedes Kind gestaltete eine *Waldmappe* mit Berichten über Erfahrungen von den Ausflügen, mit selbstgefertigten Zeichnungen, mit Arbeitsblättern und Umgebungsplänen. Auch Fotos und Rindenabdrücke von einem Baum, den die Schüler:innen das Jahr über begleiteten, landeten in der Mappe.

Nach einer Kennenlernphase und als sich die Kinder mit dem Wald vertraut gemacht hatten, wurde es öfter möglich, ihnen innerhalb grundlegender Vereinbarungen Freiraum zu geben, in dem sie ihren individuellen Interessen nachgehen konnten. Es war schön zu beobachten, wie die Kinder ihren Bedürfnissen entsprechende Aktivitäten fanden und auch einander halfen,

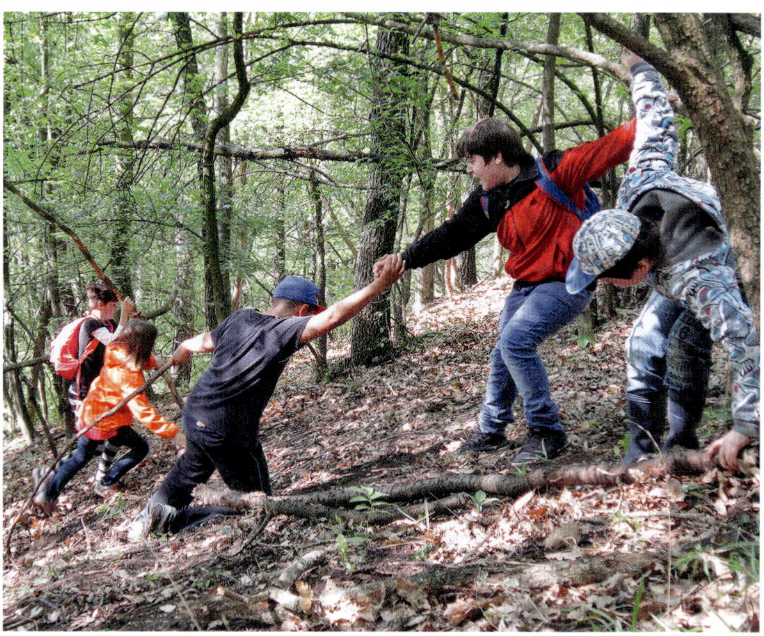

**Abbildung 8-4:** Klettern und einander helfen (Foto: Stefan Lirsch)

z. B. beim Klettern im Wald, wie **Abbildung 8-4** zeigt. Manche entdeckten ihren Forschergeist und erweiterten mit Begeisterung ihr Wissen, andere gingen ihrem Bewegungsdrang, Ruhebedürfnis oder Spieltrieb nach oder verliehen ihrer Aggression kontrolliert Ausdruck und fanden dadurch wieder zur Entspannung.

### 8.5.4 Etablierung des Waldschwerpunktes an der Schule

Ein entscheidender Punkt in der Entwicklung und Verankerung des Schwerpunkts war die Integration des in der Natur Erlebten in den bestehenden Unterricht. Dies wurde besser umsetzbar, als sich im zweiten Jahr die Klassenvorstände bereit erklärt hatten, ihre Klassen in den Wald zu begleiten. Weitere positive Folgewirkungen davon waren, dass auf der schon bestehenden Beziehung der Kinder zu den Lehrpersonen aufgebaut und diese vertieft werden konnte, wodurch die Begleitung von Konflikten erleichtert wurde.

Zwischen den Naturpädagog:innen und Lehrer:innen wurde besprochen, welche Themen in den Klassen an der Tagesordnung standen. Ob das ein bestimmter fachlicher Bereich war oder ob z. B. der Bedarf nach sozialem Lernen für ein gelingendes Miteinander größer waren. Zur Etablierung trugen ebenfalls die Neuzugänge für das Wald-Team (**Kasten 8.3**) und jene Lehrkräfte bei, die im Laufe der Jahre durch die Ausgänge und mittels eigener, teils intensiver, Auseinandersetzung mit dem Thema zu weiteren Stützen des Projekts wurden. Des Weiteren war es wichtig, Jahresberichte und Elternbriefe zu verfassen und Aktivitäten zu dokumentieren und so für die anderen Pädagog:innen nutzbar zu machen. Ein Workshop mit dem Wald-Team am Anfang des Jahres und Reflexionstreffen trugen zur Kontinuität und Weiterentwicklung bei.

**Kasten 8.3: Rahmenbedingungen und Eckdaten**

Der Waldpädagoge war als Lehrer mit Sondervertrag und halber Lehrverpflichtung angestellt. Lehramts-Studium oder eine vergleichbare Ausbildung waren keine Voraussetzung. Pädagogische Vorkenntnisse und Praxis-Erfahrungen waren allerdings von großem Wert.

Die Aufgaben bezogen sich einzig auf das Wald-Projekt. Sie umfassten die Waldausgänge und alle damit in Zusammenhang stehenden Tätigkeiten – Erstellung von Unterlagen, Beschaffung von Werkzeug und Materialien, Verfassen von Elternbriefen, Jahresplänen und -berichten sowie die Abstimmung mit den Klassenlehrer:innen und der Direktion.

Im ersten Jahr erhielt die Schule die gesamte Anstellung des Waldpädagogen zusätzlich zu ihrem Stundenkontingent. Ab dem zweiten Jahr wurden die Stunden aus dem Basis-Stundenkontingent entnommen. Die Aufteilung der Stunden wurde am Anfang des Schuljahres getroffen und war abhängig von der Klassenanzahl und den vorhandenen Ressourcen.

Waldausgänge: 1. Klassen hatten jede 2. Woche 4 Stunden Unterricht im Wald; 2. Klassen jede 4. Woche; 3. und 4. Klassen wurden – je nach zeitlichen Ressourcen – einzelne Lehrausgänge ermöglicht. Begleitet wurden sie vom Waldpädagogen und einer Lehrperson.

Weitere Naturvermittler:innen an der Schule: Mit dem Start des Pilot-Projekts begannen zwei bereits an der Schule angestellte Lehrer:innen mit der Waldpädagogik-Ausbildung. Im dritten Jahr wurde eine weitere Wildnis- und angehende Waldpädagogin Teil des Kollegiums. Dies alles trug dazu bei, dass sich der *Schwerpunkt Waldpädagogik* besser an der Schule etablieren konnte.

Teil des Konzepts war ein Waldplatz, den wir mit den Klassen regelmäßig besuchen konnten. Es wurde ein Waldbesitzer von einem geeigneten und gut erreichbaren Platz gefunden,

Vereinbarungen z.B. über die Gestaltungsmöglichkeiten getroffen und Haftungsfragen geklärt.

Besonders in der kalten Jahreszeit wurden auch Ausflüge in andere Wälder unternommen. Bei sehr widrigen Wetterbedingungen und für Spezialangebote nutzten wir Schul-Räumlichkeiten.

Am Anfang des Schuljahres fand ein waldpädagogischer Team-Workshop für alle beteiligten Lehrer:innen statt und einmal im Jahr ein Eltern-Kind-Ausflug in den Wald.

Lesetipp: **Abbildung 8-5** zeigt die Bildungsunterlage *Lehrkraft Natur – Naturerfahrungen als fixer Bestandteil des Schulunterrichts* von Lirsch (2015) (kostenloser Download auf www.stefanlirsch.at)

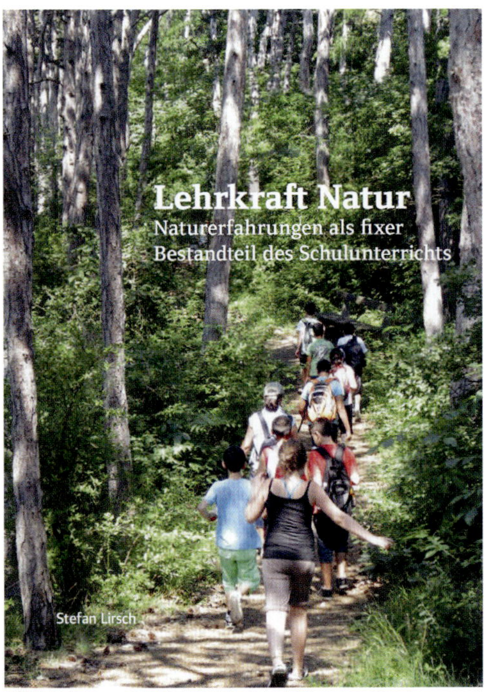


**Abbildung 8-5:** Lesetipp: Cover *Lehrkraft Natur* (Stefan Lirsch, 2015)

### 8.5.5 Persönliche Erfahrungen und Auswirkungen auf die Schule

Die Anfangsphase gestaltete sich äußerst schwierig aufgrund eines Unfalls einer Lehrerin mit darauffolgendem, langem Krankenstand und wegen vieler problematischer Faktoren wie mangelnder Konzentration und Unruhe der Kinder, häufigen Konflikten und schlechter Ausrüstung. Von manchen Klassen und zum Teil aus dem Kollegium war auch Ablehnung dem Projekt gegenüber vorhanden. Diese Zeitspanne sowie aufkommende Zweifel an der Sinnhaftigkeit zu überwinden, bedurfte einiger Reflexion und Gespräche mit befreundeten Naturvermittler-Kolleg:innen meinerseits. Mit Abstand auf die Situation zu schauen und zu merken, dass die Zielsetzungen (s.o.) aufgrund der Umstände einfach langsamer realisiert wurden und teilweise auf eine andere Art und Weise, gaben mir wieder Zuversicht.

Nach dieser Phase der Orientierung mussten das Projekt und meine Erwartungen an die Gegebenheiten der Schule und die Voraussetzungen der Kinder angepasst werden. Der Fokus auf das Gelingende verlieh mir auch Antrieb, Artikel zu verfassen sowie auf Tagungen und in Arbeitsgruppen über das Pilotprojekt zu berichten. Damit begann ich mit dem Vorhaben, ein mir selbst gestecktes Ziel zu erreichen: Ich wollte die Chance als erster angestellter Waldpädagoge an einer staatlichen Schule nutzen und ein Projekt aufbauen, das sich medial verbreiten lässt und an dem sich andere ein Vorbild nehmen können.

Zustimmende Reaktionen von Kindern und Eltern auf die Ausgänge, Beobachtungen von Pädagog:innen über positive Veränderungen bei den Schüler:innen und im Sozialverhalten sowie das Installieren von Vorbereitungs- und Reflexionstreffen mit den am Projekt Beteiligten trugen zur Etablierung an der Schule bei. Nach der anfänglichen Skepsis wurde der Schwerpunkt vom Kollegium akzeptiert und mit der Zeit immer mehr wertgeschätzt.

Wie erwähnt waren positive Effekte nicht nur bei den Kindern und in den Klassen bemerkbar, sondern in der gesamten Schulgemeinschaft. Eltern und Geschwister bekamen Schätze aus dem Wald mitgebracht, Bilder wurden gezeigt und verschickt und nach Waldtagen gab es zu Hause viel mehr zu erzählen als nach üblichen Schultagen. Da sich dies wiederum im Bekanntenkreis verbreitete, erhielt die Schule viele Anfragen von Erziehungsberechtigten, die Wert auf einen guten Schulplatz für ihre Kinder legten.

Des Weiteren konnten die Lehrpersonen von den Waldausgängen profitieren – entweder direkt von der Zeit in der Natur oder indirekt von den positiven Auswirkungen auf die Konzentration, auf das soziale Gefüge und vom besseren Kennenlernen ihrer Zöglinge. Wenn man miteinander spazieren geht, lässt es sich oft leichter reden und man kann Dinge über andere Menschen erfahren, die das aufeinander Eingehen und das Miteinander sehr erleichtern.

Einige Erkenntnisse und Aspekte, die rückblickend zur Realisierung und zum Gelingen beitrugen, sollen hier speziell hervorgehoben werden:

- Inspirierende Texte und Informationen können einen wichtigen Beitrag leisten, um Menschen auf gute Ideen zu bringen und ihnen die Überzeugung und Kraft für eine Umsetzung vermitteln.
- Durchhalten in schwierigen Zeiten und den Fokus auf Gelingendes zu lenken, kann hilfreich sein.
- Eigene Werte und Zielsetzungen beizubehalten, z. B. in der Aushandlung von Vorgehensweisen und pädagogischer Ausrichtung, wenn auch zuwiderlaufende Intentionen im Raum stehen.
- Je früher man mit Naturvermittlung beginnt, umso besser!

Mit dem Pilotprojekt *Schwerpunkt Waldpädagogik und Soziales Lernen* konnte aufgezeigt werden, dass auf aktuelle (disziplinäre, soziale, gesundheitliche, usw.) Probleme an Schulen mit der Anstellung von Natur- und Umweltpädagog:innen und der Implementierung solcher oder ähnlicher Projekte positiv eingewirkt werden kann. Ob dies von administrativen Stellen im Bildungswesen weiterführend aufgegriffen und unterstützt wird, hängt nun von gesellschaftlichen Entwicklungen und den Personen ab, die solche Entscheidungen treffen. Ich durfte in der dreijährigen Umsetzung und Etablierung des Projekts jedenfalls viel Neues lernen und beobachten, wie positiv sich die Waldaufenthalte auf die Kinder und die Schule als Gesamtes auswirken.

## 8.6 Waldwandern mit der Heilkraft Natur in einer Suchtklinik

Von 2018 bis 2020 begleitete ich Suchtpatient:innen, die sich im Anton Proksch Institut (API) in Wien in stationärer Behandlung befanden, auf Wanderungen in der Umgebung der Klinik. Das Angebot entstand durch Kontakte zum API, die in der Vorbereitung auf ein Arbeitstreffen zum Projekt *Sucht und Wald* (Kooperation mit dem BFW, dem Bundesforschungs- und Ausbildungszentrum für Wald, Naturgefahren und Landschaft) geknüpft wurden. In Gesprächen mit Verantwortlichen wurde vorerst eine Probephase vereinbart, in der beobachtet werden sollte, wie das Angebot angenommen wird und um es an die Zielgruppe anzupassen. Vor der Zusammenarbeit mit mir gab es schon eine andere Art von Wanderausflügen mit einer ehrenamtlichen Mitarbeiterin am API. Das Angebot sollte nach der Beendigung ihrer Tätigkeit fortgeführt werden und so wurde bei mir angefragt, ob ich die Stelle übernehmen wollen würde. In einem Gespräch mit dem damaligen ärztlichen Leiter stellte ich meinen Ansatz und die an die Voraussetzungen an einer Suchtklinik angepasste Ausrichtung vor.

Anm. des Autors: Textteile dieses Kapitels stammen aus einem Artikel der Fachzeitschrift *Green Care* (2020b), in dem ich Inhalte der Bildungsunterlage *(Co-)Therapeut Wald* zusammengefasst habe.

### 8.6.1 Ausgangssituation

Das API ist eine der renommiertesten und größten Suchtkliniken Europas. Das psychiatrische Krankenhaus befindet sich im Südwesten Wiens– am Liesingbach gelegen und umgeben vom Wienerwald. Therapiert werden substanzgebundene Abhängigkeiten (Alkohol-, Drogen-, Medikamenten-, Nikotinsucht) und nichtstoffgebundene Süchte (Spiel-, Internet- und Gaming-, Arbeits-, Kaufsucht).

### 8.6.2 Ausrichtung und Zielsetzungen

In der Arbeit mit der spezifischen Zielgruppe der Suchtpatient:innen brauchte es entsprechende Vorbereitung, Gespräche und Informationen vonseiten der Klinik. Worauf muss ein besonderes Augenmerk gelegt werden? Welche Fragen müssen vor einem Ausgang gestellt werden? (**Kasten 8.4**) Folgende Ziele sollten dabei erreicht werden:

- Stressabbau und Entspannung einerseits, Aktivierung und Belebung andererseits
- Vertraut werden mit der Natur – den Wald als Ressource für eigene Bedürfnisse entdecken
- Gesundheitsförderung: Waldluft, Bewegung, motorische Schulung, Muskelaufbau
- Körperbewusstsein steigern durch die Aktivitäten im Freien und mit angeleiteten Übungen
- Entspannte Atmosphäre für Gespräche
- Natur als Abbild eigener innerer Prozesse, als Projektionsfläche und Reflexionsmöglichkeit
- Motivation und Durchhaltevermögen entwickeln
- Freude, Genuss und Vergnügen im Freien zu sein.

Ein über die Wanderungen hinausgehendes Ziel war es, dass die Teilnehmenden den Wert von Naturaufenthalten für das eigene Leben erkennen und diese als Ressource in ihrem Alltag etablieren, um insbesondere in Krisensituationen auf das „Therapeutikum Wald“ zurückzugreifen zu können. Die positive Wirkung von Naturerleben auf die Psyche bestätigte Reinhard Haller (2019), Psychiater, Psychotherapeut, Gerichtsgutachter und Sachbuchautor, im Rahmen seines Vortrags beim 7. Waldpädagogik-Kongress 2019 in Bregenz wie folgt:

„Wenn es ein Medikament gäbe mit so vielen positiven Effekten auf die Gesundheit und wenigen bekannten Nebenwirkungen und das so kostengünstig ist, wäre das eine große Sensation“ (persönliche Kommunikation).

### 8.6.3 Umsetzung und Aktivitäten

Aufgrund der Diversität der Teilnehmenden war es bei den Wanderungen wichtig, angebotene Aktivitäten für alle zugänglich zu gestalten. Jeder Mensch hat seine eigenen Vorerfahrungen mit Natur und entwickelt auch individuelle Zugänge zum Naturerleben. Diese verschiedenartigen Zugänge mit ebensolchen Angeboten und Aktivitäten zu bedienen war wichtig, um die Menschen auf der Ebene anzusprechen, auf der es ihnen leichtfällt, sich auf die Inhalte und Erlebnisse einzulassen, z. B. an einem schönen Aussichtspunkt wie in **Abbildung 8-6** dargestellt.

Personen, die stationär in einer Suchtklinik untergebracht sind, verbindet auf den ersten Blick oftmals nicht viel mehr außer die Suchtproblematik. Gemeinsam ist ihnen, dass sie sich in einer mehr oder weniger ausgeprägten Krisensituation befinden, dass sie – zu einem überwiegenden Teil – in ihrem Leben einen Bezug zur Natur oder zum Wandern entwickelt haben und dass sie am Angebot teilnehmen wollten. Darauf konnte bei der Begleitung der Gruppe, die aber jedes Mal neu zusammengesetzt war, aufgebaut werden.

Besonderes Augenmerk musste auf das Funktionieren der Kommunikation mit dem ärztlichen und therapeutischen Personal gelegt werden. Sie achteten darauf, dass nur jene Patient:innen eine Freigabe für das Wandern erhielten, die physisch und psychisch dazu in der Lage waren. Die Auswahl passender Routen – unter Einbeziehung der Wetterlage, einer ersten Wahrnehmung

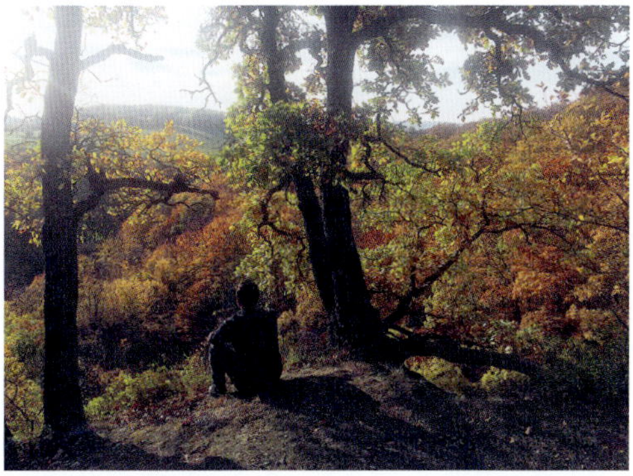

**Abbildung 8-6:** Ausblick auf den Herbstwald (Foto: Stefan Lirsch)

und Einschätzung der Gruppe und deren Möglichkeiten und Fitness – war ebenso wichtig wie die passende Ausrüstung der Teilnehmenden (Schuhe, Kleidung, Wasserflaschen). Vor Beginn der Wanderung war es sinnvoll, die Menschen einzeln zu begrüßen. Einerseits, um einen persönlichen Kontakt herzustellen und Beziehungsaufbau zu ermöglichen und andererseits, weil durch einen Händedruck oder Blickkontakt erste Eindrücke über körperliche und psychische Befindlichkeit vermittelt werden, die auch die Gestaltung des Angebots beeinflussen konnten. Meist läuft dieses Ritual eher unbewusst ab, wenn aber etwas von der Norm Abweichendes vorkommt (z.B. zittrige Hände, unsicherer Stand), fällt dies üblicherweise auf.

Manche der angebotenen Aktivitäten bewährten sich besonders:

- Gehen/Bewegung: Eine Besonderheit am Gehen im Wald ist der unebene und vielfältige Untergrund, der die Patient:innen dazu auffordert, den Körper bewusster wahrzunehmen, um nicht über die Steine und Wurzeln zu stolpern. Ein weiterer Aspekt ist, dass die Menschen in Bewegung kommen. Gehen kann dazu beitragen, dass man auf neue Ideen kommt oder belastende Gedanken hinter sich lässt. Beim Gehen redet es sich für manche Menschen auch leichter und es kann einen beiläufigen Einstieg in ein tiefergehendes Gespräch ermöglichen.
- Körperwahrnehmung: Menschen mit Abhängigkeitserkrankungen ist oftmals gemeinsam, dass sie gelernt haben, gewisse körperliche Anzeichen zu ignorieren bzw. verlernt haben, angemessen darauf zu reagieren. Anleitungen, einzelne Bereiche des Körpers während der Bewegung wahrzunehmen (Abrollen der Füße, Stimulierung der Wirbelsäule) dienen der Konzentration und dazu, die Aufmerksamkeit lenken zu lernen, Geist und Körper zu verbinden und somit Mechanismen der Selbstregulation zu stärken.
- Sinnesschulung: Die Sinne sind unsere Tore zur Welt und ein Schlüssel für intensives Erleben. Insbesondere der Missbrauch von Substanzen kann zwar zu einer kurzfristigen Intensivierung von Sinneswahrnehmungen führen, ist aber zumeist gefolgt von einer Abstumpfung bzw. von einer realen oder gefühlten Abnahme der Sensitivität aufgrund des Vergleichs zum zuvor gesteigerten Sinneserleben. Auf der anderen Seite des Wirkspektrums zeigen Substanzen eine sedierende, schmerzstillende, beruhigende Wirkung, die dazu führt, dass Sinnesreize gemindert wahrgenommen werden. Übungen zur Schulung der unterschiedlichen Sinne sind diesbezüglich ein geeignetes Mittel und wertvoll für ein Wiederherstellen von Sensitivität.
- Bewältigen von Herausforderungen: Dem schwächsten Glied in der Gruppe entsprechend können herausfordernde Routen gewählt werden, die im besten Fall mit einem Highlight enden. Es kann im Vorfeld transparent gemacht werden, dass die vorgeschlagene Route für manche eine Herausforderung bedeuten kann, wodurch den Teilnehmenden das (hoch gesteckte) Ziel vor Augen geführt wird. Je nach Situation ist es hilfreich, Etappenziele zu benennen: „Den halben Weg haben wir schon geschafft" und den Leuten zu ermöglichen, in ihrem eigenen Tempo zu gehen und auf ihren Geh- und Atemrhythmus zu achten. Das Erreichen des Ziels ist zumeist mit einem Gefühl der Genugtuung, Freude und auch mit Stolz verbun-

den. Die Bewältigung einer solchen Herausforderung ist ein passendes Symbol für Menschen, die sich aufgrund einer Abhängigkeitserkrankung in einer Suchtklinik befinden. Sie stehen auch vor einer erheblichen Herausforderung, die sie zu meistern haben (Lirsch, 2020b).

Beschreibungen von weiteren Inhalten wie dem Einbeziehen von Umgebungen und Landschaften, Entspannungsübungen, Achtsamkeitstraining und der Vermittlung von Wissen über Natur, Kultur und die gesundheitlichen Effekte von Waldaufenthalten finden sich in der Publikation *(Co-)Therapeut Wald* (Lirsch, 2020a).

Besonderer Wert wurde auf die Verankerung der Naturerfahrungen in der Lebenswelt der Teilnehmenden gelegt. Besonders die positiven Erfahrungen sollten erinnert und damit die Chance erhöht werden, dass neue hilfreiche Verhaltensweisen im Alltag integriert werden können. Zum Beispiel wurde vor und nach der Zeit im Wald nach Unterschieden im Wohlbefinden gefragt; ebenso vor und nach Achtsamkeits-, Körper oder Atemübungen. Es wurden Techniken und Abläufe vermittelt, die leicht zu Hause wiederholt werden können. Gegenstände, die an einen besonderen Moment oder eine Erkenntnis erinnern, durften mitgenommen werden, um später die Funktion einer *Brücke zur Erfahrung* zu erfüllen. Zudem wurden Übungs-Anleitungen oder Wanderkarten ausgehändigt, die mit nach Hause genommen werden und im alltäglichen Umfeld als Inspiration dienen konnten.

**Kasten 8.4: Rahmenbedingungen und strukturelle Eingliederung**

Das *Waldwandern* war an die Physiotherapie-Abteilung des API angegliedert. Neben dem ärztlichen Leiter und Verantwortlichen für das Therapie-Angebot waren der wissenschaftliche Leiter und die Leiterin der Abteilung Physiotherapie/Sport mit der Betreuung des Angebots betraut. Die Anmeldung und die Freigaben wurden von der Therapie-Leitstelle koordiniert.

Das ärztliche und therapeutische Personal war zuständig für die Erteilung von Freigaben für die Ausgänge.

Die Patient:innen wurden von ihnen im Vorfeld auf die Dauer der Wanderungen und auf die Anforderungen bezüglich Fitness und Kondition hingewiesen. Die zweistündigen Wanderungen waren eher leichte Spaziergänge, die dreistündigen konnten auch anspruchsvoller sein.

Das Personal musste bei der Freigabe die aktuelle medikamentöse Einstellung der Patient:innen berücksichtigen und generell deren gesundheitlichen Zustand im Blick haben.

Einige grundlegende Fakten:

- Das *Waldwandern* war Teil des therapeutischen Angebots (*Orpheus Programm*).
- Es wurde zweimal pro Woche angeboten – ein zweistündiger Ausflug am frühen Abend (im Winter in der Dunkelheit) und ein dreistündiger an einem Nachmittag.
- Die Angebote wurden von mir geleitet und fallweise von Physiotherapeut:innen in Ausbildung oder von Psycholog:innen, die am API ein Praktikum absolvierten, begleitet.
- Teilnehmende waren Patient:innen, die aufgrund von substanzgebundener Abhängigkeit (z.B. Alkohol-, Medikamentensucht) und/oder nichtstoffgebundener Süchte in Behandlung waren.
- Für die Teilnahme benötigten sie eine ärztliche Freigabe.
- Die Teilnahme erfolgte auf freiwilliger Basis, wurde zumeist von den Betroffenen selbst angestrebt oder vom Therapiepersonal empfohlen.
- Die Anzahl der Teilnehmenden war auf 15 begrenzt.
- Eine etwaige wetterbedingte Absage wurde vom Leiter des Angebots entschieden und mitgeteilt.

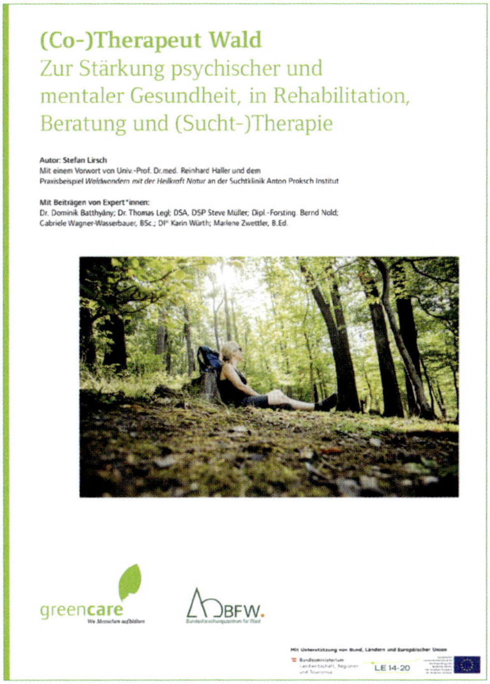


**Abbildung 8-7:** Lesetipp: Cover *(Co-)Therapeut Wald* (Bundesforschungszentrum für Wald)

Lesetipp: Wie in **Abbildung 8-7** gezeigt, stehen nähere Details in der Bildungsunterlage (Co-)Therapeut Wald – Zur Stärkung psychischer und mentaler Gesundheit in Rehabilitation, Beratung und (Sucht-)Therapie zur Verfügung (Lirsch, 2020a) (kostenloser Download unter www.stefanlirsch.at).

### 8.6.4 Auswirkungen und Erfahrungen

Die Resonanz war überwiegend sehr positiv, was sich an hohen Teilnahmezahlen, guten Rückmeldungen und daran zeigte, dass die Waldwanderungen oftmals in Gruppen- und Einzeltherapie-Settings mit dem therapeutischen und ärztlichen Personal wertschätzend erwähnt wurden. In manchen Feedbackrunden und v. a. in Einzelgesprächen während der Spaziergänge wurde zum Ausdruck gebracht, wie die Naturerfahrungen auf vielfältige Weise unterstützend sein konnten für Menschen in schwierigen Lebenssituationen: Es wurde von besserem Schlaf, gesteigerter Motivation, Stressreduktion und vielem mehr berichtet. Die Menschen konnten aufgrund der Art des Angebots in der Natur in Kontakt mit eigenen Ressourcen kommen und davon profitieren.

Interessant war, dass Menschen, die an derselben Wanderung teilnahmen, von konträren Effekten berichteten. Für eine Person war die Zeit draußen stimulierend und aktivierend, für eine andere trug der Ausflug zur Beruhigung und Entspannung bei. Die Natur hält also allem Anschein nach ein sehr breites Wirkspektrum bereit und bietet Menschen das, was sie gerade für ihre Regeneration und Ausgleich brauchen. Um eine Entfaltung dieser unterschiedlichen Wirkweisen zu ermöglichen, ist es wichtig, das Angebot nicht mit Inputs zu überfrachten und den Menschen mit der Natur sowie miteinander Zeit zu geben. Ein an die jeweilige Gruppe angepasster klarer Rahmen, der Struktur und Sicherheit bietet als Basis für zeitlich begrenzte Angebote, die ein Geleit sein können zu neuen, hilfreichen Lernerfahrungen.

**Beispiel:** Ein Patient konnte sich das Angebot auf mehreren Ebenen nutzbar machen – als Ressource zur Stressreduktion vor einer Führerscheinprüfung, als Antrieb mehr in Bewegung zu kommen und etwas gegen sein Übergewicht, für seinen Körper und sein Selbstbewusstsein zu tun. Er holte sich Anregungen, wie er diese neuen konstruktiven Verhaltensweisen in seinen Alltag integrieren konnte und nutzte die Gespräche zur Reflexion und Verarbeitung seiner Erlebnisse.

**Beispiel:** In anderen Fällen wurden mir während der Wanderungen traumatische Erlebnisse geschildert, die laut ergänzender Information in therapeutischen Sitzungen noch nicht zur Sprache gebracht werden konnten. Einerseits können dies wertvolle Situationen in einem therapeutischen Prozess sein und andererseits braucht es hier einen sorgsamen und verantwortungsvollen Umgang in Bezug auf die eigenen fachlichen Kompetenzen. In solchen

Kontexten wäre die Möglichkeit der Abstimmung mit behandelnden Therapeut:innen sinnvoll, um das hier offensichtliche Potenzial dieser Art der Begleitung in die Natur für die Therapie nutzen und integrieren zu können.

Trotz dieser und weiterer positiver und erfreulicher Ergebnisse gelang die fixe Etablierung dieser Form der Begleitung in die Natur an der Institution nicht und auch die sich bietenden Vorzüge konnten nicht entsprechend dem vorhandenen Potenzial genutzt werden. Es hätte wohl mehr Gelegenheiten gebraucht, um dem medizinischen Personal Informationen zu den Effekten und dem Nutzen für die Erreichung von Therapiezielen zu vermitteln. Erfahrungsgemäß führt das zu mehr Interesse und besserer Angliederung. Eine Weiterbildung mit Selbsterfahrung im angrenzenden Wald für interessierte Angestellte war geplant und wäre überaus wichtig gewesen für eine bessere Verankerung. Die Umsetzung dieses Workshops und schließlich auch das Angebot *Waldwandern* fielen jedoch den Folgen der Maßnahmen im Zuge der Corona-Pandemie zum Opfer. Es durften keine externen Anbieter mehr im API arbeiten, die Zusammenarbeit wurde beendet und intern in einem anderen Stil fortgeführt. Bemerkenswert war, dass es weitaus mehr Interesse an der Wald-basierten Arbeit mit Suchtpatient:innen von anderen Stellen als von der Suchtklinik selbst gab. Das lag womöglich auch an den ungünstigen Umständen für die Etablierung von etwas Neuem – der langjährige ärztliche Leiter legte in dieser Zeit sein Amt zurück, ein Neu- und Umbau des gesamten Krankenhauses und weitere Umbrüche standen vor der Tür.

## 8.7 Weitere Projekte und Möglichkeiten

Mit der abschließenden Auswahl weiterer Angebote und Projekte soll die Vielfalt an Umsetzungsmöglichkeiten aufgezeigt werden. Es finden auch Vorhaben Erwähnung, die aus unterschiedlichen Gründen nicht realisiert werden konnten. Hiermit sollen Potenziale für Kooperationen aufgezeigt werden und dass nicht jede gute Idee die nötigen Voraussetzungen für ein Gelingen vorfindet. (Anm.: Eine etwas umfassendere Beschreibung der hier in Kurzform erwähnten Projekte findet sich auf der Website des Autors.)

### 8.7.1 Aus- und Weiterbildungs-Angebote sowie Vortragstätigkeiten

Ansätze aus den Bereichen Naturvermittlung und Green Care an Universitäten, Pädagogischen Hochschulen und anderen Aus- und Fortbildungsinstituten zu vermitteln, ist ein sinnvolles Instrument, um Multiplikator:innen in pädagogischen, therapeutischen und sozialen Arbeitsfeldern zu erreichen.

Im Freien stattfindende Seminare mit Naturbezug sind sehr gefragt. Aus vielen Gesprächen, Vorstellungs- und Reflexionsrunden geht hervor, dass das Bedürfnis vieler Teilnehmenden nach Naturaufenthalten als Ausgleich zu Arbeit und Belastungen groß ist. Ebenso ist das Bewusstsein über die positiven Wirkungen von Wald vorhanden. Vermittelt werden können Handwerkszeug und Know How für die Praxis mit der jeweiligen Zielgruppe, Selbsterfahrung in der Natur, wie Naturaufenthalte das eigene seelische Wohlbefinden fördern und wie diese positiven Wirkungen in den (Arbeits-)Alltag mitgenommen werden können.

Hauptthemen meiner Seminare sind:

- Waldpädagogik für den Kindergarten/für die Schule (mit verschiedenen Subthemen)
- Implementierung von Naturerfahrungen als fixer Bestandteil im Unterricht/im Kindergarten
- *Zusammen.wachsen* – Teambildung im Wald
- *Natur.bewusst.sein* – Gesundheitsförderung im Wald

Angepasst werden die Inhalte an die Zielgruppen der Seminarbesucher:innen und an die Bedürfnisse der Anwesenden. Die in **Kapitel 8.1** beschriebenen wichtigen Aspekte und die grundlegende Haltung in der Begleitung von Erwachsenen in die Natur sind von den Erfahrungen inspiriert, die ich über mehr als zehn Jahre im Rahmen dieser Angebote sammeln durfte.

### 8.7.2 Seelische Gesundheit von Kindern als Unfallprävention

In Folge des in **Kapitel 8.4** beschriebenen Projekts mit der WiG kam es zur Zusammenarbeit mit einer Versicherungsanstalt. Durch Wald- und Naturerlebnisse sollten bei Kindergartenkindern die Bewegungsfreude, motorische Entwicklung, die Risikokompetenz und die seelische Gesundheit (!) als wichtige Faktoren von Unfallprävention gefördert werden. Bei der Erarbeitung eines Konzepts mit Vertreter:innen aus den Bundesländern für eine geförderte österreichweite Umsetzung von Waldpädagogischen Angeboten in Kindergärten wurde von der Prämisse ausgegangen, dass psychische (seelische) Gesundheit und Ausgeglichenheit zu mehr Aufmerksamkeit und einer besseren Selbstwahrnehmung führen. Dadurch sollten Unfälle und Verletzungen, denen oftmals unachtsames Verhalten zugrunde liegt, vermieden oder reduziert werden. Das Projekt sollte wissenschaftlich begleitet und bei positiven Ergebnissen auch auf den Schulbereich ausgeweitet werden. Durch einen Personalwechsel an übergeordneter Stelle in der Versicherungsanstalt während der Erarbeitung des Projekts wurden schließlich wieder andere Schwerpunkte gesetzt und die Idee nicht weiterverfolgt.

### 8.7.3 Waldkindergärten

Waldkindergärten existieren in vielfältigen Ausprägungen. Bei allen Unterschieden in den pädagogischen Konzepten und in der Umsetzung ist ihnen gemeinsam, dass die Kinder den Großteil der Zeit in Naturumgebungen verbringen. In den letzten Jahren ist die Anzahl aktiver Waldkindergärten in Österreich stark angestiegen und es gibt aufgrund des großen Interesses vonseiten der Eltern und von Pädagog:innen noch viel auszuschöpfendes Potenzial. Ausführlich mit diesem Thema beschäftigt sich die Bildungsunterlage *Waldkindergärten in Österreich – Elementare Bildung im Wald* (Bancalari, 2021).

### 8.7.4 Wildnis-Spielplätze im städtischen Bereich

Die auch *Robinson-Spielplatz* genannten Orte unterscheiden sich von anderen Spielplätzen durch ein Stück Wildnis. Hier können die Kinder natürliche Kreisläufe beobachten, es gibt Baumstämme zum Klettern und Balancieren, Holz zum Bauen und Bearbeiten, Matschbereiche und versteckte Plätze und Unterschlupfe.

Ergänzend zu dieser Form eines betreuten Spielplatzes können entsprechende Workshops für Kinder, Pädagog:innen und Eltern angeboten werden.

### 8.7.5 Kompetenztrainings im Wald für Lehrlinge

Viele Firmen sowie der Arbeitsmarktservice bieten für Lehrlinge Trainings zu den Themen Gesundheitsförderung und Prävention, Persönlichkeitsentwicklung und Stärkung sozialer Kompetenzen an. Neben den gewünschten Seminarthemen ist auch die Berufssparte, für welche die Lehrlinge ausgebildet werden, von Bedeutung für die Art des Angebots.

In einem von mir angeleiteten Seminar für Auszubildende im Gastronomie-Bereich ging es z. B. über soziales Lernen hinaus, auch um die Nutzung von Waldumgebungen für das eigene Wohlbefinden und zur Selbstfürsorge. Weiters wurden einige Zutaten für eine Bärlauch-Brennnessel-Suppe gesammelt, die im Anschluss zubereitet wurde.

In einem Seminar-Angebot für Lehrlinge im Handel lag der Schwerpunkt auf Selbsterfahrung, dem Kennenlernen von Möglichkeiten zu Stressabbau und Stärkung der Gesundheit, sowie dem Transfer in den Lebensalltag der Teilnehmenden.

In einem weiteren Fall lag der Fokus auf dem Thema Suchtprävention. In diesem Zusammenhang war der Wald gleichzeitig Seminarort und Erfahrungsraum, als auch eine von vielen möglichen Ressourcen, die in der Vorbeugung von Abhängigkeiten dienlich sein können.

### 8.7.6 Gesundheitsförderung im Wald in Reha- und Kuranstalten

Reha- und Kuranstalten bieten zumeist vielfältige Therapieformen und begleitende Maßnahmen an, z. B. Bewegung und angeleitete Aktivitäten an der frischen Luft. Es besteht auch vielerorts Interesse an fundierten und spezialisierten Angeboten wie Wald-Gesundheitstraining oder Waldbaden. Neben den sich unmittelbar positiv auswirkenden Aufenthalten in Waldumgebungen profitieren Menschen, die sich von Krankheiten, psychischen Belastungen, Unfällen usw. erholen oder einfach etwas für ihr Wohlergehen tun wollen, wohl am meisten von der Verankerung neuer gesundheitsdienlicher Verhaltensweisen für die Zeit nach der Reha oder Kur.

Wie im **Kapitel 8.6.3** geschildert, ist in diesem Arbeitsfeld die Abstimmung und Zusammenarbeit mit den behandelnden Ärzt:innen und Therapeut:innen von Wichtigkeit, sowie das Andocken an die gegebenen Strukturen für eine nachhaltige Verankerung. Mit Weiterbildungs-Seminaren für das medizinische Personal kann diesen Anforderungen begegnet werden, indem Grundlegendes für eine gelingende Kooperation und offene Fragen geklärt werden als auch Kontakt und Beziehung entstehen können. Weiters haben die Teilnehmenden die Gelegenheit, die Wirkungen des womöglich neuen Angebots selbst zu erfahren und in den Genuss der positiven Effekte zu kommen. Diese können sie eventuell als Ressource und Ausgleich zu ihrer Arbeit und zu belastenden Faktoren, derer im Gesundheitswesen einige vorhanden sind, nutzen.

### 8.7.7 Kooperationen mit Green Care WALD

Einige der geschilderten Projekte wurden in Zusammenarbeit mit Green Care WALD realisiert – einem Schwerpunktprojekt des Bundesforschungszentrum für Wald (BFW). Laut Eigendefinition werden dort Initiativen und Aktivitäten aus Wissenschaft und Praxis gebündelt, die dazu beitragen, mit Hilfe des Waldes das Wohlbefinden der Gesellschaft zu verbessern und zu erhalten.

Die beiden erwähnten Bildungsunterlagen *Lehrkraft Natur* (Lirsch, 2015) und *(Co-)Therapeut Wald* (Lirsch, 2020a) entstanden im Auftrag des BFW. Ebenso *Waldkindergärten in Österreich* (Bancalari, 2021).

Einige weitere Schwerpunkte und Bildungsunterlagen von Green Care WALD, die als kostenlose Downloads zur Verfügung stehen (www.greencarewald.at), sind:

- *Gesundheitswege im Wald* (Dorfstetter et al., 2021)
- *Wald als integrativer Arbeitsplatz* (Ohrfandl et al., 2021)
- *Zur Gesundheitswirkung von Waldlandschaften* (Cervinka et al., 2014)

### 8.7.8 Initiationsriten und Mentoring für Jugendliche

Hierbei handelt es sich um eine – im folgend beschriebenen Fall ehrenamtliche – Prozessbegleitung für Jugendliche, die einen bewussten Übergang ins Erwachsensein anstreben, sich selbst besser kennenlernen und ihren Platz in der Gesellschaft finden und einnehmen wollen. Jugendlichen dabei eine Unterstützung zu bieten und den Fokus auf essenzielle Lebensfragen zu lenken, ist in der heutigen Zeit der mannigfaltigen Ablenkungen und des Buhlens um Aufmerksamkeit ein äußerst wertvolles Ansinnen.

Es gibt sehr unterschiedliche Traditionen sowie Arten der Durchführung solcher Angebote. Jene Variante, die ich kennenlernen und begleiten durfte, kann hier in Kurzform skizziert werden: Das Hauptevent besteht aus drei Tagen in der Natur, wovon die Jugendlichen 24 Stunden am Stück mit existenziellen Fragen allein im Wald verbringen. Schon Monate davor beginnt die Auseinandersetzung damit und mit einhergehenden Themen wie dem individuellen Werdegang und der eigenen Persönlichkeit, und es finden Treffen mit selbst gewählten Mentoren statt, die der Vorbereitung und dem Finden einer stimmigen Intention für das Übergangsritual dienen. Nach der – in den meisten Fällen – sehr einprägsamen Zeit in der Natur werden Erlebnisse und Erkenntnisse mit den Männern, die über die Dauer des Rituals den Rahmen gehalten und für Sicherheit gesorgt haben, geteilt. Diese bezeugen die Geschichten und spiegeln den Initianden das Gehörte. Als Abschluss werden die angehenden Erwachsenen von ihrer (Groß-)Familie und ihrem Freundeskreis empfangen, die mit ihrer Anwesenheit und Wertschätzung diesem bewussten Schritt zu mehr Eigenverantwortung noch mehr Bedeutung verleihen. Nach Bedarf folgen noch Begegnungen zur Nachbesprechung, zur Auffrischung von Erkenntnissen und deren Verankerung in der alltäglichen Welt.

Wie das bei uns der Fall war, erscheint es mir überaus sinnvoll, wenn in solchen Settings erfahrene Psychotherapeut:innen oder andere Professionisten aus dem psychosozialen Bereich Teil des Mentoren-Teams sind. Eine gut geplante Vorbereitung, ein strukturierter Ablauf, Sicherheitsvereinbarungen sowie Kompetenz in der Gesprächsführung und Prozessbegleitung sind jedenfalls von großer Bedeutung.

### 8.7.9 Einzel-Begleitung in die Natur

Die nachgewiesenen Gesundheitswirkungen von Wald auf die mentale und psychische Gesundheit machen Naturerfahrungen zu einem potenziell unterstützenden Bestandteil psychosozialer oder psychotherapeutischer Arbeit. Klient:innen können während einer Einheit nebenbei von den Effekten der Waldumgebung auf ihr Wohlbefinden profitieren. Ebenso lässt sich die natürliche Umgebung in der methodischen Arbeit einsetzen, z.B. mit dem Erleben des (Wald-)Bodens unter den eigenen Füßen, wie in **Abbildung 8-8** dargestellt.

Neben dafür prädestinierten Beratungsangeboten wie dem Outdoor- oder Naturcoaching bieten sich auch für andere Formen der Begleitung wertvolle Möglichkeiten in der Natur, die genutzt werden können. Einige der diversen Psychotherapie-Richtungen können nach draußen verlagert werden, beispielsweise die personzentrierte Psychotherapie, Logotherapie und weitere humanistische Richtungen, etwa Psychodrama und Gestalttherapie oder die Systemische Therapie. Das gilt ebenso für körperorientierte sowie kunst- und ausdrucksorientierte Therapieformen (Lirsch, 2020a.).

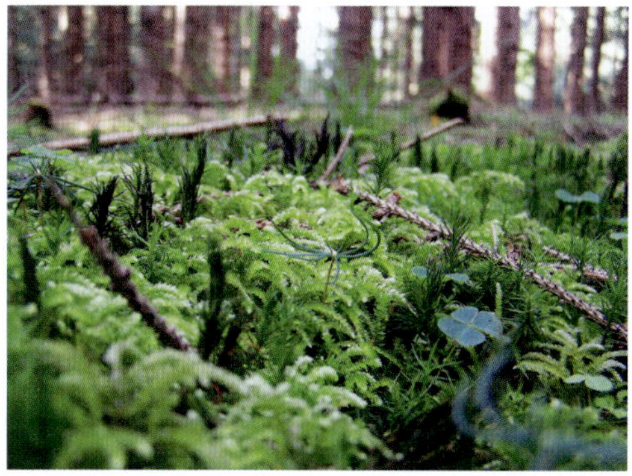

**Abbildung 8-8:** Wald-Boden-Leben (Foto: Nadja Lobner; mit freundlicher Genehmigung)

Dazu ein Zitat von Erich Kästner:

*„[…] Die Seele wird vom Pflastertreten krumm.*
*Mit Bäumen kann man wie mit Brüdern reden und tauscht bei ihnen seine Seele um.*
*Die Wälder schweigen. Doch sie sind nicht stumm.*
*Und wer auch kommen mag, sie trösten jeden.“*
*(aus dem Gedicht Die Wälder schweigen, 1936)*

Meine beruflichen sowie persönlichen Erfahrungen sind für mich ein Beleg dafür, dass der Wald uns Ruhe, Freude, Verbundenheitsgefühle, Wohlbefinden und vieles mehr schenken und eine wichtige Ressource im Leben sowie in unruhigen Zeiten sein kann. Ebenso bietet der Wald eine wunderbare Arbeitsumgebung und kann Menschen, die mit ihm arbeiten, als zusätzliche „Lehrkraft“ oder „Co-Therapeut“ zur Seite stehen.

Wenn ein solcher Text etwas bewirken kann, dann sei es, dass Lesende inspiriert werden, auf neue Ideen kommen oder sie sogar den Mut fassen, eigene Vorhaben ins Leben zu rufen und anderen die Natur/den Wald näher zu bringen. In unserer heutigen Zeit ist es sicher sinnvoll und auch notwendig, wenn wir unserer Natur und dem Bewusstsein, dass wir ein Teil davon sind, wieder mehr Aufmerksamkeit schenken und zu mehr Selbstfürsorge (z. B. mittels Naturaufenthalten) sowie achtsamerem Umgang mit unserer Erde und Lebensgrundlage finden.

In diesem Sinne darf ich allen ans Herz legen, sich des Öfteren in den Schoß der Natur zu begeben. Denn eines der Geschenke des Waldes und von Naturlandschaften ist es, dass sie uns an unser eigenes „Natur sein“ erinnern und allein dies uns beglücken und unserer Seele wohltuend sein kann.

## 8.8 Literatur


Bancalari, K. (2021). *Waldkindergärten in Österreich. Elementare Bildung im Wald.* Bundesforschungszentrum für Wald. https://www.bfw.gv.at/wp-content/uploads/gcw_waldkindergarten_2021_2.pdf

Cervinka, R., Höltge, J., Pirgie, L., Schwab, M., Sudkamp, J., Haluza, D., Arnberger, A., Eder, R. & Ebenberger, M. (2014). *Zur Gesundheitswirkung von Waldlandschaften.* Bundesforschungszentrum für Wald. https://bfw.ac.at/050/pdf/BFW_Bericht147_2014_GreenPublicHealth.pdf

Dorfstetter, L., Riener, W., Arnberger, A., Schiesser, B., Weidl, C. & Eder, R. (2021). *Gesundheitswege im Wald. Wissenschaftliche Analysen und die praktische Umsetzung am Beispiel Geras.* Bundesforschungszentrum für Wald. https://www.bfw.gv.at/wp-content/uploads/gcw_geras_2021.pdf

Haller, R. (2019). *Zur positiven Wirkung von Naturerlebnissen auf die Psyche und das seelische Wohlbefinden.* Vortrag zum 7. Waldpädagogik-Kongress (persönliche Kommunikation)

Health Council of the Netherlands & Dutch Advisory Council for Research on Spatial Planning, Nature and the Environment. (2004). *Nature and Health. The influence of nature on social, psychological and physical well-being.* https://www.healthcouncil.nl/documents/advisory-reports/2004/06/09/nature-and-health.-the-influence-of-nature-on-social-psychological-and-physical-well-being

Hess, J., Liebenauer, B., Lirsch, S., Kurzbauer, K., Schweizer, M., Stickler, S. & Vogt, S. (2015). SQA Schulentwicklungsplan zur Waldpädagogik der NMS Dirmhirngasse. Schulinterne Verwendung.

Lirsch, S. (2015). *Lehrkraft Natur. Naturerfahrungen als fixer Bestandteil des Schulunterrichts. Green Care Bildungs- und Beratungsunterlage.* Bundesforschungszentrum für Wald. https://stefanlirsch.at/sites/default/files/field/file/angebote/Handbuch%20Lehrkraft%20Natur%20web,%20Stefan%20Lirsch.pdf

Lirsch, S. (2020a). *(Co-)Therapeut Wald. Zur Stärkung psychischer und mentaler Gesundheit, in Rehabilitation, Beratung und (Sucht-)Therapie.* Bundesforschungszentrum für Wald. https://stefanlirsch.at/sites/default/files/field/file/angebote/Handbuch%20Co-Therapeut%20Wald%20-%20Stefan%20Lirsch.pdf

Lirsch, S. (2020b). *Waldwanderungen mit Suchtpatient*innen. Green Care,* (2), 29–31.

Ohrfandl, M., Schreck, M. & Mühlberger, D. (2021). *Wald als integrativer Arbeitsplatz. Wie man Angebote für Soziale Waldarbeit in der Wald- und Forstwirtschaft schafft*. Bundesforschungszentrum für Wald. https://www.waldwissen.net/assets/lernen/paedagogik/bfw_soziale_waldarbeit/Soziale-Waldarbeit_Waldbesitzer_Informationen_27062022_fertig_KLEIN-1-komprimiert_1-komprimiert.pdf

Raith, A. & Lude, A. (2014). *Startkapital Natur. Wie Naturerfahrung die kindliche Entwicklung fördert*. Oekom. https://doi.org/10.14512/9783865818928

Weber, A. (2010). Lasst sie raus! Das Kinderrecht auf Freiheit. *GEO,* (8), 90–108.

## Weiterführende Literatur

Adamek, M. (2018). *Im Wald sein. Die natürliche Antwort auf Psychostress und Zivilisationskrankheiten – Entdeckung eines Präventionskonzepts*. Optimum Verlag.

Cornell, J. (2006). *Mit Cornell die Natur erleben. Naturerfahrungsspiele für Kinder und Jugendliche*. Verlag an der Ruhr.

Gebhard, U. (2013). *Kind und Natur. Die Bedeutung der Natur für die psychische Entwicklung*. Springer VS. https://doi.org/10.1007/978-3-658-01805-4

Huppertz, M., Schatanek, V. (2015). *Achtsamkeit in der Natur. 84 naturbezogene Achtsamkeitsübungen und theoretische Grundlagen*. Junfermann Verlag.

Lindenthaler, C., Lindenthaler, H. (2012). *Natur als Partnerin. Systemische Prozessbegleitung in psychosozialen Handlungsfeldern*. Buch&Media Verlag.

Williams, F. (2016, Januar). Wildnis braucht das Hirn (S. 62–75). *National Geographic*. https://www.nationalgeographic.de/reise-und-abenteuer/wildnis-braucht-das-hirn (abgerufen am 2.7.2025)

# 9 Wann kommen die Alpakas wieder?

Georg Jungnitsch

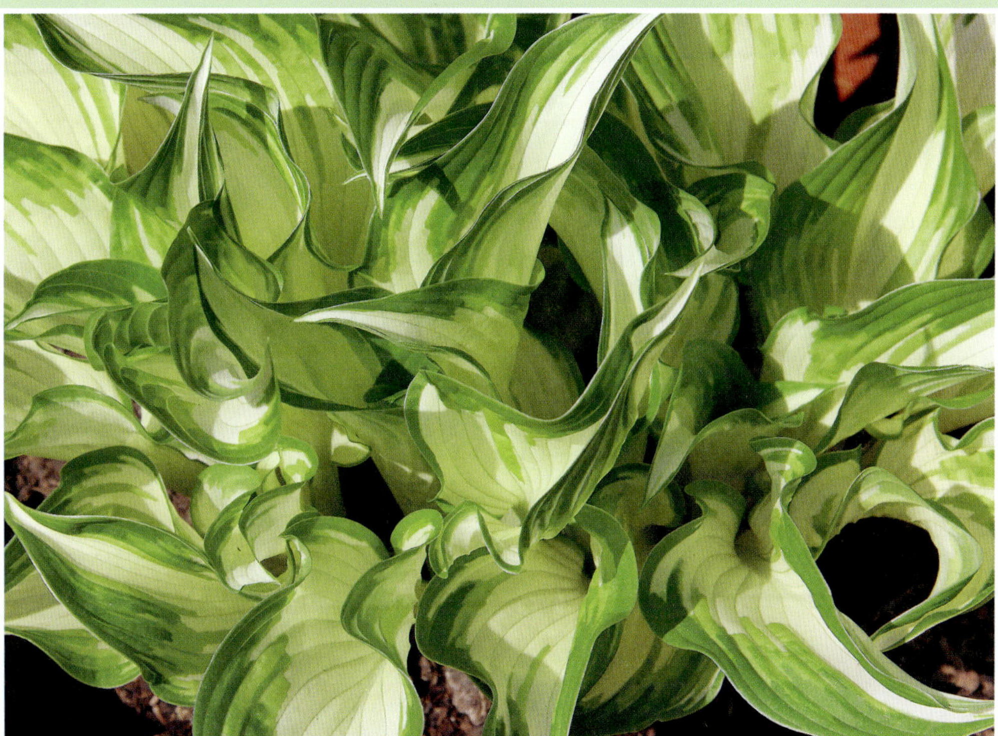

Die Frage aus dem Titel des Beitrags ist eine oft gehörte Frage von Klient:innen mit unterschiedlichsten Diagnosen aus dem psychopathologischen Spektrum, welche die Erfahrung machen durften, als Bestandteil ihrer Therapie in einer psychiatrischen Klinik das Angebot „Alpakatherapie" wahrnehmen zu können. Der Begriff der Alpakatherapie ist dabei falsch und irreführend – weder wird das Tier therapiert noch führt das Alpaka selbstständig Therapie durch. Je nach Klientel und auch nach der durchführenden Person kann die Arbeit mit Alpakas jedoch unter die *Tiergestützten Unterstützungsprogramme, Tiergestützte Behandlung* oder *Tiergestützte Pädagogik* (Johnson Binder et al., 2024) (Übers. des Autors) eingeordnet werden. Im Folgenden werden zunächst die Tiere beschrieben, dann die notwendigen Haltungsbedingungen sowie grundsätzliche Bedingungen für den Einsatz der Tiere. Abschließend folgen einige konkrete allgemeine Maßnahmen in der Arbeit mit Menschen und Alpakas und es werden Einsatzbeispiele skizziert.

## 9.1 Allgemeines zum Tier „Alpaka"

Alpakas gehören zur Familie der Kameliden, die sich in drei Gattungen gliedern. Zum einen gibt es die Altweltkameliden mit den Arten Trampeltier und Dromedar, dann die Gattung Vikunja mit den Arten Alpaka und Vikunja sowie die Gattung Lama mit den Arten Lama und Guanako. Die beiden letzteren Gattungen werden auch unter dem Begriff der Neuweltkameliden zusammengefasst. Die Arten Lama und Alpaka sind Arten, die bereits vor rund 6000 Jahren von den Inkas domestiziert wurden, womit auch gleichzeitig ihr angestammter Lebensraum benannt ist. Dies sind die Hochebenen der Anden. Der Lebensraum der Alpakas reicht bis in 4500 m Höhe, jener der Lamas befindet sich eher rund 1000 m tiefer (Gauly et al., 2018). Bei Alpakas und Lamas handelt es sich demnach um domestizierte Tierarten, die nach dem Codex der International Association of Human-Animal Interaction Organizations (IAHAIO) (2018) für den Einsatz in TGI herangezogen werden können (**Kasten 9.1**).

**Kasten 9.1: Die IAHAIO**

Der Internationale Dachverband (IAHAIO) für die Erforschung der Mensch-Tier-Beziehung, wurde im Jahre 1990 als Dachverband für alle nationalen Vereinigungen und andere Organisationen, die sich mit der Erforschung der Mensch-Tier-Beziehung beschäftigen, gegründet.

Der Verband hat seinen Sitz bei der Delta Society in Bellevue, im US-Bundesstaat Washington. Dort sind Repräsentanten in vier Unterkomitees tätig, die für die Koordination von Mitgliedschaften, Konferenzen, Projekten und Finanzen anderer Mitgliedsorganisationen weltweit sorgen. Hauptaufgabe des Dachverbands ist die Koordination aller Mitgliedsorganisationen untereinander. Die IAHAIO versteht sich als verbindendes Element für den Austausch wissenschaftlicher Erkenntnisse und die Weiterentwicklung von Programmen. Auch hat der Verband internationale Preise ins Leben gerufen, mit denen Beiträge einzelner Menschen oder Institutionen auf dem Gebiet der Erforschung der Mensch-Tier-Beziehungen ausgezeichnet werden, darunter z.B. der „Pets in Cities Award" (Heimtier-in-der-Stadt-Preis) der IAHAIO und der „Distinguished Scholar Award" (Hervorragender-Wissenschaftler-Preis), die alle drei Jahre verliehen werden. Die IAHAIO setzt sich dafür ein, mit Praktikern zusammenzuarbeiten, um Standards bei der Durchführung von tiergestützten Eingriffen festzulegen sowie um die Gesundheit und das Wohlbefinden der beteiligten Menschen und Tiere zu gewährleisten. Das IAHAIO-Weißbuch *Definitionen für tiergestützte Interventionen und Richtlinien für das Wohlbefinden der beteiligten Tiere* wurde 2014 veröffentlicht. Es beschreibt Standards für die Bereitstellung von AAI („animal-assisted interventions", was übersetzt so viel wie tiergestützte Interventionen bedeutet), um die Gesundheit und das Wohlbefinden von Menschen und Tieren zu gewährleisten, die an einer AAI-Umgebung beteiligt sind – ein unverzichtbares Dokument für alle, die an AAI beteiligt sind. Die IAHAIO-Mitglieder werden im Rahmen der Mitgliedschaftsbedingungen aufgefordert, sich an die im Weißbuch dargelegten Grundsätze zu halten (https://iahaio.org; aufgerufen 10.02.2025).

Lamas haben hier tatsächlich einen natürlichen Vorteil, denn sie wurden für die Verwendung als Lastentiere und damit für den Kontakt mit Menschen gezüchtet, während Alpakas ihrer Wolle wegen gezüchtet und damit nicht primär an den menschlichen Kontakt herangeführt wurden. Das heißt aber nicht, dass Alpakas für TGI (Tiergestützte Intervention) weniger oder gar ungeeignet sind. Sie verfügen nur über spezifische Eigenschaften, die sowohl in ihrer differentiellen besonderen Eignung mit verschiedenen Klient:innengruppen als auch im Umgang mit ihnen zu beachten sind.

Eine grundsätzliche Eigenschaft des Alpakas liegt in seiner Größe und seinem Aussehen. Selbst ausgewachsene Hengste gehen kaum über Wideristhöhen von 110 cm hinaus. Das bedeutet, dass sie Kinder oder auch rollstuhlabhängige Personen nicht übermäßig überragen. Bei Erwachsenen ist in der Regel Augenhöhe gegeben. Die Augen des Alpakas stellen ebenfalls eine der äußeren begünstigenden Eigenschaften für TGI mit diesen Tieren dar – sie zeigen keine weiße Iris, sondern ihre Augen sind in der Regel durchgehend dunkel. Die geteilte Oberlippe und die verhältnismäßig kurze Schnauze tragen insgesamt dazu bei, dass Alpakas über ein sogenanntes „Kindchenschema" verfügen. Ebenfalls lösen die großen dunklen Augen sowie die Schnauzenform einen „Fürsorgeinstinkt" aus – wie in **Abbildung 9-1** zu sehen ist – und vermitteln auch bei Kindern den Eindruck der Ungefährlichkeit, was durch die kuschelig wirkende Wolle noch verstärkt wird.

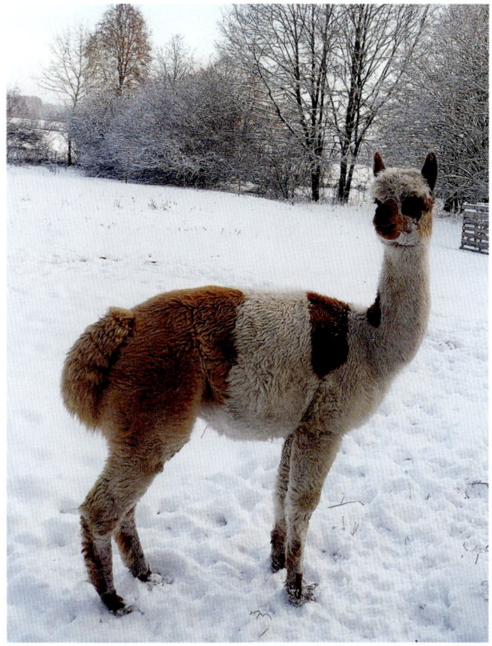

**Abbildung 9-1:** Ein Alpaka mit den typischen großen Kulleraugen (Foto: Georg Jungnitsch)

## 9.1.1 Verhaltenseigenschaften von Alpakas

Neben diesen äußeren Merkmalen gibt es auch eine ganze Reihe von Verhaltensmerkmalen, die für die Durchführung von Tiergestützten Interventionen (TGI) mit Alpakas von Bedeutung sind. Im Folgenden werden die wesentlichen Merkmale genannt und ihre Anwendungsmöglichkeiten in der TGI charakterisiert.

**Herdentiere**
Als Herdentiere leben Alpakas in einer Hierarchie, in der jedes Tier seinen Platz hat. Auch besitzt jedes Tier den grundlegenden Trieb, immer im Herdenverband zu bleiben, wie **Abbildung 9-2** zeigt. Diese Eigenschaft kann unter zwei Aspekten genutzt werden. Einmal im Kontext der Brückenmethode (Otterstedt, 2017), bei der das Alpaka an einer Führleine gehalten wird (**Kasten 9.2**). Pragmatisch gesehen muss des-

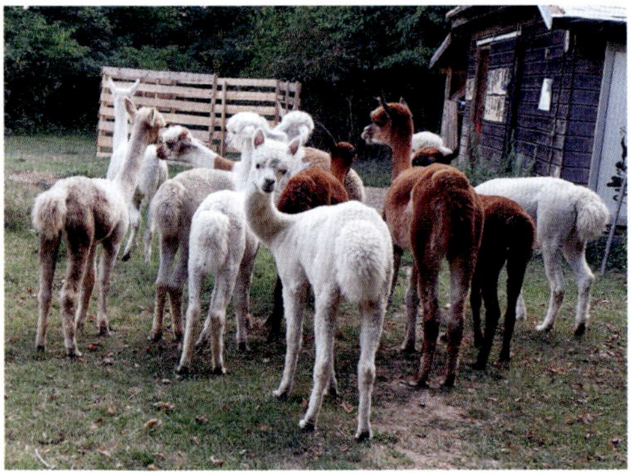

**Abbildung 9-2:** Alpakas sind Herdentiere (Foto: Georg Jungnitsch)

halb niemand, der ein Alpaka führt, Angst haben, das Tier zu verlieren, wenn ihm die Führleine entgleitet. Vielmehr kann die Person lernen, ruhig und besonnen auf eine zunächst spontan als kritisch bewertete Situation zu reagieren. Menschen, die im direkten Kontakt mit Alpakas sind, lernen, deren Eigenheiten zu respektieren - insbesondere deren Bezug zur Herde und deren Autonomie. In einer konkreten Situation kann dies bedeuten, dass sie nicht aufgeregt, laut und gestikulierend versuchen, ein Alpaka einzufangen, sondern dem Alpaka Zeit geben, sich quasi zu sortieren, das äußere Ende der Leine ruhig mit dem Fuß zu fixieren und anschließend diese wieder aufzunehmen, um wieder im Kontakt mit dem Tier zu sein. In einer solchen Situation kann indirekt das Reagieren und sich Beziehen auf soziale Situationen unter Menschen gesehen und geübt werden. Besonders für verhaltensoriginelle Kinder und Jugendliche ist dies ein gutes Übungsfeld, ebenso für Personen, die aus unterschiedlichen Gründen Schwierigkeiten haben, in eine angemessene Interaktion mit ihrer sozialen Umgebung zu treten. Zu Übungszwecken muss daher nicht nur auf die zufällig eintretende Situation, dass eine Führungsperson die Leine verliert, gewartet werden, sondern Personen können aufgefordert werden, ihr Tier tatsächlich einmal loszulassen und dann entsprechend bezogen zu reagieren. Gewarnt sei allerdings davor, dass alle Teilnehmenden gleichzeitig die Leine loslassen. Eine ganze Herde kann durchaus den Impuls zeigen, als Herde geschlossen ihrer eigenen Wege zu gehen, die nicht mehr den Absichten der führenden Personen entsprechen. Und eine ganze Herde wieder einfangen zu müssen ist zwar eine besondere, lehrreiche Erfahrung, die viel Eingehen auf die Tiere verlangt, sie ist aber keine, die sich eine TGI durchführende Person mit Klient:innen wünscht. Der zweite Aspekt bezieht sich auf die Hortmethode (Otterstedt, 2017). Hierbei geht es um die Beobachtung der Herde als soziale Gruppe und das Identifizieren der Rollen der einzelnen Individuen in der Herde (**Kasten 9.2**).

**Kasten 9.2: Brücken- und Hortmethode**

Bei der *Brückenmethode* stehen Mensch und Tier über die Führleine miteinander in Kontakt und Beziehung. Die Führleine ist die Brücke, welche beiden Interaktionspartnern gewisse (begrenzte) Freiheiten gewährt, und gleichzeitig direkten Austausch ermöglicht.

Die *Hortmethode* beinhaltet das Beobachten und Identifizieren unterschiedlicher Herdenmitglieder. Es kann sich dabei um das Leittier, das Wächtertier oder vielleicht auch den Individualisten handeln, der im maximal lockeren Kontakt mit den anderen Herdentieren steht, aber auch um Tiere eher am unteren Ende der Herdenhierarchie. Hier können Sozialstrukturen erkannt, beobachtet und erlernt werden. Gerade bei Menschen, die aus verschiedenen Gründen bzw. bei unterschiedlichem Diagnosehintergrund soziale Kontakte meiden, kann damit unterstützt und gefördert werden, dass sie einen Schritt in die Richtung des angemessenen Eingehens auf Sozialkontakte machen. Dazu ist eine detaillierte Anleitung notwendig. Voraussetzung ist allerdings, dass die durchführende Person ihre Tiere bzw. die Herde genau kennt.

Im Folgenden werden die wesentlichen Eigenschaften bzw. Verhaltensweisen von Alpakas genannt und beschrieben.

**Fluchttiere**

Alpakas sind schreckhaft gegenüber Unbekanntem, hektischen Bewegungen und unvermittelter Annäherung von hinten und laufen bei Gefahr weg, anstatt anzugreifen. Bei solchen Verhaltensweisen stehen das Anpassen und sich Einlassen auf die Bedürfnisse der Tiere im Vordergrund. Klient:innen können mit solchen Tieren ihre soziale Wahrnehmung trainieren und erleben, welche unmittelbare Wirkung ihr Verhalten beispielsweise auf das Verhalten ihres tierischen Gegenübers hat. Von Vorteil ist, dass menschliches Fehlverhalten (also nicht tier- bzw. alpakagerecht) meist keine aggressiven Reaktionen vonseiten der Tiere hervorrufen, denn diese gehen vornehmlich aus dem Weg bzw. aus der Interaktion. Ausnahmen bei schnellen, unbedachten Annäherungen von hinten an ein Alpaka sind jedoch möglich. Dann kann ein Tier durchaus ausschlagen. Ebenso kann ein schnelles Zugehen auf das Tier von vorne oder ein mit der Hand von oben auf den Kopf Greifen durchaus dazu führen, dass die entsprechende Person angespuckt wird. An dieser Stelle muss erwähnt werden, dass richtig sozialisierte Alpakas – ebenso wie Lamas – in der Regel nicht auf Menschen spucken, da diese Verhaltensweise nur unter Artgenossen gezeigt wird. Die Reaktionen der Tiere sind bei der Brückenmethode (Otterstedt, 2017) besonders zu spüren, da über die Brücke, sprich die Führleine, ja die Interaktionsfreiheit sowohl des Alpakas als auch der Führungsperson begrenzt ist (**Kasten 9.2**).

**Differenziertheit in der Kommunikation**

Alpakas verfügen über vielfältige analoge, nonverbale Kommunikationsmöglichkeiten, die sie unablässig einsetzen. Sie kommunizieren über Körperhaltung, Schwanz, Ohren und Gesicht. Hier ist gefordert, dass die Klient:innen zur Ruhe kommen. Die Kommunikation der Alpakas untereinander lässt sich gut in der Hortmethode, aber auch in der Brückenmethode (Otterstedt, 2017) beobachten (**Kasten 9.2**). Die Teilnehmenden werden angehalten, die Kommunikation zu beobachten. Dazu müssen sie ihre Aufmerksamkeit auf die Herde oder auf ein Fokustier richten (Zooschule Erlebnis-Zoo Hannover, 2022) und die alltäglichen Ablenkungsmöglichkeiten, z. B. eine unablässige Beschäftigung mit dem Handy, einstellen. Ohne dass dies explizit genannt wird, kann so eine durch die Verhaltensweisen der Tiere motivierte Übung zur Achtsamkeit eingeführt werden, mit der die Menschen zur Ruhe kommen und sich entspannen können. Die grasenden Tiere an der Führleine verlangen Geduld, sie „entschleunigen" den Moment. Diese Wirkung wird von vielen Klient:innen unmittelbar berichtet. Alpakas kommunizieren aber nicht nur selbst und untereinander, sondern nehmen ebenso die analoge Kommunikation vonseiten des Menschen wahr. So beantworten sie Hast und Unruhe beim Menschen damit, dass sie den Kontakt mehr als für gewöhnlich meiden, in der Regel auch maximale Distanz zu einem unruhigen Menschen einnehmen, selbst wenn dieser versucht, ruhig zu erscheinen. Ihr Verhalten bei der Brückenmethode spiegelt eine solche Unruhe wider, in dem sie tänzelnd und unruhig laufen, selbst wenn ihnen Gelegenheit zum Grasen gegeben wird, welche sie dann aber nur zögerlich in Anspruch nehmen. Unsicherheit beim Menschen beantworten sie ebenso direkt. Sind die Menschen zögerlich, bewegen sich auch die Alpakas nicht vom Fleck. Achtet ein Mensch nicht auf das Alpaka, das er führt, bewegt sich dieses in eine eigene Richtung bzw. kann sich auch von dem führenden Menschen durch einen kurzen Sprung lösen. Dies bezieht sich wiederum alles auf die Brückenmethode (Otterstedt, 2017). Aus eigener Beobachtung und Erfahrung interpretiere ich auch Verhaltensweisen von Alpakas dahingehend, dass sie in der Lage sind, Bedürfnisse von Menschen zu erkennen. So ist es nicht unwahrscheinlich, dass sie bei Personen, die aufgrund ihrer Erkrankung nicht in der Lage sind, Nähe und Distanz zu regulieren und ihnen zu nahekommen, nicht die Flucht ergreifen. Ein Beispiel hierfür ist die Episode mit einer Patientin in einem akuten psychotischen Schub, die wild gestikulierend und rufend auf die Alpakas zugerannt ist, die sich im abgetrennten Gehege befanden. Die Alpakas flohen nicht, sondern kamen allesamt an den Zaun und ließen die Begegnung mit der Patientin zu. Als zweites Beispiel sei eine Schmerzpatientin genannt, die beim Gehen Schwierigkeiten hatte und sich unwillkürlich auf ihr Alpaka aufstützte. Jenes nahm dies ohne weiteres hin und diente der Klientin für den gesamten Weg als Stütze.

**Neugierde**

Wie bereits thematisiert, weisen Alpakas als Verhaltensmuster Menschen gegenüber Annäherung und Rückzug auf. Diese Verhaltensweisen sind die Begründung dafür, dass Alpakas für Personen, die Schwierigkeiten mit dem In-Beziehung-Treten haben, besonders geeignet. Für Menschen – selbst ohne eine den Psychopathologien zuzuordnenden Diagnose – stellt sich hier die Aufgabe, ihr Bedürfnis nach streicheln oder berühren zurückzunehmen und behutsam und abwartend in die Begegnung mit dem Tier zu gehen. Damit eröffnet sich auch für diese Menschen die Möglichkeit, gelungene Erfahrungen mit den Tieren letztendlich auf ihre menschlichen Beziehungs- und Begegnungserfahrungen zu transferieren. Haben Menschen missbräuchliche Beziehungen erlebt oder aufgrund einer anderweitigen Störung, z. B. aus dem Autismusspektrum, generell Schwierigkeiten überhaupt, in Beziehung zu treten, wird diese Problematik zunächst auch auf die Begegnung mit den Tieren übertragen. Anders als Hunde oder auch Pferde fordern Alpakas ein In-Beziehung-Treten gerade nicht ein. Im Gegenteil, sie respektieren den Abstand und nähern sich selbst entweder behutsam oder lassen auch nur behutsame Annäherungen zu. Dies wirkt der Angst der entsprechenden Klientel entgegen. Auch dass die Alpakas vorurteilsfrei in die Beziehung gehen, stärkt die Menschen im Kontakt.

**Distanztiere**

Alpakas haben eine große Individualdistanz (ca. zwei Meter außer zu den eigenen Jungtieren, welche „Crias" genannt werden), betreiben keine gegenseitige Fellpflege (Social Grooming) und sie vermeiden Körperkontakt untereinander. Sie lassen sich nicht gerne anfassen (schon gar nicht am Kopf), festhalten und streicheln. Dies korrespondiert mit den bereits unter dem Punkt „Neugierde" genannten Aspekten. Beide Merkmale sind die Grundlage dafür, dass die Beziehungsgestaltung mit Alpakas sehr behutsam erfolgen muss, um auch Beziehung entstehen zu lassen – von beiden Seiten. Unter diesem Aspekt kann von einmaligen „Alpakawanderungen" nicht erwartet werden, dass hier alternative Beziehungserfahrungen auf der Seite der Menschen entstehen. Aus Perspektive der Tiere ist die Frage wichtig, ob eine solche Begegnung für die Alpakas stressbelastet ist oder nicht bzw. wenn ja, dann in welchem Ausmaß. Eine erste Studie hierzu konnte zeigen, dass zumindest bei den untersuchten Alpakas praktisch kein Stress beobachtet werden konnte (Bormann & Kleinen, 2024).

### 9.1.2 Haltungsbedingungen

Um den Qualitätsstandards für TGI (Wohlfarth et al., 2014) zu genügen, muss der Haltung der dafür eingesetzten Tiere besonderes Augenmerk geschenkt werden. Sie ist dem Bereich der Planungsqualität zuzuordnen (Wohlfarth et al. 2014). Für die Haltungsbedingungen bieten die Merkblätter der Tierärztlichen Vereinigung für Tierschutz e.V (TVT) einen grundsätzlichen Anhaltspunkt (**Kasten 9.3**).

Für Alpakas gilt dabei grundsätzlich, dass sie – wie ja bereits mehrfach ausgeführt wurde – Herdentiere sind. Daraus folgt, dass mindestens zwei Tiere gehalten werden müssen; dies ist die gesetzlich vorgegebene Mindestanforderung, die aus meiner Sicht unzureichend ist, vielmehr sollten es mindestens drei Tiere sein. Sofern Tiere nur für TGI eingesetzt werden,

**Kasten 9.3: Qualitätsstandards für TGI**

Es handelt sich um das Merkblatt 131.8 Neuweltkameliden aus dem Jahr 2016, Stand 2024 (TVT e.V.), unter Federführung von Dr. I. Gunser. Das Merkblatt bietet einen guten Anhalt, ist aber aufgrund neuerer Erkenntnisse zu den Tieren aus Kreisen von Züchter:innen und spezialisierten Tierärzt:innen, wie sie im Verein der Züchter, Halter und Freunden von Neuweltkameliden e.V. (NWK) zusammengetragen und ausgewertet werden, überarbeitungsbedürftig und wird daher hier nicht direkt zitiert. Es werden Empfehlungen mit aufgenommen, wie sie aus der eigenen Erfahrung insbesondere aber in Abstimmung mit dem eng mit dem NWK kooperierenden Tierarzt Dr. Henrik Wagner stammen und ebenfalls bei Gauly und Autorenteam (2018) sowie bei Wittek und Franz (2021) beschrieben sind.

sollte es sich um reine Hengst-/Wallachherden handeln. Reine Stuten-/Wallachherden nur für TGI lehne ich ab, da es für Stuten nicht artgerecht ist, keinen Nachwuchs zu bekommen. Bei Wallachen ist darauf zu achten, dass diese nicht zu früh (vor Vollendung des zweiten Lebensjahrs) kastriert wurden und frühestens drei Monate nach der Kastration mit Stuten vergesellschaftet werden. Bei Hengsten ist darauf zu achten, dass diese nicht in Sicht-/Riechweite zu Stuten in den Einsatz gebracht werden, da ihr natürlicher Fortpflanzungstrieb unter Umständen die Arbeit negativ beeinflusst oder unmöglich macht. Dazu ist aus der Erfahrung zu relativieren, dass diese grundsätzliche Empfehlung keineswegs den Erfordernissen der Realität gerecht wird.

Plant man den Aufbau einer Herde, die ausschließlich für TGI-Zwecke bestehen soll, so ist aus meiner Sicht eine reine Hengstherde mit wenigstens acht Tieren zu empfehlen. Reine Hengstherden ohne Kastraten sind eine natürliche Gruppierung. Ohne menschlichen Eingriff würde ein Hengst mit einer Stutenherde zusammenleben. Die jungen Hengste werden vertrieben und bilden eine eigene Gruppe. Daher entspricht eine Hengstherde natürlichen Bedingungen, aber sie muss ausreichend groß sein, da sich nur dann die Herdenhierarchie stabil hält und es nicht zu andauernden Hengstkämpfen kommt. Die Größe der Herde bemisst sich letztlich danach, wie viele Einsätze pro Woche geplant sind und dass für mehrere Einsätze am Tag verschiedene Tiere herangezogen werden können, ohne dass es zur Überforderung der Tiere kommt. Außerdem ist zu bedenken, dass bei Erkrankung eines Tieres immer zwei Tiere ausfallen, da ein krankes Tier nicht allein gelassen werden darf – das gilt natürlich auch für gesunde Tiere. Aus den obigen Ausführungen lässt sich auch ableiten, dass ich es geradezu unsinnig finde, Alpakahengste regelhaft zu kastrieren. Dies kann allerdings dann notwendig werden, wenn sie Verhaltensauffälligkeiten zeigen. Sie entstehen, wenn der Menschenkontakt während der Sozialisation des Jungtieres („Crias“) zu häufig und zu eng war, wie dies z. B. bei Flaschenkindern geschehen kann – oder wenn unkundige Besitzer:innen sich mit den kleinen, süßen Hengsten beschäftigen und damit ein Tier mit dem sogenannten Novice-Handling-Syndrom heranziehen; es unterscheidet nicht zwischen Menschen und Alpakas und kann eine regelrechte Gefahr werden. Eine Einzelhaltung von Hengsten, wie sie in dem TVT-Merkblatt (TVT e.V, 2024) angegeben ist, entspricht keineswegs den Erkenntnissen auf der Höhe der Zeit. Ebenso sollte man darauf achten, dass Crias mindestens acht Monate mit dem Muttertier zusammen sind und nicht früher separiert wurden. Hat man keinen eigenen Nachwuchs, bei dem man dies selbst steuern kann, muss dies bei der Anschaffung von Alpakas unbedingt beachtet werden.

Verfügt man über eine Herde auch zu Zuchtzwecken und damit in der Regel über mehr Alpakastuten als Alpakahengste, spricht nichts dagegen, auch die nicht-trächtigen Stuten für TGI-Einsätze heranzuziehen. Ein Einsatz trächtiger Stuten verbietet sich spätestens ab dem

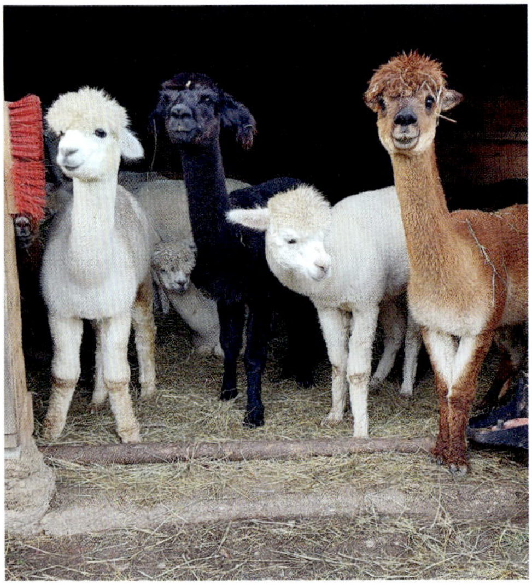

**Abbildung 9-3:** Für die Alpakas muss auf der Weide ein Stall, zumindest aber ein witterungsbeständiger Unterstand vorhanden sein (Foto: Georg Jungnitsch)

sechsten Monat der Schwangerschaft, da der Fötus ab dem siebten Monat mit deutlichem Wachstum beginnt. Ist geplant, mehrere Tierarten einzusetzen, dürfen die Alpakas nicht mit anderen Tierarten zusammengehalten werden. Begründet ist dies darin, dass das Immunsystem von Alpakas mit für Schafe und Ziegen ungefährlichen Parasiten nicht oder nur schwer zurechtkommt und dass die Kommunikation zwischen Alpakas und anderen Tierarten schwierig ist. Alpakas können sich gegen Schafe oder Ziegen gar nicht oder nur schwer wehren und Pferde kommunizieren mehr über die Ohrstellung, also ganz anders als Alpakas.

Für die Haltung sind zugleich räumliche Voraussetzungen als Mindestanforderung wesentlich. Ein witterungsbeständiger Unterstand, besser noch ein Stall, muss auf der Weide zur Verfügung stehen.

Dieser sollte gut belüftet und zugfrei sein und einen breiten Ausgang zur wetterabgewandten Seite haben. Die Mindestbreite muss dabei mehr als eine „Alpakalänge" sein, da ranghohe Tiere den Eingang gerne versperren und dann rangniedrigeren der Zugang verwehrt wird. Als Liegefläche werden pro Tier ca. $2m^2$ gerechnet. Günstig ist es, wenn möglich, feste Futtertröge einzubauen, die bevorzugt bodennah anzubringen sind, da Alpakas für gewöhnlich vom Boden fressen. Jedoch werden Futterplätze, die direkt aus dem Stand bequem erreichbar sind, auch problemlos angenommen. Ersatzweise können mehrere am Boden stehende Heutröge verwendet werden. Eine Trinkmöglichkeit sollte ebenfalls im Unterstand vorhanden sein, sofern es keine natürlichen Wasserquellen wie z. B. kleine Bachläufe in geringer Entfernung gibt. Diese dürfen allerdings nicht zu groß sein, damit es keine Gefährdung für Crias (Jungtiere) gibt, darin zu ertrinken. Auch für rangniedere Tiere muss ein stressloser Zugang zum Futter möglich sein. Der Boden kann aus Holzdielen, festgestampftem Lehm (sofern kein Wasser in den Unterstand/Stall gelangen kann), aus Gummimatten oder Beton bestehen. Eine Stroh- oder Heueinstreu sollte so angelegt sein, dass nicht der ganze Boden bedeckt ist, damit ein eventueller Kotplatz frei bleibt und zugleich eine für die Alpakas eingestreute Liegefläche vorhanden ist. Der Stall sollte hell, aber etwas dunkler als die Umgebung sein. Dies trägt – ebenso wie am Eingang befestigte bewegliche Plastikplanen – dazu bei, lästige Fliegen abzuhalten. Für die Ausbildung der Tiere, insbesondere zur Halfterführigkeit, sollte ein sogenannter Catchpen vorhanden sein. Dies ist ein Gehege für Trainingszwecke, das in der Regel ca. zwei mal drei Meter groß ist. Es kann als eigenständiges Gehege frei auf der Weide oder unmittelbar vor dem Stall und in Verbindung damit stehen. Dieser ist für die Ausbildung nach den Regeln des Camelidynamics-Konzepts (McGee Bennett, 2006) erforderlich, welche unbedingt angewendet werden sollte. Bei dem Camelidynamics-Konzept handelt es sich um eine von McGee Bennett (2006) speziell für das Handling und Training von Alpakas und Lamas entwickelte komplexe Vorgehensweise. Bei dieser steht im Zentrum, im Umgang mit den Tieren möglichst aus der Sicht der Tiere zu denken, also deren ganz speziellen natürlichen Verhaltensweisen zur Grundlage des Trainings zu machen.

Die Größe der Weide ist nach TVT (TVT e.V, 2024) für zwei Neuweltkameliden mit mindestens 1000m² + 100m² für jedes weitere Tier anzusetzen. Um aber genügend Grünfutter vorhalten zu können sowie die Einschränkung des Fressbereichs durch Kot- und Wälzplätze zu kompensieren ist erfahrungsgemäß eine wesentlich größere Fläche erforderlich: Es sollten mindestens 5000m² bei drei Tieren sein. Alternativ müssen mehrere Wechselweiden zur Verfügung stehen und auf allen Weiden müssen Schattenmöglichkeiten vorhanden sein. Idealerweise sollten Laubbäume verwendet werden, außer Ahorn, der für Alpakas zwar nicht tödlich, aber giftig ist. Bei Obstbäumen könnte sich ein Problem ergeben, da der Magen der Alpakas übersäuert, wenn sie zu viel Obst zu sich nehmen. In der Praxis konnte ich jedoch beobachten, dass an Obstbäume gewöhnte Alpakas nicht übermäßig Obst aufnehmen, sofern die Weide genügend anderes Futter bietet. Vergorenes Obst ist unbedingt zu entfernen. Die Umzäunung für Alpakas sollte ca. 1,40 m hoch sein, damit sie vor allem vor Eindringlingen geschützt sind. Denn Ausbruchstendenzen weisen sie in der Regel nicht auf und setzen nur wenn sie gejagt werden über den Zaun. Hunde sind leider in diesem Zusammenhang die größte Gefahr. Eher schlüpfen Alpakas unten durch den Zaun. Wenn auf der Weide nur noch wenig Grünfutter vorhanden ist und im angrenzenden Areal viel frisches Grün wächst, ist für die Alpakas die Verlockung sehr groß, die Weide zu verlassen. Um das Durchschlüpfen zu verhindern, muss der Zaun nahe am Boden verlaufen. Geeignet sind Drahtzäune (kein Stacheldraht), bevorzugt der Wildzaun mit unten engen und nach oben weiter werdenden Maschen, oder Holzzäune mit mehreren Querlatten; bei letzterem ist der Abstand so zu wählen, dass die Tiere sich nicht einklemmen können. Elektrozäune mit mehreren Bändern können verwendet werden, aber da Alpakas durch ihre dichte Wolle gut isoliert sind, sind sie unter Umständen nicht ausbruchssicher.

Zum Gesamtthema „Haltung" zählt auch die Ernährung. Neuweltkameliden sind Rohfaserverzehrer. Sie haben einen mehrhöhligen Magen mit drei Abteilungen und käuen wieder, sind aber keine echten Wiederkäuer mit unterschiedlichen Mägen. Der Ernährungszustand wird durch Abtasten der Fettschicht kontrolliert. Bei der Wasserversorgung ist darauf zu achten, dass Tränken, die durch Druck mit der Schnauze bedient werden müssen, nicht geeignet sind, weil die Tiere eine zu empfindliche Schnauze haben, um diese auszulösen. Alpakas benötigen in der Hauptsache Gras und Heu sowie zusätzlich Mineralien und Spurenelemente. Das Mineralangebot erfolgt am besten über einen Stein oder eine speziell auf Neuweltkameliden abgestimmte Leckschale, bzw. je nach Bedarf abgewogene Mineralpellets oder Granulat. Um sie vor allem im Winter zu beschäftigen, kann man ihnen auch Zweige von ungiftigen Bäumen anbieten. Es ist darauf zu achten, dass Kraftfutter bedarfsgerecht verabreicht wird und bei gutem Heu und Gras ist in der Regel weniger von diesem mehr. Zu viel Kraftfutter kann die Verdauung negativ beeinflussen und im schlimmsten Fall sogar gesundheitsschädigend sein. Generell kann man sagen, dass Hengste im Vergleich zu Stuten nur die Hälfte an Kraftfutter benötigen und laktierende Stuten höheren Bedarf haben. Die Zugabe von Luzerne zum Kraftfutter hilft dabei, dass jenes besser gekaut und somit besser verdaut wird. Es ist empfehlenswert, sich von Futterexpert:innen oder Fachtierärzt:innen beraten zu lassen, was die Fütterung anbelangt (Dreifuss et al., 2023). Obst und Gemüse können ebenfalls in kleinen Mengen aufgenommen werden, ansonsten sind sie wegen der Gefahr der Übersäuerung schädlich. Unbedingt zu vermeiden ist Altbrot, hier sind auch Todesfälle bekannt. Selbstverständlich ist der Zugang zu Giftpflanzen zu verhindern, im Alltag ist besonders auf Oleander und Rhododendron, auf der Weide auf den nicht seltenen Ackerschachtelhalm und den sehr gefährlichen Sumpfschachtelhalm zu achten. Zu den Giftpflanzen gibt es eine ausführliche Übersicht von Trah und Wittek (2017). Heu muss immer zur Verfügung stehen, jahres- und tageszeitunabhängig, das gilt selbstverständlich auch für sauberes Wasser.

Pflegemaßnahmen beim Alpaka beziehen sich vor allem auf Unterkunft und Weide. Diese sollten, vor allem bei einer größeren Anzahl von Tieren, täglich gereinigt werden. Dies wird dadurch erleichtert, dass Alpakas Kotplätze anlegen, so dass immer ersichtlich ist, wo sauber gemacht werden muss. Bezogen auf das Tier ist es nötig, dieses einmal im Jahr zu scheren, da bei Alpakas kein Fellwechsel mehr stattfindet. Die Krallen der Zehen müssen regelmäßig kontrolliert (ca. alle acht Wochen) und gegebenenfalls öfter gekürzt werden, damit sie nicht über die Sohle hinausragen. Auf die vorderen Schneidezähne, die es nur im Unterkiefer gibt, ist ebenfalls zu achten. Diese können zu lang werden und müssen dann ebenfalls gekürzt werden, damit das Tier keine Probleme beim Fressen bekommt. Gesundheitliche Vorsorge besteht darin, dass der Kot regelmäßig auf Parasiten untersucht wird und dass die Tiere bei pathologischem Befall entwurmt werden. Parasiten auf der Körperoberfläche sind bei Alpakas und Lamas häufig anzutreffen. Hauptsächlich handelt es sich dabei um Milben, die tierärztlich möglichst früh behandelt werden müssen. Eine jährliche Impfung gegen Clostridien ist obligatorisch.

## 9.2 Grundsätzliche Bedingungen für den Tiereinsatz

Tiere, die im sozialen Bereich eingesetzt werden, müssen regelmäßig tierärztlich überwacht werden. Es dürfen nur gesunde und leistungsfähige Tiere eingesetzt werden. Bei unklaren Veränderungen muss von einem Einsatz abgesehen werden. Ausnahmen stellen gesundheitliche Einschränkungen (z.B. Kieferfehlstellungen, eingeschränkte Seh- oder Hörfähigkeit, Ohrendeformationen) dar, die das Tier im Einsatz nicht einschränken und die für das Tier nicht schmerzhaft sind. Ältere Tiere ab ca. 16 Jahre müssen nicht unbedingt ganz aus dem Einsatz genommen werden. Es ist aber darauf zu achten, inwieweit sie Signale geben, ob sie eingesetzt werden wollen. Zu beobachten ist dies, wenn sie sich beim Anhalftern „vordrängen“ oder mit den gehalfterten Tieren mitlaufen und versuchen aus dem Tor zu drängen. Eine wesentliche Bedingung ist, dass die Tiere ausreichend halfterführig sind. Das Training der Tiere sollte nach der Methode von Marty McGee Bennett (2006) erfolgen. Die Methode ist in der angegebenen Literatur zwar ausführlich beschrieben, muss aber unbedingt über eine entsprechende Fortbildung erworben werden.

Alpakas verfügen über ein hohes Maß an sozialer Lernfähigkeit. Bei einer größeren Herde, aus der man den eigenen Nachwuchs rekrutiert, kann man diese Eigenschaft vorteilhaft nutzen. Die Absetzer, also die günstigerweise nicht vor dem 8. Lebensmonat von der Mutter getrennten Crias, die nach Geschlechtern getrennt den erwachsenen Tieren zugesellt sind, laufen dafür mit diesen beiden Führungen mit – zunächst ohne Leine und Halfter. Sie nehmen dabei zwar oft einen größeren Freiraum in Anspruch, entfernen sich aber nie ganz von der Herde. Auf diese Weise beobachten sie den menschlichen Umgang mit den erwachsenen Tieren. Nach zwei bis drei Einheiten kann bei dem nächsten TGI-Einsatz bereits ein Halfter angelegt werden, was vorher schon im Catchpen trainiert wurde – denn die Jungtiere sind natürlich anfänglich nicht nur beim Ausflug, sondern auch beim Anhalftern der Erwachsenen zugegen. Daher ist dies in der Regel unproblematisch. Crias (Jungtiere) mit Halfter laufen als nächstes weiterhin frei mit den erwachsenen Tieren mit. Im nächsten Schritt, nach ein oder zwei Einheiten ohne Leine, kommt die Leine hinzu. Wie die erwachsenen Tiere auch bezwingt man die Jungtiere nicht an der Leine, sondern bewegt sich in Abstimmung mit dem Tier und gibt gleichzeitig die grobe Richtung vor. Das geschieht in erster

Linie über analoge Kommunikation durch ein bestimmtes Auftreten über eine nicht zögerliche Körperhaltung und Bewegung.

Eine weitere essenzielle Bedingung ist, dass darauf geachtet wird, die Tiere nicht zu überfordern. Sie brauchen genügend Zeit in der Herde, zum Ruhen und zum Wiederkäuen. Aus meiner Sicht sollte daher eine Gruppe von Alpakas maximal drei Stunden am Stück eingesetzt werden, allerdings auch nur, wenn während dieser Zeit vorzugsweise etwas Raum zum Grasen gelassen ist. Ein Minimum von zwei Ruhetagen die Woche und ein in der Regel von tiergestützten Interventionen mit Klient:innen freies Wochenende sollten ebenfalls gewährleistet sein. Mit allen Haltungs-, Pflege-, Trainings und Einsatzbedingungen soll insgesamt ein hedonisches Budget (Drees, 2018) erreicht werden. Dieses umfasst alle artspezifischen und individuellen Bedürfnisse eines Wesens. Die Aufgabe eines Halters oder einer Halterin ist es, sich diesem hedonistischen Budget möglichst anzunähern und für wegfallende Punkte Ausgleichsmaßnahmen zu finden.

## 9.3 Allgemeine Durchführungsprinzipien in der TGI

Wie oben bereits angesprochen gibt es grundlegende Aspekte, die in der TGI mit Alpakas zu beachten sind. Sie wurden für die Durchführenden von TGI wie für die Klient:innen formuliert, es wurden aber auch die Voraussetzungen genannt, welche ein Alpaka mitbringt bzw. mitbringen sollte. Im Folgenden werden diese nochmals aufgegriffen und v.a. in den Zusammenhang mit dem gestellt, was ein Alpaka in der TGI können sollte und was es nicht leisten kann.

### Voraussetzungen aufseiten des Durchführenden

Bis Durchführende die Voraussetzungen erfüllt haben, mit Alpakas TGI anbieten zu können, ist ein hoher Zeitaufwand gefordert. Obligatorisch und gesetzlich vorgeschrieben ist bei einem gewerblichen Einsatz der Alpakas der Sachkundenachweis nach § 11 Tierschutzgesetz. Dies ist jedoch nicht ausreichend. Ein Handlingkurs nach den Prinzipien der *Camelidynamics* nach Marty McGee Bennett (2006) sollte ebenfalls vorliegen (**Kap. 9.3**). Damit sind die elementaren Voraussetzungen für den Umgang mit Alpakas zwar erfüllt, ersetzen jedoch nicht die notwendige Erfahrung im täglichen Umgang mit ihnen, das Kennenlernen der Charaktere jenseits vom TGI-Einsatz und ein tägliches Sich-Kümmern um die Tiere. Auch wenn zu Alpakas in der Regel keine sichtbare individuelle Beziehung hergestellt werden kann, z.B. wie zu einem Hund, ist doch die Fütterung, Weidenpflege und tägliche Begegnung die Voraussetzung dafür, dass die Betreuungsperson als ein für die Herde bedeutsames Individuum wahrgenommen wird, auf das Verlass ist. In diesem Sinne nehmen Alpakas, so meine Vermutung, auch deutlich wahr, wie ich in der TGI mit den Teilnehmenden interagiere und z.B. für das Alpaka unangenehme Verhaltensweisen unterbinde, wie das Kurz-Halten der Leine. Zur Illustration dient das Beispiel meiner beiden Alpakahengste, die ich seit Beginn der Alpakazucht habe. Nach einem längeren Urlaub kamen sie sofort von einer entfernten Ecke der Weide zum Zaun gelaufen, um mich mit einem Nasenstups zu begrüßen, als ich auf die Weide kam. Zur Illustration für die besondere Stellung, die der Führungsperson der Alpakas zukommt, mag noch ein weiteres Beispiel dienen. Wenn das Alpaka bei unsicheren Menschen nicht mitlaufen will, genügt es oft, einfach selbst die Führleine in die Hand zu nehmen, durch einen kurzen Richtungsimpuls das Signal für den Aufbruch zu geben und dann die Leine der Person, die das Alpaka führen soll, wieder zu übergeben – ab dem Moment geht das Alpaka ohne Sträuben mit.

Das Halten von Alpakas und die Absolvierung des § 11 qualifizieren daher nur formal zur Durchführung von TGI. Da je nach Ausgangsberuf unterschiedliche TGI-Ansätze realisiert werden, gehört meiner Meinung nach auch eine umfassende Ausbildung zur Fachkraft für TGI als Voraussetzung für entsprechende Einsätze dazu. Diese erscheint notwendig, damit die Durchführenden wirklich in der Lage sind, differenzielle Ziele für den Einsatz der Tiere in Gruppen, aber auch in Einzelsettings erkennen und entwickeln zu können. Auch sollten Fertigkeiten in der Evaluation der Einsätze entwickelt werden. Entsprechende Ausbildungen sollten nur an ISAAT (International Society for Animal Assisted Therapy) oder ESAAT (European Society for Animal Assisted Therapy) zertifizierten Instituten erfolgen. Geplant ist, mit den Besitzern von „Alpakaleben", dem Ehepaar Hagner und mir, analog zur Grundausbildung im Mensch-Hund-Team, eine solche Ausbildung für den sozialen Einsatz von Alpakas durchzuführen, wobei die Zielgruppe hauptsächlich den Personenkreis umfasst, der ausschließlich Tiergestützte Aktivitäten mit Alpakas anbieten möchte. Meiner Meinung nach sind wir es sowohl unseren Tieren als auch den Menschen, die in Kontakt mit diesen treten, schuldig, eine möglichst hohe Qualifikation als Durchführende aufzuweisen. Beispiele für den allgegenwärtigen Wildwuchs mangels gesetzlicher Regelungen möchte ich an dieser Stelle gar nicht erst aufführen. Es sei jedoch darauf hingewiesen, dass ein Kurs, der nur ein Wochenende dauert oder ausschließlich über den PC erfolgt, aus fachlicher Sicht nicht ausreichend ist.

### Voraussetzungen aufseiten der Klient:innen

Hier geht es im Wesentlichen darum, dass sie grundsätzlich einen Bezug zu Tieren haben. Personen, die sichtbar keinen Bezug zum Tier haben und Anweisungen nicht oder äußerst widerwillig folgen, sind auszuschließen, ebenso jene, bei denen Missbrauch oder Quälerei von Tieren bereits bekannt ist. In Punkto Anweisungen sind alle Teilnehmenden vorab über die nötigsten Grundregeln aufzuklären (**Kasten 9.4**).

**Kasten 9.4: Grundregeln für die Teilnehmenden von TGI-Einheiten mit Alpakas**

- Keine unvorhersehbaren, heftigen Bewegungen und Unterhaltung in großer Lautstärke untereinander, insbesondere keinen Zwang auf die Alpakas für irgendwelche Selfies ausüben.
- Keine plötzlichen Annäherungen von hinten und Berühren der Alpakas am Hinterteil oder den Hinterläufen.
- Das Alpaka bestimmt, ob es angefasst werden will. Daher nur behutsame Annäherung und mit Rücksicht auf die Reaktion des Alpakas. Alpakas werden nur vorne seitlich oder im vorderen Bereich auf dem Rücken, je nach Reaktion auch seitlich am Hals angefasst. Der Kopf, insbesondere v.a. von vorne auf den Kopf fassen, ist tabu. Keine Umarmungen oder dergleichen, sich seitlich neben das Alpaka für Selfis zu stellen ohne es zu zwingen ist erlaubt.
- Geraucht wird nur abseits der Alpakas.
- Die Führleine muss immer lose hängen, kein Zerren oder sonstigen Zwang ausüben. Möchte ein Alpaka nicht weitergehen, erst den Grund erkunden (z.B. noch grasen auf einem Wiesenstück). Diesem Bedürfnis ist nachzugeben. Immer der durchführenden Person Bescheid geben, damit diese wahrnehmen kann, ob es sich evtl. um eine Stressreaktion handelt oder ob z.B. die Reihenfolge in der Herde nicht beachtet wurde oder Gefahren, die von den Menschen noch nicht erkannt von den Alpakas wahrgenommen wurden, vorliegen.
  Signal zum Weitergehen in Form des sogenannten Ratschens, also einem kurzen, aber kontinuierlichen Impuls an der Leine ohne Reißen mit sofort folgendem Lösen wird, so nötig, nur von den Durchführenden gegeben.
- Die Führleine wird losgelassen, wenn das Tier sich in dieser verheddert, Panik bekommt oder der Klient bzw. die Klientin das Tempo nicht halten kann. Bevor Tier oder Mensch stürzen, die Führleine im Zweifel

loslassen, sofern Loslassen nicht zu akuter Gefährdung des Tieres (z. B. an einer Straße) führt.
- Die Führleine wird nicht kurz genommen, sondern eher am äußeren Ende gefasst. Ausnahme wäre hier das Parcourstraining, wo kürzer, niemals jedoch kürzer als 50 cm, gefasst werden kann. Des Weiteren wickelt man sich den Strick niemals um die Hand.

Die Umgangsregeln sind letztendlich die Umsetzung des Risikomanagements, wie es als Voraussetzung für ein professionelles Angebot formuliert werden muss (Wohlfarth et al.,2014). Wie bereits erwähnt, ist das Risiko bei Alpakas eher klein, es liegt v.a. darin, dass Tiere ausschlagen können oder in noch selteneren Fällen auch auf Menschen spucken. Das Risiko beim Spazierengehen mit Alpakas unterscheidet sich daher nicht grundlegend vom Risiko bei einem „normalen" Spaziergang. Für Hygienemaßnahmen wird das Händewaschen nach dem Kontakt als ausreichend erachtet.

### Voraussetzungen aufseiten der Alpakas

Die unbedingten Voraussetzungen beziehen sich auf die Gesundheit der Tiere. Wenn es um die Brückenmethode (Otterstedt, 2017) geht, ist darüber hinaus ihr Fortschritt in der Leinenführigkeit wesentlich (**Kasten 9.2**). Wichtig ist darauf zu achten, was ein Alpaka im Kontext der TGI können sollte und was nicht von ihm verlangt werden soll (**Kasten 9.5**).

**Kasten 9.5: Folgende Punkte sollte das Alpaka in der TGI realisieren können**

- Es sollte neugierig an fremde Menschen herankommen, aber abwartend in höflicher Distanz stehen bleiben und erst näherkommen, wenn es ihm angeboten wird.
- Es sollte sich ohne Probleme aufhalftern lassen und leinenführig sein.
- Es sollte gewöhnt sein an: fremde Menschen, Kinder, größere Menschengruppen, Menschen mit besonderen Merkmalen, z. B. Rollstuhl, Gehhilfen, Autos, Motorräder, Fahrräder, Rollschuhe, sowie Hunde, Pferde, Lärm, Musik, Feste usw.
- Es sollte im freien Gelände (außerhalb seiner gewohnten Weide oder Umgebung) keine Angst haben und sicher an der Leine gehen. Es sollte über kleine Hindernisse springen, ohne zu scheuen und Lichtwechsel (z. B. im Wald, Sonne und Schatten) ohne zu erschrecken akzeptieren. Je nach Wanderweg wäre es wünschenswert, wenn das Tier über Brücken und durch seichtes Wasser gehen könnte.
- Die Tiere sollten parcoursgängig sein und auf dem Parcours Hindernisse überwinden, wenn sie von fremden Personen geführt werden.
- Die Tiere sollten sich an ihrem gewohnten Menschen (Tierpfleger:in, Besitzer:in etc.) orientieren und ihm folgen, darauf vertrauend, dass er sie nicht in Gefahr bringt und nichts verlangt, was sie nicht zu leisten im Stande sind.
- Es sollte problemlos in ein Transportfahrzeug steigen, sich unterwegs entspannt und ruhig verhalten und sich dann in der neuen Umgebung schnell zurechtfinden (s. Vertrauen zum Halter/zur Halterin).

**Was muss ein Alpaka nicht können:**
- Es muss sich nicht in Gebäuden und geschlossenen Räumen bewegen können (nicht artgerecht).
- Es muss sich nicht von jeder fremden Person zu jeder Zeit anfassen und streicheln lassen (Distanztier, Fluchttier).
- Es muss grundsätzlich nichts machen, wovor es Angst hat oder was es nicht machen mag.

Grundsätzlich ist darauf zu achten, dass eingesetzte Tiere den Einsatz ohne Stress absolvieren. Zeigt ein Tier Stresssignale, wie sie sehr schön in dem bereits mehrfach erwähnten TVT-Merkblatt 131.8 (TVT e.V, 2024) aufgelistet und zu sehen sind, ist es schnellstmöglichst aus dem Einsatz zu nehmen, bzw. das Setting abzubrechen. Es ist jedoch wichtig, die eigenen Tiere gut zu kennen, denn es gibt Verhaltensweisen, die gemeinhin als Stress kategorisiert werden, die jedoch bei einigen Tieren nicht als solche zu werten sind, da sie zum Normalverhalten des speziellen Tieres gehören. So wird Urinieren und Koten während des Settings gemeinhin als Stresszeichen gewertet. Wir haben jedoch einige Tiere, die aus Prinzip an bestimmten Stellen außerhalb ihres Geländes Kot absetzen, ohne dass dies Stressanzeichen wären.

Ein weiterer Aspekt soll hier noch angeführt werden. Sind Alpakas im TGI-Einsatz, sollten alle Möglichkeiten genutzt werden, dass auch die Tiere von ihrem Einsatz profitieren. So können aufeinander folgende Einsätze so gestaltet werden, dass die Alpakas einen größeren Weg zurücklegen, dabei aber von verschiedenen Menschen geführt werden, dass nicht ein herkömmlicher Spaziergang absolviert wird und dass den Tieren wesentlich mehr Zeit zum Grasen gegeben wird – somit erhalten sie frisches und anderes Gras als in ihrem Gehege. Mehr als drei aufeinander folgende Einheiten sollten dabei nicht mit den gleichen Tieren absolviert werden. Im Sommer kann eine Station des Spaziergangs – wenn es die Umgebung ermöglicht – auch darin bestehen, dass die Alpakas Gelegenheit zum Eintauchen in einen Weiher erhalten. Dies wird von den Tieren nach meiner Erfahrung sehr gut angenommen.

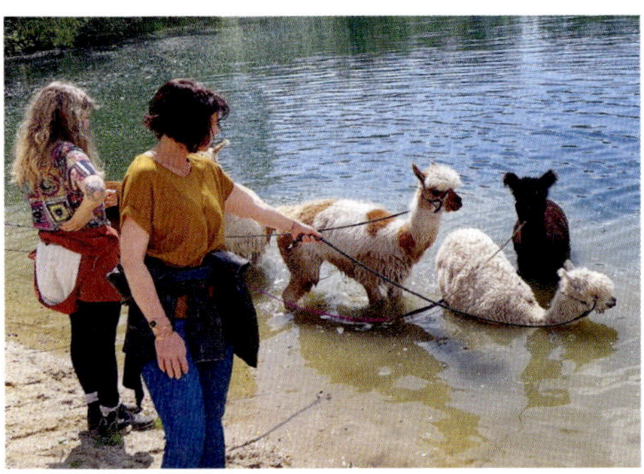

**Abbildung 9-4:** Alpakas nehmen das Eintauchen in Wasser gut an (Foto: Georg Jungnitsch)

## 9.4 Einsatzbeispiele

Im Folgenden werden einige Beispiele für den Einsatz von Alpakas mit verschiedenen Klient:innengruppen beschrieben. Einen schönen Überblick über die Arbeit mit Kindern und Jugendlichen unterschiedlicher Diagnosen findet sich bereits bei Boyle (2022). Die hier geschilderten Beispiele stammen aus der eigenen Praxis bzw. aus Abschlussarbeiten, die im Rahmen der Ausbildung zur Fachkraft für Tiergestützte Interventionen am ITIVV verfasst wurden, sowie aus Arbeiten ehemaliger Absolvent:innen von ITIVV (**Kasten 9.6**).

**Kasten 9.6: Ausbildung im ITIVV**

Bei ITIVV – Institut für Tiergestützte Interventionen auf verhaltensmedizinischer und verhaltenstherapeutischer Basis – handelt es sich um ein Fortbildungsinstitut zur Ausbildung mit dem Ziel, die Qualifikation „*Fachkraft für Tiergestützte* Interventionen" zu erlangen. Es ist eine bis 2024 von ISAAT akkreditierte Ausbildung, die zum gegebenen Zeitpunkt (Februar 2025) zur Reakkreditierung ansteht. Die Inhalte der Ausbildung sind im Detail unter Fachkraft Ausbildung – ITIVV einzusehen (https://www.itivv.de/fachkraft-ausbildung/). Die berufsbegleitende Ausbildung dauert 18 Monate. Die Ausbildung zur „*Fachkraft für Tiergestützte Intervention*" ist modular aufgebaut. Die 7 Module umfassen einmal überwiegend theoretische Grundlagenmodule (Module 1 bis 3), weiterhin überwiegend praxisorientierte Module (Module 4–6) und ein Modul mit dem Schwerpunkt Qualitätssicherung, Praxisforschung und Anleitung zur Abschlussarbeit (Modul 7). Die Präsenzzeiten der Ausbildung finden an Wochenenden statt, beginnend in der Regel mit Freitagabend und enden am Sonntagnachmittag. Beinhaltet ist ebenfalls ein 80 Unterrichtseinheiten (UE) umfassendes Praktikum mit mindestens 40 UE praktischer Tätigkeit. Zusätzlich haben die Teilnehmenden ein Praxisprojekt durchzuführen mit 40 UE, wovon mindestens 15 UE auf die eigene praktische Durchführung des Projekts entfallen. Für das Abschlusszertifikat muss eine Abschlussarbeit im Umfang von mindestens 40 Seiten vorgelegt werden, die wissenschaftlichen Standards entspricht. In der Regel handelt es sich dabei um die theoretische Begründung sowie die daraus abgeleitete Konzeption des Praxisprojekts und dessen Evaluation. Die Abschlussarbeit wird von der Institutsleitung intensiv begleitet. Zum Abschluss der Ausbildung präsentieren die Teilnehmenden ihre Abschlussarbeiten im Plenum und diskutieren sie gemeinsam.

Das Zertifikat wird nach dem Grundberuf der Teilnehmenden spezifiziert. Nach Abschluss der Weiterbildung wird ein Zertifikat verliehen, das zum Führen des Titels *„Fachkraft für Tiergestützte Intervention (ISAAT)"* berechtigt. Je nach Grundberuf werden entsprechende Zusätze „Therapie, Pädagogik, Beratung, Förderung oder Coaching" ergänzt. Das Zertifikat wird entsprechend der überarbeiteten Nomenklatur von IAHAIO (Johnson Binder et al., 2024) modifiziert. Die Ausbildungsinhalte sind von der Nomenklatur nicht berührt. Nachfolgend finden sich Beispiele aus Abschlussarbeiten von Absolvent:innen von ITIVV.

### 9.4.1 Bei Kindern und Jugendlichen im Gruppensetting

Alpakas im Kindergarten als Bestandteil der pädagogischen Förderung beschreiben Spiegler (2018) sowie Melzl (2024). Spiegler (2018) führte eine Projektwoche mit drei Kindergartengruppen eines Kindergartens auf der Grundlage des bayerischen Bildungs- und Erziehungsplans (2013) durch (Bayerisches Staatsministerium für Arbeit und Sozialordnung, Familie und Frauen & Staatsinstitut für Frühpädagogik München, 2013), in dem die Zielformulierung für entsprechende Projekte mit Tieren und Natur enthalten ist. An insgesamt drei Tagen wurde eine Geschichte zu Alpakas vorgelesen und anschließend ein Wissensbogen zu Alpakas erstellt. Weiterhin erfolgte eine konkrete Alpakabegegnung in Zusammenarbeit mit einem auswärtigen Alpaka-Halter. Sie beinhaltete für die Kinder die Gelegenheit, den Alpakas Futter anzubieten und sie im Garten herumzuführen. Ansonsten waren Inhalte Alpakaplätzchen zu backen, eine Turnstunde unter dem Motto „Bewegen wie ein Alpaka" und ein Alpakabild auf einer Tüte auszumalen, in welche die Plätzchen gefüllt und mit nach Hause genommen wurden. Als Abschluss durften die Kinder ein Alpakaquiz ausfüllen, das alle erfolgreich bewältigten.

Alpakas im Aufbau eines Naturkindergartens führte Melzl (2024) ein. Als Ziel formulierte sie die Förderung von Ausdauer bezüglich der Aufmerksamkeitsspanne bei Vorschulkindern durch TGI mit Alpakas. Die angewandten Methoden erfolgten nach der Systematik von Wohlfarth und Mutschler (2022). Sie umfassten die Tiere zu unterscheiden, sie mit Heu zu versorgen sowie einen Steckbrief über die drei beteiligten Tiere durch Malen und Bekleben der Vorlage mit entsprechender Wolle anzufertigen. Zudem gehörte das Singen von Liedern dazu, die von der Durchführenden selbst entworfen worden waren. Weitere Anforderungen waren das Vorlesen von Geschichten über das Alpaka sowie mit den Tieren unter Anleitung des auswärtigen Alpakahalters Spaziergänge zu machen. Die Aufmerksamkeitsspanne konnte innerhalb der acht Einheiten nicht gesteigert werden. Gesteigert wurde aber die Motivation der Kinder, insbesondere in der Versorgung mit Füttern, aber v. a. auch im Reinigen der Koppel tätig zu werden.

Als Gruppenkonzepte unter einem spezifischen rehabilitativen und integrativen Ansatz können zwei Projekte von Hagner und Hagner (2020, 2021) angeführt werden. Das Erste wurde in Zusammenarbeit mit einer Familienrehabilitationsklinik für krebskranke Kinder und Jugendliche durchgeführt. Es erstreckte sich über drei Wochen. Darin wurden sechs Einheiten mit den Komponenten „für, über und mit" dem Tier durchgeführt. Ziel war, den Umgang mit Angst und weiteren negativen Emotionen zu verbessern und das Wohlbefinden durch TGI-Maßnahmen zu fördern. Das Vorhaben wurde gemeinsam mit der Klinikleitung und den Betreuungspersonen vor Ort gemäß den Qualitätskriterien *Planungs-, Struktur- Prozess- und Ergebnisqualität* vorbereitet und durchgeführt. Inhalt der sechs Einheiten waren Wissenswertes zu Alpakas; Handling von Alpakas; Kennenlernen der eingesetzten Tiere; Alpaka-Wanderung; die geschorene Wolle der Alpakas waschen sowie in einer Kreativeinheit Alpakakissen herstellen. Zum Abschluss wurde noch eine Reflexionsrunde durchgeführt. Zur Evaluation wurde ein auf theoretischem Hintergrund selbst entwickelter Fragebogen mit neun Fragen zum Wohlbefinden direkt vor und nach einer (TGI-)Einheit von jeweils 45 Minuten eingesetzt, mit dem das Wohlbefinden vor und nach der Stunde gemessen wurde. Bei den Differenzen zeigte sich kein signifikantes statistisches Ergebnis – weder im direkten Vergleich noch im Zeitverlauf, d.h. statistisch konnte keine Veränderung im Wohlbefinden aufgezeigt werden. Es musste erkannt werden, dass der Fragebogen für die Situation nicht passend war (zu komplex, Indikatoren nicht für die Zielgröße geeignet) sowie der Zeitraum der Fragebogen-Wiederholung nach 45 Minuten zu kurz war; dies gilt auch für den Gesamtzeitraum der TGI-Maßnahmen (ca. zwei bis drei Wochen). Anders verhielt es sich mit den qualitativen Aussagen des klinischen Personals (Ärzt:innen, Psycholog:innen, Pädagog:innen). Sie ergaben, dass die Teilnehmer:innen mehr Lebensbejahung und Lebhaftigkeit, neue und deutlich gesteigerte Begeisterungsfähigkeit, einen sukzessiven Aufbau von Selbstvertrauen und neuer Zuversicht sowie eine Steigerung der Selbstwirksamkeit zeigten.

Ein weiterer Ansatz, der mittlerweile zum festen Programm von *Alpakaleben* – der Alpakazucht der Familie Hagner – gehört, ist die inklusive Ferienfreizeit mit Gruppen von zehn Kindern, davon fünf Kinder mit unterschiedlichen Beeinträchtigungen (u.a. Epilepsie, Wahrnehmungsbeeinträchtigung, Autismus etc.). Durchgeführt wird eine dreitägige Freizeit jeweils von 08:00 – 16:00 Uhr auf den Weiden von *Alpakaleben* mit den Komponenten „für, über und mit" dem Tier. Diese enthalten die Einheiten Theorie, Handling, Wanderung, Versorgung, Spiele zu Alpakas wie Memory, Puzzle, Tier-Welt-Karte. Das Ziel ist hier, im Rahmen von tiergestützten Aktivitäten die Gruppe in Interaktion zu bringen und somit auch die Inklusion der beeinträchtigten Teilnehmenden adäquat zu erreichen. Das Vorhaben wurde gemäß den Qualitätskriterien *Planungs-, Struktur-, Prozess- und Ergebnisqualität* vorbereitet und durchgeführt. Es wurde ein Portfolio mit durchführbaren Komponenten erstellt und aus diesem „Fundus" – anhand Wetterlage und Stand/Fortschritt der Gruppe von Tag zu Tag entschieden, was durchgeführt wird – jeweils basierend auf den wesentlichen Eigenschaften von Alpakas: Intelligenz, Neugier, soziales Verhalten, gute Körpergröße, langsames Lauftempo. Das Team, das aus drei Familienmitgliedern von *Alpakaleben* bestand, stimmte sich jeweils am Vorabend ab. Zum Team gehörten zwei Praktikantinnen, die beide Erfahrung zu Kindern mit Beeinträchtigungen mitbrachten und im Rahmen eines Praktikums ihrer Zusatzausbildung für TGI bei ITIVV bei *Alpakaleben* waren.

Die mittels qualitativer Bewertung aus der praktischen Durchführung gewonnenen Ergebnisse zeigten, dass ein Betreuungsschlüssel von 1:2 in so einem Fall richtig ist und nicht unterschritten werden sollte. Grundsätzlich ergab sich ein „Weniger ist mehr" bei den Aktivitäten als wichtiges Ergebnis. Zeit haben und nicht ständig mit einem Programm überschüttet werden scheint ein wichtiges Moment zu sein. Es bedarf also auch vieler Pausen und Erholungsmomente. Die Inklusion wurde sehr gut erreicht, es bildete sich schnell eine bestens interagierende Gruppe, deren Mitglieder gegenseitig auf die unterschiedlichen Beeinträchtigungen Rücksicht nahmen und sich gegenseitig aktiv unterstützten. Darüber hinaus thematisierten die Kinder die Frage, was eigentlich „Behinderung" wirklich bedeute, ab wann jemand als Behinderter betrachtet werde und wer das Warum festlegen würde. So gehörte es schnell zum „Alltag", mit den unterschiedlichen Beeinträchtigungen umzugehen und es bedurfte zum Schluss keiner Erklärungen eines passenden Umgangs mehr. Die Anwesenheit von an direkten Menschenkontakt gewöhnten Alpakas waren eine sehr gute Ergänzung, Unsicherheiten zu überwinden und die Integration der Gesamtgruppe zu fördern. Die Gedanken zur Evaluation werden laufend fortgeführt, aktuelles und genaueres findet sich auf der Homepage von *Alpakaleben* (https://www.alpakaleben.de).

### 9.4.2 Im Einzelsetting

Für das Vorgehen im Einzelsetting kann das Projekt von Heyer (2024) genannt werden. Ihr Klient war ein 11-jähriger Junge mit den Diagnosen posttraumatische Belastungsstörung, frühkindliches Alkoholsyndrom und reaktive Bindungsstörung. Sie verfolgte mit ihrem Ansatz der tiergestützten Pädagogik zwei Ziele: die Verbesserung der Emotionsregulation und die Reduzierung des Anspannungsniveaus. Zum Einsatz kamen die Wissensvermittlung über Alpakas, Tierbeobachtungen, das Identifizieren des Lieblingsalpakas und ein selbst hergestelltes Alpaka-Memory. Anwendungen mit dem Tier spielten sich im Wesentlichen auf der Weide und im Stall ab. Dabei ging es um die behutsame Kontaktaufnahme bis zum Streicheln am Hals des ausgewählten Tieres sowie um Nähe-Distanz-Übungen, Picknick bei den Alpakas und Entspannen im Stall. Für das Tier stand die Tierversorgung im Vordergrund, auch das Tränken und Abkühlen mit einem Wasserschlauch. Grundlage der gesamten Intervention war eine traumasensible Haltung im Sinne der Traumapädagogik (Andreae de Hair et al., 2022). Neben der fortlaufenden Dokumentation wurde eine Evaluation mit Hilfe des FEEL-KJ (Grob & Smolenski, 2009) sowie einer numerischen Analogskala zur Entspannung durchgeführt. Im geplanten Zeitraum konnte keine signifikante Verbesserung der Emotionsregulation über die Auswertung des FEEL-KJ-Fragebogens (Fragebogen zur Erhebung der Emotionsregulation bei Kindern und Jugendlichen) dargestellt werden. Es ließ sich aber eine Reduzierung des Anspannungsniveaus nach den TGI-Einheiten feststellen und als wesentliches Nebenergebnis resultierte, dass das Kind eine gute Bindung zur Durchführenden aufbauen konnte, die sich in der Abwesenheit von emotionalen Ausbrüchen und abweisendem Verhalten äußerte. Inwieweit hier die Katalysatorfunktion des Tierkontakts eine Rolle spielte, wurde nicht systematisch untersucht, sie wird aber zumindest vermutet.

Ein weiteres Beispiel für eine Einzeltherapie mit einer erwachsenen Klientin ist die ergotherapeutisch ausgerichtete Intervention von Schürger (2021) mit einer langjährig depressiven Klientin. Es handelt sich um ein dreiwöchiges Programm mit sechs Einheiten. Hier wechseln sich Tierbeobachtungen, Handling und Training, Waldbaden, Wanderungen, Parcoursgestaltung und das Erstellen und Spielen eines Tiermemories ab. Als ein Ergebnis kann die Veränderung im Beck-Depressionsinventar (Beck et al., 2013), einem Fragebogen, mit dem der Ausprägungsgrad depressiver Verstimmung festgestellt werden kann, genannt werden. Es konnte ein Wechsel von starker (27 Punkte) zu mäßiger (24 Punkte) Depression festgestellt werden.

### 9.4.3 Weitere Beispiele mit Erwachsenen

Als Beispiel für den Einsatz mit Erwachsenen dient der Beitrag für TGI bei Patient:innen innerhalb der stationären Psychiatrie. Unter Leitung des Autors (in Form einer freiberuflichen, vertraglich fixierten Tätigkeit bis Mitte 2024) nahmen diverse Patient:innengruppen aus der Forensischen Klinik am Bezirksklinikum Niederbayern/Oberpfalz, einer großen Psychiatrischen Klinik, am TGI-Programm teil. Es handelte sich hierbei um langfristige, in erster Linie nach § 63 StGB verurteilte Patient:innen, d.h. solche, deren Straftaten auf dem Hintergrund einer psychischen Störung zu sehen sind. Hinzu kamen solche, die im Rahmen der Nachsorge auch nach der Entlassung als langzeitbetreute ehemalige Forensikpatient:innen von einem Betreuungsverein versorgt werden. Des Weiteren richtete sich das Angebot an weitere Untereinheiten des Klinikums. Einbezogen wurden folgende Fachrichtungen: Klinik für Psychiatrie und Psychotherapie mit den Sektionen Allgemeinpsychiatrie; Abhängigkeitserkrankungen; Gerontopsychiatrie; Entwicklungs- und Autismusspektrumsstörungen, integrale Depressionsbehandlung; Klinik für Psychosomatik und Psychotherapie; Neurologisches Zentrum, speziell multimodale Schmerztherapie.

Die Ziele für die Patient:innen der Forensischen Klinik waren eine sozioemotionale Stabilisierung und Reifung, der Erwerb von Expertenwissen und damit Veränderung in der sozialen Außenwahrnehmung sowie das Lernen am (Tier-)Modell und Erfahrung von Verantwortungsübernahme, Selbstwirksamkeit und Beziehung im Sinne der Interaktion mit anderen Lebewesen. Für das sonstige Klientel wurden zusammenfassend folgende Ziele formuliert: gesellschaftliches Beisammensein an der frischen Luft; Förderung sozialer Kontakte auch nach außen; Spaziergänge mit den Tieren unternehmen; Aktivitätssteigerung und Ablenkung von Schmerz oder Suchtdruck; Möglichkeiten der Verstärkung der Selbstkompetenz; Nähe-/Distanz regulieren; Kontakt mit der Realität sowie Aktivierung (positiver) biografischer Erfahrungen. Des Weiteren sind zu nennen:

- Förderung von Achtsamkeit (Wahrnehmung der Umwelt und der eigenen Emotionen, mehr im Hier und Jetzt sein)
- Verbesserung der Körperwahrnehmung
- Verbesserung der Körperkontrolle (psychomotorische Unruhe, z.B. bei Suchtpatient:innen als Entwöhnungserscheinung oder bei agitierter Depression, bzw. Hyperaktivität im Rahmen von ADHS, bzw. noch nicht völlig abgeklungener manischer Phasen)
- Förderung der Selbstfürsorge, des Selbstvertrauens (ich kann ein Alpaka führen), der positiven Interaktion mit anderen Lebewesen, der Konzentrationsfähigkeit (durch die Vermittlung von Wissen im Umgang mit den Tieren und wiederholtes abrufen desselben)
- Förderung der Selbstbeherrschung (z.B. durch die korrekte Annäherung an ein Alpaka)
- Förderung der Selbstwirksamkeit im Sinne vom Überwinden von subjektiven Grenzen (Schmerzpatienten, die plötzlich sehr viel mehr gehen können, ohne größere Schmerzen zu haben oder Medikation zu brauchen)
- Verbesserung der Emotionsregulation (da der Umgang mit den Tieren Ruhe und Besonnenheit erfordert)
- Verbesserung der affektiven Schwingungsfähigkeit (z.B. wieder Freude empfinden können, wenn man zu den Tieren gehen darf)
- Förderung der Sprachfähigkeit (erlernen von Worten bei schwer geistig Beeinträchtigten Patient:innen, weil sie Worte im Zuge des Umgangs mit den Tieren neu lernen)
- Zugang zu Emotionen erlangen, weil die Tiere z.B. selbst zunächst nicht wahrgenommene Unruhe spiegeln
- Fürsorge/Selbstfürsorge durch Tierversorgung in der Übersetzung ins eigene Leben lernen
- Verantwortung übernehmen lernen
- Verbesserung der Ausdauer durch regelmäßiges Abmisten/Spazierengehen
- Verbesserung der Wahrnehmung sozialer Strukturen (durch Beobachtung des Sozialverhaltens von Alpakas)
- Verbesserung der Distanzierung von psychotischen Symptomen, z.B. Stimmenhören (Eder, 2023).

Das Angebot richtete sich an ein breites Spektrum von Menschen mit unterschiedlichsten Diagnosen. Ebenso breit sind die für eine Therapie formulierten Ziele, sei es für die Forensik an sich wie auch für die TGI, die sich grundsätzlich gleichen. Je nach der angesprochenen Klientel kommt dann jeweils nur eine kleine Auswahl der möglichen Ziele zum Tragen. Gerade im klinisch-psychiatrischen Rahmen ist es oft so, dass Patient:innen aufgrund ihrer Erkrankung nicht konstant zu Gruppen kommen können oder nicht lange genug da sind, um nachhaltige Effekte messbar zu erzielen. Zu erwähnen sind die Klient:innen der multimodalen Schmerztherapie. Eine Therapie mit Alpakas war hier fest im Therapieplan verankert, so erhielten die Personen drei- bis viermal eine Therapiestunde während des dreiwöchigen Therapieaufenthaltes. Wesentlicher Bestandteil war das Alpakaführen, v.a. über unebenes Gelände, um – motiviert durch das Alpaka – Körperbeherrschung zu schulen und das Potenzial von Aktivität und Ablenkung erlebbar zu machen. Objektiv beobachtet werden konnte eine regelhafte Verlängerung der Wegstrecke sowie – sofern die Möglichkeit bestand – eine Ausweitung der Aktivität über die Stunde hinaus bis hin zu einer Verdoppelung der aktiven Zeit. Subjektive Berichte nannten einstimmig die positive Wirkung der Alpakas hinsichtlich des empfundenen Schmerzes während des Alpakakontaktes. Da es sich in der Regel um Menschen mit organisch begründbaren Schmerzen handelte wird damit deutlich, dass der Einsatz von Alpakas auch für den somatischen Bereich bei genauer Betrachtung von Indikation und Zielen sinnvoll erscheint. Impulse für nachhaltige Verbesserungen konnten auch bei den sonstigen Zielgruppen fast immer beobachtet werden.

In Bezug auf die Symptomatik „Stimmenhören" liegt mit der Abschlussarbeit von Eder (2023) ein Beispiel vor, dass auch hier die Effektivität belegt. Eine subjektive Wahrnehmung von mir war zugleich, dass in der Begegnung mit den Alpakas die Klient:innen oft ein anderes Verhalten und andere Emotionen zeigten als auf ihrer Station. Beispielsweise wäre es kaum möglich gewesen, bei Klient:innen aus den Stationen mit dem Schwerpunkt „Depressive Erkrankung" eine diesbezügliche Diagnose in Bezug auf Verhalten und Schwingungsfähigkeit zu stellen, solange sie im Kontakt mit Alpakas waren. Für die Praxis der Klinik führten diese hoch geschätzten Alpaka-Einsätze dazu, dass inzwischen eine alpakagestützte Therapie dauerhaft mit einer eigenen Herde etabliert wurde und die Interventionen mit festangestelltem, entsprechend qualifiziertem Personal durchgeführt werden.

### 9.4.4 Diskussionswürdige Angebote aus Tierschutzgründen

Neben diesen Beispielen, die eine Auswahl der Möglichkeiten in der Arbeit mit Alpakas im Sinne von tiergestützten Aktivitäten, tiergestützter Therapie oder tiergestützter Pädagogik darstellen, müssen aus meiner Sicht zugleich weitere, praktizierte Einsätze von Alpakas genannt werden, die ich aus tierethischen aber auch aus Tierschutzgründen ablehne. Darunter fallen Einsätze von Alpakas in geschlossenen Gebäuden, bei denen meist Aufzüge für Besuche im Krankenzimmer genutzt werden. Solche Einsätze werden in Fachkreisen insofern strittig diskutiert, weil es tatsächlich einige Alpakas gibt, die dazu in der Lage und geeignet sind. So findet sich auch im Merkblatt des TVT (TVT e.V., 2024) diese Einschätzung. Entsprechende Einsätze finden in der Regel in Krankenhäusern oder Betreuungs- und Pflegeeinrichtungen statt. Dem ist entgegenzuhalten, dass Alpakas Fluchttiere sind. Das Einsperren in geschlossene Räume löst bei ihnen ohne Zweifel Stress aus. Im Einzelfall mag dieser gedämpft sein, da die vertraute Führungsperson dabei ist und für ein Tier ein Sicherheitssignal bedeutet, aber die Durchführung solcher Aktionen ist selbst bei reduziertem Stress absolut nicht artgerecht. Erschwerend kommt oft hinzu, dass die Böden in solchen Institutionen aus Materialien bestehen, die glatt und rutschig sind und einem Alpaka keinen Halt bieten. Damit ist eine Fluchtmöglichkeit für das Tier noch weniger gegeben. Eine mögliche, geringe zusätzliche Verletzungsgefahr fällt da weniger ins Gewicht. Sowieso sind praktikable Alternativen durchaus gegeben: Rollstuhlabhängige Patient:innen können zur Begegnung nach draußen gebracht werden. Für bettlägerige Personen sind andere Tiere einfach besser geeignet, v. a. solche, die sich gerne streicheln lassen, eine Eigenschaft, die bei den Alpakas nur selten vorkommt.

## 9.5 Zusammenfassende Überlegungen

Alpakas sind als Tierart für tiergestützte Interventionen vielfältig einsetzbar – in tiergestützten Aktivitäten ebenso wie in tiergestützter Pädagogik, tiergestützter Therapie und sicher auch, obwohl in diesem Beitrag nicht erwähnt, für tiergestütztes Coaching. Die spezifischen Verhaltensweisen der Tiere fördern unterschiedlichste Wirkweisen. Alpakas können motivierend wirken, ablenkend, als soziale Katalysatoren, Förderer der analogen Kommunikation und vieles mehr, also all das, was als potenzielle Wirkweisen tiergestützter Interventionen beschrieben wurde (Beetz et al., 2021; Wohlfarth & Mutschler, 2022). Ebenso vielfältig wie die Möglichkeiten der Interventionen ist der Personenkreis, dem diese zugutekommen können. Dem pädagogischen, v. a. aber dem therapeutischen Einsatz sollte eine sorgfältige Bedingungsanalyse vorausgehen, vorzugsweise nach dem Schema der medizinischen Umwelt, Lern- und Programmbedingungen, bekannt auch als MULP-Schema (Jungnitsch, 2009; Schwarz, 1986). Überdies ist eine zertifizierte Ausbildung nach ISAAT oder ESAAT Standards angeraten. Spezielle Kenntnisse zum Tier Alpaka und auch solche, die den Einsatz der Tiere artgerecht und ebenfalls zum Wohle des Tieres garantieren sollen, sind erst in der Entwicklung. Die einzusetzenden Methoden lassen sich in jedem Bereich am einfachsten über die Systematik des Vorgehens „Für, über und mit" dem Tier (Wohlfarth & Mutschler, 2022) ableiten, erweiterbar über die bei Otterstedt (2017) beschriebene Systematisierung, die sich an dem Grad der Freiheit und der Selbstbestimmung des Tieres in der Interaktion mit dem Menschen orientiert.

Was heute noch deutlich fehlt, sind Forschungen zur Effektivität der Arbeit mit Alpakas bezüglich der Klient:innen. Insbesondere wie sie möglicherweise differentiell wirken, welche die Auswirkungen der therapeutischen Arbeit auf die Alpakas sind, sowie empirische Belege über die hypothetischen Wirkmechanismen wie Aussehen und spezifische Verhaltensmuster von Alpakas. Hier ist noch ein weites Feld offen. Es bleibt zu hoffen, dass sich die Anbietenden von Interventionen auf die Mühsal einlassen, praxisbegleitende und praxisorientierte Forschung zu betreiben, damit diese Lücken nach und nach ausgefüllt werden können.

## 9.6 Literatur

Andreae de Hair, I., Basedow, A., Gies, H., Haller, K., Köllner, R., Naumann-Schneider, B., Spelleken-Scheffers, A., Spätling, R. & Weihrauch, J. (2022). *Traumapädagogisch diagnostisches Verstehen. Standards und Werkbuch für Spurensuche und Fährtenlesen.* Beltz Juventa.

Bayerisches Staatsministerium für Arbeit und Sozialordnung, Familie und Frauen & Staatsinstitut für Frühpädagogik München. (2013). *Der Bayerische Bildungs- und Erziehungsplan für Kinder in Tageseinrichtungen bis zur Einschulung* (6. Aufl.). Cornelsen.

Beck, A. T., Steer, R. A. & Brown, G. K. (2013). *Beck-Depressions-Inventar-FS. Manual* [Deutsche Bearbeitung von S. Kliem und E. Brähler]. Pearson.

Beetz, A., Wohlfarth, R. & Kotrschal, K. (2021). Die Mensch-Tier-Beziehung und Wirkmechanismen. In A. Beetz, M. Riedel & R. Wohlfarth (Hrsg.), *Tiergestützte Interventionen. Handbuch für die Aus- und Weiterbildung* (2. Aufl., S. 24–43). Reinhardt.

Bormann, C. & Kleinen, T. (2024). *Das Tierwohl bei TGI mit Alpakas. Untersuchung zu Stress bei Wanderung und Tiergestützten Interventionen* [Unveröffentlichte Abschlussarbeit]. Institut für tiergestützte Interventionen auf verhaltenstherapeutischer und verhaltensmedizinischer Basis.

Boyle, C. (2022). *Lamas und Alpakas in der pädagogischen Förderung von Kindern und Jugendlichen* (4. Aufl.). Reinhardt.

Drees, C. (2018). *Pforte auf ... TGI. Die möglichst freie Begegnung von Mensch und Tier.*

Dreifuss, F., Gauly, M., Kröll, B. & Wagner, H. (2023). Fütterung von über- und untergewichtigen Neuweltkamelen. *Lamas, 31*(4), 21–23.

Eder, D. (2023). *Tiergestützte Intervention mit Alpakas und deren Auswirkung auf die wahrgenommene Belastung durch akustische Halluzinationen* [Unveröffentlichte Abschlussarbeit]. Institut für tiergestützte Interventionen auf verhaltenstherapeutischer und verhaltensmedizinischer Basis.

Gauly, M., Vaughan, J. & Cebra, C. (2018). *Neuweltkameliden. Haltung, Zucht, Erkrankungen.* Thieme.

Grob, A. & Smolenski, C. (2009). *Fragebogen zur Erhebung der Emotionsregulation bei Kindern und Jugendlichen. FEEL-KJ* (2. Aufl.). Hogrefe.

Hagner, S. & Hagner, S. (2020). *Tiergestützte Angebote mit Alpakas und ihre Wirkung auf das Wohlbefinden von krebskranken Kindern und Jugendlichen* [Abschlussarbeit, Institut für tiergestützte Interventionen auf verhaltenstherapeutischer und verhaltensmedizinischer Basis]. Alpakaleben. https://www.alpakaleben.de/fileadmin/user_upload/AbschlussarbeitITIVV_Hagner_komprimiert.pdf

Hagner, S. & Hagner, S. (2021). *Integrative Ferienzeit Alpakaleben GmbH. Unv.* Konzept Alpakaleben.

Heyer, S. (2024). *Traumasensible, tiergestützte Interventionen mit Alpakas – Planung, Umsetzung und Evaluation eines Praxisprojektes* [Unveröffentlichte Abschlussarbeit]. Institut für tiergestützte Interventionen auf verhaltenstherapeutischer und verhaltensmedizinischer Basis.

International Association of Human-Animal Interaction Organizations. (2018). *IAHAIO white paper 2014, updated for 2018. The IAHAIO Definitions for Animal Assisted Intervention and Guidelines for Wellness of Animals Involved in AAI.* https://iahaio.org/wp/wp-content/uploads/2021/01/iahaio-white-paper-2018-english.pdf

Johnson Binder, A., Parish-Plass, N., Kirby, M., Winkle, M., Plesa Skwerer, D., Ackerman, L., Brosig, C., Coombe, W., Delisle, E., Enders-Slegers, M.-J., Fowler, J.-A., Hey, L., Howell, T., Kaufmann, M., Kienast, M., Kinoshita, M., Ngai, D. & Wijnen, B. (2024). Recommendations for uniform terminology in animal-assisted services (ASS). *Human Animal Interactions, 12*(1), 1–10.

Jungnitsch, G. (2009). *Klinische Psychologie* (2. Aufl.). Kohlhammer. https://doi.org/10.17433/978-3-17-022755-2

McGee Bennett, M. (2006). *Das Kameliden-Kompendium. Handling und Training von Alpakas und Lamas mit TTEAM* (Klasing-Mann, S., Übers.). (Originalquelle veröffentlicht in 2001).

Melzl, P. (2024). *TGI mit Alpakas im Naturkindergarten.* [Unveröffentlichte Abschlussarbeit]. Institut für tiergestützte Interventionen auf verhaltenstherapeutischer und verhaltensmedizinischer Basis.

Otterstedt, C. (2017). *Tiergestützte Intervention. Methoden und tiergerechter Einsatz in Therapie, Pädagogik und Förderung.* Schattauer.

Schürger, D. (2021). *Ergotherapeutische Maßnahme zur Antriebssteigerung mit Alpakas und Lamas.* [Unveröffentlichte Abschlussarbeit]. Institut für tiergestützte Interventionen auf verhaltenstherapeutischer und verhaltensmedizinischer Basis.

Schwarz, D. (1986). Verhaltenstherapie. In R. Adler, J. M. Herrmann, K. Köhle, O. W. Schonecke, T. von Uexküll & W. Wesiak (Hrsg.), *Psychosomatische Medizin* (3. Aufl., S. 268–291). Urban & Schwarzenberg.

Spiegler, S. (2018). *Theoretische Grundlagen und praktische Erfahrungen in der tiergestützten Arbeit – eine Projektwoche mit Alpakas im Kindergarten* [Bachelorarbeit, Ostbayerische Technische Hochschule Regensburg]. ITIVV. https://www.itivv.de/wp-content/uploads/2018_spiegler_sabrina.pdf

Trah, M. & Wittek, T. (2017). *Alpakas und Lamas. Giftpflanzen, die Neuweltkameliden nicht fressen dürfen.* Verein der Züchter, Halter und Freunde von Neuweltkameliden e. V.

Tierärztliche Vereinigung für Tierschutz e. V. (2024). *Tiere im sozialen Einsatz* [Merkblatt Nr. 131.8 Neuweltkameliden]. https://isaat.org/wp-content/uploads/2021/03/TVT_Merkblatt_Neuweltkameliden.pdf

Wittek, T. & S. Franz (Hrsg.). (2021). *Praxishandbuch Neuweltkamele. Ein Leitfaden zur Diagnostik, Therapie und Prophylaxe bei Lamas und Alpakas.* Schlütersche.

Wohlfarth, R. & Mutschler, B. (2022). *Praxis der hundegestützten Therapie* (4. Aufl.). Reinhardt.

Wohlfarth, R., Olbrich, E. & Baumeister, S. (2014). Qualitätsstandards tiergestützter Interventionen. *Mensch & Pferd International, 6*(4), 156–165. https://doi.org/10.2378/mup2014.art21d

Zooschule Erlebnis-Zoo Hannover. (2022). *Tierverhalten beobachten im Erlebniszoo Hannover.* https://admin.zoo-hannover.de/media/Themenheft_Verhaltensbiologie_2022_12_lay3_kor%201-1.pdf

# 10 Schlussbetrachtungen

Petra Hagen Hodgson und Dorit van Meel

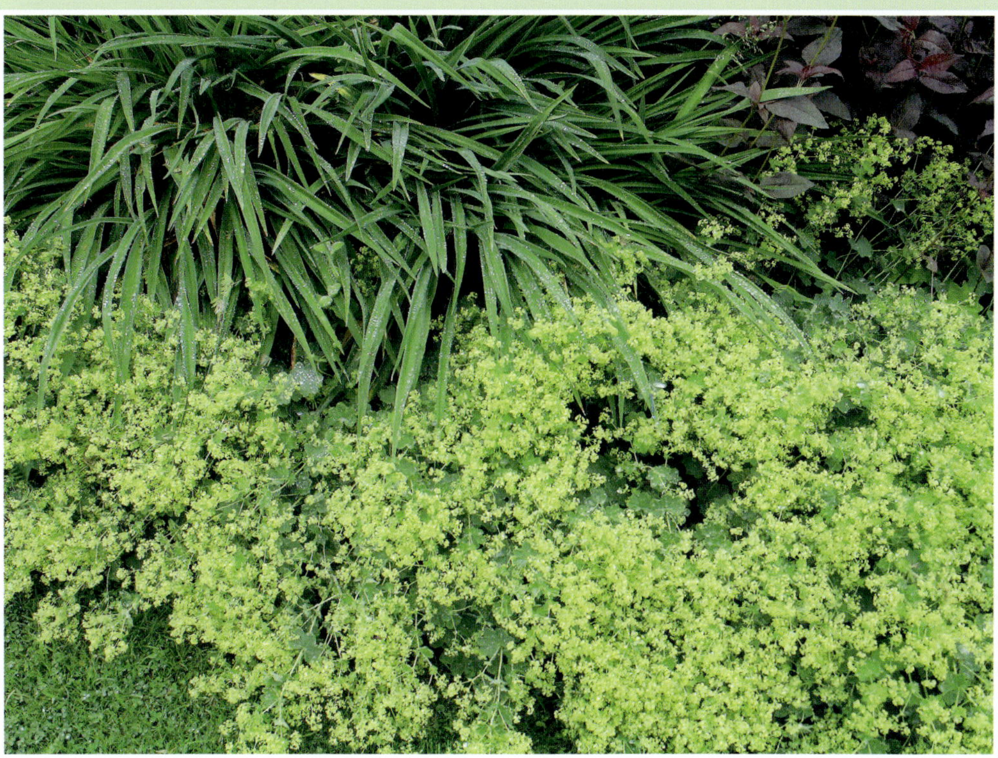

Seit seinem Aufkommen nutzt der Mensch die Natur (Küster, 2013, 2014; Grober, 2013; Jäkel et al., 2007). Je nach kultureller Entwicklung geschieht dies in respektvoller Weise oder in Form von Ausbeutung. Insbesondere seit dem Beginn der Industrialisierung und seit dem Frühkapitalismus ist die Nutzung der Natur zum Teil wenig lebensdienlich geworden. Vielem ist seither der verdinglichte Stempel der Ökonomisierung, des Rationalen und des Funktionalen aufgedrückt worden. Auch wenn das ökologisch-ethische Anliegen, sich sorgsam um das Wohl der Natur zu bemühen, sozusagen „caring for nature" zu betreiben, längst aktuell geworden ist, sind wir doch weit davon entfernt, wieder zu einem ausbalancierten, modernen Verhältnis zwischen Mensch und Natur zu finden.

Entsprechend führen wir Menschen heute zumeist ein Leben, das von Naturferne geprägt ist. Die Anzahl Personen beispielsweise, die in der Schweiz beruflich von der Landwirtschaft leben, liegt bei rund 3 %. (Bundesamt für Statistik [BFS], 2024) Ende des 19. Jahrhunderts waren es rund 75 %. Viele Kinder wachsen inzwischen in einer Weise auf, dass sie kaum etwas unmittelbar darüber erfahren, wie Nahrung als essenzielles Lebensmittel entsteht oder warum es Regenwürmer und Bienen braucht. Als Erwachsene fehlt ihnen dann der engere Bezug zu solchen naturgebundenen Vorgängen, sofern sie ihn nicht selbst aktiv suchen. Wie prägend lebensgeschichtliche Erfahrungen eines Menschen sind und wie groß die Bedeutung eines von Kindesbeinen an erworbenen positiven Zugangs zur Natur ist, wurde mehrmals in diesem Buch angesprochen und ist mit zahlreichen Studien belegt (Gebhard, 1994; Raith & Lude, 2014). Was es grundsätzlich für ein tiefer gehendes Erleben und Wahrnehmen braucht, ist ein konkretes, echtes In-Beziehung-Treten mit den Dingen. Für die kindliche Entwicklung sind sinnliche Erfahrungen wesentlich, die über einen direkten Naturkontakt entstehen (Raith & Lude, 2014; Ritz-Schulte, 2014).

Die vorgestellten Green Care Angebote gründen letztendlich auf diesem Wissen. So zeigen einige der vorgestellten Beispiele, dass gerade Kinder, auch wenn sie noch so beeinträchtigt sind, höchst zugänglich sind und mitunter regelrecht über sich hinauswachsen, wenn sie gut angeleitet und emotional aufgehoben einige Stunden auf einem Bauernhof verbringen dürfen, dort verschiedene Tiere erleben, sie füttern oder etwas für ihre Pflege beitragen können oder wenn man mit ihnen Sonnenblumen, Kräuter und Tomaten in die leeren Rasenflächen ihrer Wohnsiedlung pflanzt oder aus selbst gezogenen Kürbissen gemeinsam Suppe kocht. Ebenso ansprechbar für naturbasierte Angebote können Menschen allen Alters sein, mit Einschränkungen aller Art und teils schweren Schicksalen, aufgrund derer sie mitunter stark in ihren Entfaltungsmöglichkeiten eingeschränkt sind.

In diesem Buch wurde nur eine kleine, aber exemplarische Auswahl aus dem breiten Spektrum an Möglichkeiten von Green Care dargestellt. Weitere Möglichkeiten wurden im dritten Kapitel kurz skizziert. Immer hängt das jeweilige Angebot – unabhängig davon, ob es im Wald, auf dem Bauernhof, in den Freiräumen einer Klinik oder im Wohnumfeld durchgeführt wird – von den sie initiierenden Personen ab, deren Vorlieben und besonderen Fähigkeiten, von den örtlichen Konstellationen und Gegebenheiten und nicht zuletzt von den Menschen selbst, die diese Angebote in Anspruch nehmen. Das verleiht ihnen ein hohes Maß an Individualität.

Es wurde gezeigt, wie Green Care, also naturbasierte, fürsorgliche Angebote, das Bedürfnis des Menschen aufgreift bzw. daran anknüpft, in Einklang mit der Natur zu sein und zugleich das Wissen um die vielfältigen Erscheinungsformen und Wirkweisen für Wohlbefinden, Gesundheit und Lebensqualität nutzt. Green Care, dieser so jung klingende Begriff, knüpft an Erfahrungen an, die sich weit in die Menschheitsgeschichte zurückverfolgen lassen und allein schon dadurch als bewährter Zugang gelten. Im Wesentlichen handelt es sich bei allen wirksamen Green Care Angeboten um Erlebnismöglichkeiten, die für die betreffenden Menschen eine positive emotionale Erfahrung beinhalten, eine förderliche Interaktion mit Tieren, mit der Pflanzenwelt, mit natürlichen Materialien oder mit vielfältigen Landschaften – trotz aller persönlicher physischer, psychischer und sozialer Einschränkungen. Dies in Ergänzung zu den sonstigen therapeutischen oder heilpädagogischen Bemühungen, die sie erfahren mögen. Die im Green Care Angebot erlebte Selbstwirksamkeit, die positiven Erfahrungen in Gemeinschaft, die Stärkung motorischer Fähigkeiten, die beruhigenden, Stress reduzierenden Wirkungen – all diese positiven, das Wohlbefinden stärkenden Effekte integrieren die an einem Angebot teilnehmenden Menschen idealerweise in ihren Alltag.

Die eigentliche Kernfrage, die sich bei allen Green Care Angeboten stellt, ist jene nach einem gemeinsamen „Erfolgsrezept" der einzelnen Varianten, unabhängig von der spezifischen Methodik. Mit anderen Worten: Was macht es aus, was sind die gemeinsamen Voraussetzungen bei allen Green Care Angeboten, dass sie ihre wohltuende Wirkung auf den jeweiligen Menschen entfalten können? In diesem Zusammenhang wird meist auf die existierenden wissenschaftlichen Evidenzen der Angebote verwiesen. Zwar gibt es inzwischen etliche Studien, die quantitative Fakten zu punktueller Stressminderung, Stimmungsaufhellung, besserer Motorik usw. liefern, doch lassen sich die einzelnen Forschungen und untersuchten Angebote nicht alle wirklich vergleichen oder mit größeren Datenmengen belegen. Fraglich ist, ob dies tatsächlich möglich und wie weit es sinnvoll ist.

Zur Beantwortung dieser Frage knüpfen wir hier an die im ersten Kapitel angestellten Überlegungen an. Tatsächlich hat der Soziologe und Politikwissenschaftler Hartmut Rosa die wissenschaftliche Messbarkeit solcher anthropologisch begründeten Sachverhalte wie das Weltverhältnis des Menschen, das Verhältnis Mensch-Natur oder der Einfluss emotionaler Erlebnisse – wie sie in den Green Care Angeboten vorrangig wirksam zum Tragen kommen – mit seinen beiden essenziellen Begriffen der „Resonanz" (Rosa, 2021) und der „Unverfügbarkeit" (Rosa, 2020) zur Diskussion gestellt. Mit Resonanz meint Rosa keine subjektive Befindlichkeit, sondern eine Form der Beziehung, ein Sich-Einlassen auf etwas oder jemand anderes. „Resonanzerfahrungen" sagt er, „machen Menschen mithin nur dort, wo sie davon überzeugt sind, dass sie von etwas berührt werden, das (für sie) schlechthin, das heißt unabhängig von ihren konkreten Wünschen, Bedürfnissen und Begehrungen, wichtig ist" (Rosa, 2021, S. 456). Für ihn etabliert sich eine „Resonanzbeziehung zur Natur [...] *nicht* [Hervorhebung des Autors] über kognitive Lernprozesse und rationale Einsichten, sondern sie resultiert aus praktisch-tätigen und emotional bedeutsamen Erfahrungen" (Rosa, 2021, S. 461). Es braucht also das In-Beziehung-Treten mit den Dingen, eine Aktivität, aus der ein individuelles emotionales Erlebnis hervorgeht. Die lern- und entwicklungspsychologischen Zusammenhänge zwischen dem spezifischen kindlichen und jugendlichen Interesse, seinen Einstellungen, seiner Motivation und seinen Handlungen bei der Auseinandersetzung mit der Natur werden gleichermaßen von auch fachdidaktischen Untersuchungen beschrieben, wobei „Interessiertheit" als ein „positiver emotionaler Zustand" (Jäkel, 2021, S. 325) bezeichnet wird.

Die eigene, momentane Befindlichkeit ist bei alledem nicht unwesentlich und so empfinden wir auch nicht immer alles gleich und machen auch nicht immer dieselben Erfahrungen, selbst wenn ein Setting gleichbleibt. Ein Gelingen hängt also nicht nur von Faktoren wie dem Raum, den Objekten oder dem Setting ab, von denen eine positive Gestimmtheit ausgesendet werden kann, sondern von der Beziehung, die der Einzelne zu den Dingen in der Lage ist, aufzubauen. (Rosa, zit. in Röllin, 2020) Mit dem Begriff der Unverfügbarkeit spricht Rosa das Phänomen an, dass der Welt-Mensch-Bezug dynamisch ist und sich somit der schlichten Messbarkeit, wie er bei naturwissenschaftlichen Experimenten und quantitativen Untersuchungsmethoden angewandt wird, entzieht. Zum einen ist es die Komplexität des Eigenlebens lebendiger Erscheinungen, welche für die kurativen Aspekte der Green Care Varianten besonders relevant ist, die nicht mit reduktionistischen Kategorien zu erfassen ist und damit im Sinne Rosas unverfügbar bleibt. Zum anderen ist zu berücksichtigen, dass zwischen Mensch und Natur ja eine Interaktion stattfindet, eine gegenseitige Beeinflussung, deren Qualität und Dynamik zeitlich, räumlich und auf Ebene der Beziehungspartner variabel ist und somit nicht statisch exakt erfasst werden kann, sondern allenfalls prozesshaft. Die erfolgreichen Wirkungen der dargelegten Beispiele können demnach essenziell nur im Versuch des phänomenologischen Erfassens und hermeneutischen Verstehens begriffen werden.

Auch der Inhaber des Karl-Jaspers-Lehrstuhls in Heidelberg, Thomas Fuchs, denkt in diese Richtung, wenn er dem technologisch-reduktionistischen Verständnis des Menschen einen humanistischen Entwurf entgegensetzt. Als Psychiater zeigt er auf, dass die heutige Dominanz des Biologismus in seinem Fachgebiet dazu geführt hat, dass psychische Störungen per se als „Funktionsstörungen von Hirnschaltkreisen" interpretiert würden „und damit grundsätzlich neurologischen Krankheiten gleichzusetzen" (Fuchs, 2022, S. 259) seien. Was jedoch meist nicht erwähnt werde, seien die tatsächlichen Resultate jahrzehntelanger neurowissenschaftlicher Forschung, mit der versucht wurde, biologische und genetische Marker im Gehirn zu finden, die „präzise Diagnosen mit absoluter Zuverlässigkeit und Validität liefern können" (Fuchs, 2023, S. 19). Fuchs zitiert hierzu den früheren Präsidenten des National Institute of Mental Health (NIMH), Thomas Insel, der 13 Jahre lang umfangreichste Studien mit sehr viel Geld gefördert hat und zum Schluss feststellen musste, dass trotz größtem Aufwand keinerlei relevante Erkenntnisse gewonnen werden konnten. Insel fühlt sich verantwortlich dafür, dass mit dieser Forschung nichts in Richtung „Verminderung von Suiziden, kürzeren Hospitalisierungen, Verbesserungen in der Heilung für die zig-Millionen von Menschen mit mentalen Krankheiten" (Insel, zit. nach Fuchs, 2023, S. 19) (Übers. der Autorinnen) erreicht worden war. Fuchs resümiert entsprechend: „Und doch ist das Resultat der Hirnforschung nach drei Dekaden für die Psychiatrie ernüchternd. Trotz aller Versprechen und hunderten von Millionen investierter Forschungsmittel konnten kaum klinisch relevante Erkenntnisse zutage gefördert werden" (Fuchs, 2022, S. 256). In seinem neusten Buch *Psychiatrie als Beziehungsmedizin. Ein ökologisches Paradigma* entwickelt er eine wegweisende, humanistisch begründete „theoretische Grundlage für die Psychiatrie des 21. Jahrhunderts" (Fuchs, 2023, S. 10), wonach die Psyche nicht als eine Innenwelt anzusehen sei, die „im Gehirn erzeugt wird, sondern als verkörperte Subjektivität in Beziehung zur Welt" (Fuchs, 2023, S. 10). Damit anerkennt er, „dass psychische Störungen und Leiden untrennbar mit den Bedingungen des gemeinsamen Lebens verknüpft sind" (Fuchs, 2023, S. 23). Er beruft sich dabei auf das von George Engel (1977) vorgeschlagene biopsychosoziale Modell, das „bis heute zur Bezeichnung eines nicht-reduktionistischen, holistischen Verständnisses der Medizin, Psychosomatik und Psychiatrie am meisten gebräuchlich" (Fuchs, 2023, S. 24) sei. Denn die für ihn zentrale Subjektivität (Fuchs, 2023, S. 28), das subjektive „*Erleben* oder die *Innerlichkeit*: Empfinden, Fühlen, Streben, Wahrnehmen, Denken" (Fuchs, 2022, S. 31, Hervorhebungen durch Autor) lässt sich nicht ausblenden. Vielmehr muss, nach Fuchs, die Psyche als „übergreifende[r], verkörperte[r] und interaktive[r] Lebensprozess" (Fuchs, 2023, S. 266) verstanden werden.

Hinzu kommt, dass Green Care einen angeleiteten bzw. anregenden Prozess durch Fachpersonen voraussetzt, der zu der erwünschten Zielsetzung beiträgt. Wie in den in diesem Buch dargestellten Beispielen immer wieder deutlich wurde, sind die Menschen zunächst unterschiedlich offen, neugierig und animierbar, sich auf eine bestimmte Naturerfahrung einzulassen, zumal sie in ihrem bisherigen Leben in sehr unterschiedlichem Maße einen positiven Bezug zu Naturerscheinungen erlebt haben. Green Care Fachpersonen, die sie jeweils aktiv und gezielt daran heranführen, brauchen viel Wissen, Erfahrung und geschulte Intuition, ebenso Empathie und Flexibilität, um die erforderlichen, sehr individuell abgestimmten Schritte für ein Green Care Angebot einzuleiten und zu begleiten. Auch in dieser Hinsicht bestätigt sich Rosas Konzept der Unverfügbarkeit. Bei einem Menschen, der bisher überhaupt keine oder kaum reale wertvolle Erfahrungen mit Tieren, Pflanzen, Wald oder Landschaft sammeln konnte, stellt sich eine solche Aufgabe völlig anders dar als bei jemandem, der z. B. mit Haustieren aufgewachsen ist oder gelegentlich das Leben auf einem Bauernhof erlebt oder in der Familie einen Garten bewirtschaftet hat. Je nach Problematik des Individuums – psychische Beeinträchtigung, fehlende Integration, Schwierigkeiten in der Kommunikation oder physische Beeinträchtigung – fällt die Umsetzung des Green Care Projekts (bei aller methodischen Systematik und grundsätzlichen Wiederholbarkeit von Abläufen) entsprechend verschieden aus und stellt deshalb hohe Anforderungen an die Betreuungsperson.

Zwar ist heute das Bewusstsein gewachsen, dass sich bedürftige Menschen in einer (zumindest auch nur teilweise) naturbasierten Umgebung wohler fühlen und sich schneller erholen können, weil es eine Umgebung ist, die tendenziell eher ein Resonanzverhältnis ermöglicht, (Rosa zit. in Röllin, 2020) doch widerspricht dieses Wissen im Allgemeinen dem kosteneffizienten Wirtschaftlichkeitsdenken unserer Zeit. Dieser Zusammenhang wird in den neusten, exemplarischen Krankenhausdesigns sichtbar, bei denen Grünräume mit eingeplant werden. Nach Clare Hickmann, die sich eingehend mit der Geschichte der englischen Krankenhausgärten seit 1800 auseinandergesetzt hat, „weist dies auf ein erweitertes Konzept einer therapeutischen Umgebung hin, die mehr ist als klinische Effizienz und eines, dass den Garten als wichtiges Element einbezieht“ (Hickman, 2013, S. 234) [Übers d. Autorinnen]. Doch relativiert sie sogleich auch wieder, denn die Pflege von Gärten, auch wenn sie bescheiden im Ausmaß sind, ist aufwändig und kostet Geld. So verwundert nicht, dass Green Care Projekte häufig Schwierigkeiten mit der Finanzierung haben, zumal hier noch ganz andere Dimensionen als nur etwa die Pflege eines begrünten Innenhofes hinzukommen. Zu wünschen bleibt, dass den niederschwelligen (und letztendlich im Verhältnis kostengünstigen) naturgestützten Angeboten noch viel mehr Bekanntheitsgrad, allgemeine Anerkennung sowie ideelle und finanzielle Unterstützung zuteilwird. Die Verbreitung und der Erfolg der Green Care Anliegen und Angebote sollte nicht vorwiegend von einzelnen, motivierten und engagierten Personen abhängen, sondern von Institutionen, gesellschaftlichen Gruppen und letztendlich von der Gesellschaft als Ganze getragen und gefördert sein. Eine entsprechende Verankerung einzelner Green Care Fachgebiete hat bereits begonnen.

## 10.1 Literatur


Bundesamt für Statistik (Hrsg.). (2024). *Landwirtschaft. Taschenstatistik 2024.* https://www.bfs.admin.ch/asset/de/31605105

Engel, G. L. (1977). The need for a new medical model: A challenge for biomedicine. *Science, 196* (4286), 129–136.

Fuchs, T. (2022). *Verteidigung des Menschen. Grundfragen einer verkörperten Anthropologie* (4. Aufl.). Suhrkamp.

Fuchs, T. (2023). *Psychiatrie als Beziehungsmedizin. Ein ökologisches Paradigma.* Kohlhammer. https://doi.org/10.17433/978-3-17-036846-0

Gebhard, U. (1994). *Kind und Natur. Die Bedeutung der Natur für die psychische Entwicklung.* Springer. https://doi.org/10.1007/978-3-322-99678-7

Grober, U. (2013). *Die Entdeckung der Nachhaltigkeit. Kulturgeschichte eines Begriffs.* Kunstmann.

Hickman, C. (2013). *Therapeutic landscapes. A history of English hospital gardens since 1800.* Manchester University Press.

Jäkel, L. (2021). *Faszination der Vielfalt des Lebendigen. Didaktik des Draußen-Lernens*. Springer Spektrum.

Jäkel, L., Rohrmann, S., Schallies, M. & Welzel, M. (Hrsg.). (2007). *Der Wert der naturwissenschaftlichen Bildung* (Schriftenreihe der Pädagogischen Hochschule Heidelberg 48). Mattes.

Küster, H. (2013). *Am Anfang war das Korn. Eine andere Geschichte der Menschheit*. C.H. Beck.

Küster, H. (2014). *Mensch und Natur. Innovation, Ausbeutung, Übernutzung*. Murmann Publishers.

Raith, A. & Lude, A. (Hrsg.) (2014). *Startkapital Natur. Wie Naturerfahrung die kindliche Entwicklung fördert*. Oekom. https://doi.org/10.14512/9783865818928

Ritz-Schulte, G. (2014). Die Bedeutung von Naturerfahrung für die kindliche Entwicklung aus der Perspektive der Psychologie. In A. Raith & A. Lude (Hrsg.), *Startkapital Natur. Wie Naturerfahrung die kindliche Entwicklung fördert* (1. Aufl., S. 89–99). Oekom.

Röllin, O. (Moderierende). (2020, 5. Januar). *Wozu nutzt eigentlich Religion, Hartmut Rosa? Hartmut Rosa im Gespräch mit Olivia Röllin* [Podcast-Folge]. In *Sternstunde Religion*. SRF Kultur. https://www.srf.ch/audio/sternstunde-religion/wozu-nuetzt-eigentlich-religion-hartmut-rosa?id=0aa46680-d4dd-4143-ab92-e846463e5a65

Rosa, H. (2021). *Resonanz. Eine Soziologie der Weltbeziehung* (5. Auflage). Suhrkamp.

Rosa, H. (2020). *Unverfügbarkeit* (7. Aufl.). Residenz.

# Anhang

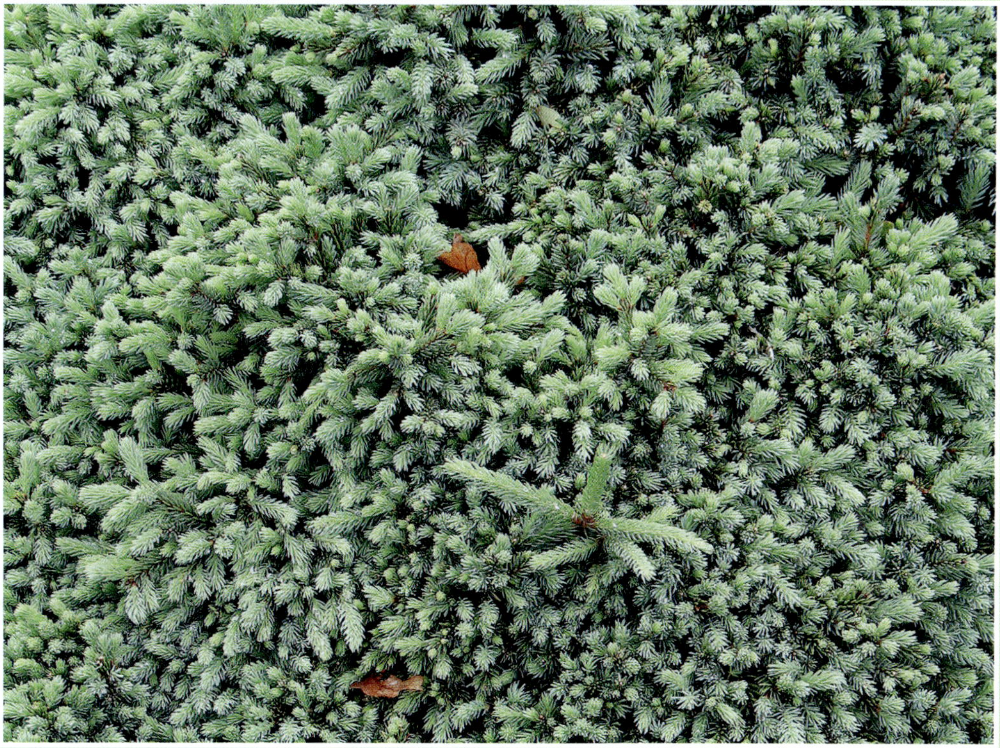

# Herausgeberinnen und Autor:innen

## Herausgeberinnen

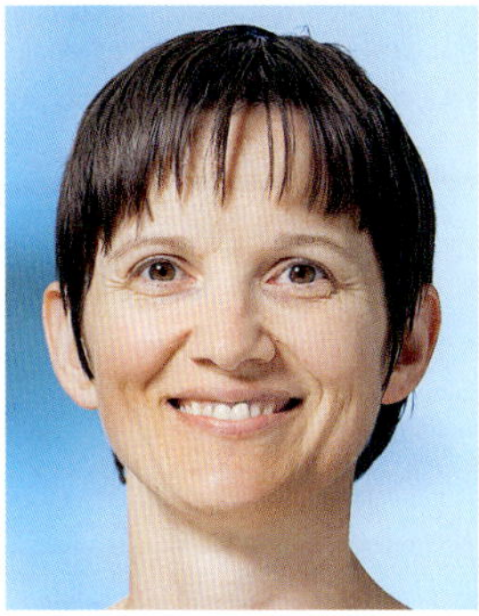

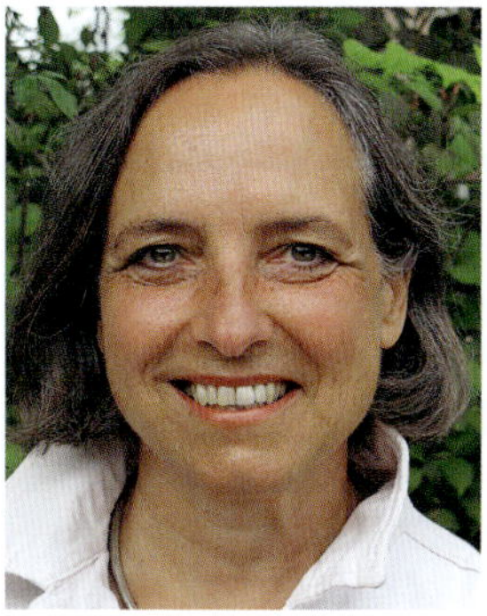

**Dorit van Meel**, Dr. biol., arbeitet an der Zürcher Hochschule für Angewandte Wissenschaften in Wädenswil (Schweiz) und der Hochschule für Agrar- und Umweltpädagogik in Wien (Österreich). Seit etwa 20 Jahren forscht, unterrichtet, betreut und schreibt sie zu verschiedenen Fachgebieten von Green Care. Sie ist Chefredakteurin der Zeitschrift GREEN CARE.
**Kontakt:** vanm@zhaw.ch

**Petra Hagen Hodgson**, Dr. phil. Kunsthistorikerin, Germanistin, BSLA, Dozentin für Stadtentwicklung und Gartengeschichte, lehrte Architektur- und Städtebaugeschichte an der University of Hong Kong, war jahrelange Auslandskorrespondentin der Zeitschrift werk, bauen + wohnen und arbeitete in einem Architekturbüro in Frankfurt am Main. Die letzten 20 Jahre leitete sie bis zu ihrer Pensionierung zuerst das Zentrum Urbane Grünräume und den Masterstudiengang Natural Ressource Sciences, später auch die Forschungsgruppe Grün und Gesundheit am Institut für Umwelt und Natürliche Ressourcen (IUNR) an der Zürcher Hochschule für Angewandte Wissenschaften (ZHAW). Heute ist sie selbstständig tätig und lebt in Zürich.
**Kontakt:** petra.hodgson@bluewin.ch

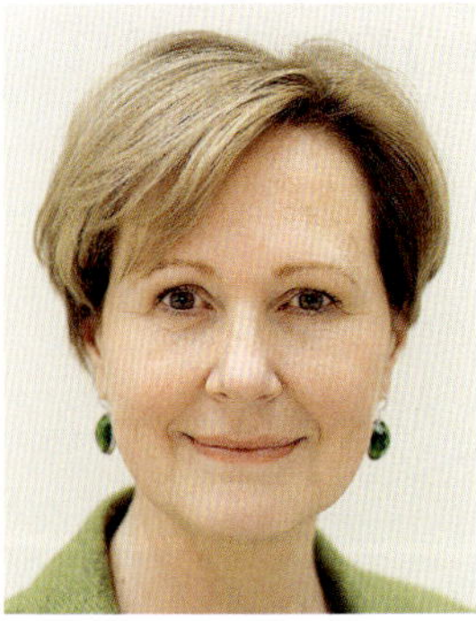

**Roswitha Wolf**, Prof. DI[in], BEd, Vizedirektorin an der Hochschule für Agrar- und Umweltpädagogik, Wien. Roswitha Wolf ist seit 2007 an der Hochschule für Agrar- und Umweltpädagogik tätig, mit Schwerpunkten in Lehre und Forschung im Bereich Natur- und Gartenpädagogik und Green Care. Bis 2020 leitete sie die Gartentherapiewerkstatt und förderte dabei regionale Projekte zusammen mit der Klinik Hietzing. Seit 2022 ist sie Vizerektorin für Lehre und Hochschulentwicklung.
**Kontakt**: roswitha.wolf@haup.ac.at

## Autor:innen

**Christina Bauernfeind**, Dr[in] med.univ., FÄ Innere Medizin, Additivfach Intensivmedizin. Initiatorin des Projektes *Garten trifft Intensivstation*. Akad, Expertin für Gartentherapie. Seit April 2023 an der 2. Psych. Abteilung Internistin und Gartentherapeutin.
**Kontakt**: christina.bauernfeind@gesundheitsverbund.at

**Andrea Göhring**, Agrartechnikerin und Fachkraft für Tiergestützte Intervention und Pionierin bei der Förderung mit Bauernhoftieren. Gemeinsam mit Jutta Schneider-Rapp hat sie zwei Bücher geschrieben und den Verein *Bauernhoftiere bewegen Menschen* (www.bauernhoftiere-bewegen-menschen.de) gegründet.
**Kontakt**: info@andrea-goehring.de, www.andrea-goehring.de

**Georg Jungnitsch**, Prof. Dr., ist Diplom-Psychologe, approbierter Psychologischer Psychotherapeut (Verhaltenstherapie) und Fachkraft für Tiergestützte Interventionen–Therapie. Bis zu seiner Pensionierung im Jahre 2021war er an der OTH Regensburg als Professor für Allgemeine Psychologie, Klinische Psychologie und Rehabilitationspsychologie tätig. Seine Lehrtätigkeit führt er bis heute zum Thema „Tiergestützte Interventionen in der sozialen Arbeit" fort. Er hat zusammen mit seiner 2021 verstorbenen Frau Silke Lederbogen das Institut ITIVV gegründet und führt dieses nun mit Unterstützung seiner jetzigen Ehefrau Marita Jungnitsch fort. Er besitzt und versorgt zusammen mit dieser eine Herde von aktuell 31 Alpakas, die nach Eignung zu Therapiebegleittieren ausgebildet sind oder werden. Bis Frühjahr 2024 führte er regelmäßig Tiergestützte Interventionen mit Alpakas am Bezirksklinikum Mainkofen durch.
**Kontakt**: info@itivv.de

**Petra Köchli**, MSc, BSc, ist wissenschaftliche Assistentin der Forschungsgruppe Grün und Gesundheit an der ZHAW und leitet den Bereich Garten und Landwirtschaft beim SAH Zentralschweiz. Sie hat Abschlüsse als MSc in Natural Resource Sciences, BSc in Kulturwissenschaften und ist ausgebildete Landwirtin EFZ.
**Kontakt**: petra.koechli@zhaw.ch

**Stefan Lirsch**, Wald- und Dipl. Montessori-Pädagoge, Dipl. Lebens- und Sozialberater, HypnoSystemischer Outdoor Coach und Dipl. Shiatsu-Praktiker. Er ist zudem Autor einiger Publikationen, hält Vorträge und gibt Seminare zu den Themen Waldpädagogik, Teambildung/Coaching, Gesundheitsförderung im Wald und LandArt.
**Kontakt:** kontakt@stefanlirsch.at | www.stefanlirsch.at

**Karoline Meixner-Katzmann**, DIin, BEd, arbeitet an der Hochschule für Agrar- und Umweltpädagogik in Wien (Österreich) und ist im Bereich Gartentherapie und Gartenpädagogik

selbständig. Seit 2006 ist sie beruflich im Bereich Gartentherapie tätig, hat an diversen Forschungsprojekten zum Thema mitgearbeitet und unterrichtet in Österreich und Deutschland. Sie ist Mit-Autorin des „Lehrbuch Gartentherapie" für den Bereich Kinder und Jugendliche.
**Kontakt:** karoline.meixner-katzmann@haup.ac.at

**Friedrich Neuhauser,** Dr.med.univ., Allgemeinmediziner, Familientherapeut. Er ist Mitinitiator des Lehrgangs Gartentherapie, Tätigkeit in der Geriatrie, Kinder- u. Jugendpsychiatrie, Anlage von Therapiegärten für geriatrische Patient:innen und Flüchtlinge am Klinikareal. Derzeit an der 2. Psychiatrischen Abteilung der Klinik Hietzing in der Tagesklinik tätig. Darüber hinaus maßgeblich am Aufbau der Gartentherapie für Patient:innen des Pavillon 1 beteiligt.
**Kontakt:** friedrich.neuhauser@gesundheitsverbund.at

**Jutta Schneider-Rapp,** Dipl. Agraringenieurin und Dipl. Journalistin. Sie ist mit zahlreichen Tieren aufgewachsen und hat zusammen mit Andrea Göhring zwei Bücher geschrieben und den Verein *Bauernhoftiere bewegen Menschen* (www.bauernhoftiere-bewegen-menschen.de) gegründet.
**Kontakt:** juschra@gmx.de, www.oekonsult-stuttgart.de

**Regina Würfl**, Allg. und Psych. Gesundheits- und Krankenpflegerin, Akad. Expertin für Gartentherapie. Sie ist Mitinitiatorin eines Therapiegartens im Otto Wagner Spital und seit 2019 maßgeblich am Aufbau der Gartentherapie für Patient:innen des Pav 1 in der Klinik Hietzing beteiligt.
**Kontakt:** regina.wuerfl@gesundheitsverbund.at

# Das Green Care-Programm des Hogrefe Verlages


## Naturgestützte Therapie/Green Care allgemein.

Breznik, M. & Adevi, A. (2022). *Naturgestützte Therapie (NBT) bei Stressfolgenerkrankungen.* Hogrefe.

Brombach, C. (2026). *Planetary Health Diet. Klimafreundliche Ernährung für Pflege-, Gesundheits- und Green-Care-Berufe.* Hogrefe. (Plan)

Bolte, G., Bunge, C., Hornberg, C., Köckler, H., Mielck, A. (2012). *Umweltgerechtigkeit – Chancengleichheit bei Umwelt und Gesundheit.* Huber.

Chalfont, G. (2009). *Naturgestützte Therapie.* Huber.

Chalfont, G. (2024). *Praxishandbuch Dementia Green Care.* Hogrefe.

Champagne, T. (2019). *Sensorische Modulation für Menschen mit Demenz. Assessments und Aktivitäten für eine sensorisch anregende Umgebung zur Bedürfnisbefriedigung und Wahrnehmungsförderung.* Hogrefe.

Fowler, S. (2013). *Sensorische Stimulation.* Huber.

Hax-Schoppenhorst. T. (Hrsg.). (2024). *Das Klimafolgen-Buch. Wie Pflege- und Gesundheitsberufe der Klima- und Biodiversitätskrise begegnen können.* Hogrefe.

Gilliard J. & Marshall, M. (Hrsg.) (2014). *Naturgestützte Pflege von Menschen mit Demenz.* Huber.

Lett, A. (2003). *Reflexzonentherapie für Pflege- und Gesundheitsberufe.* Huber.

Mahler, C. & Joos, S. (Hrsg.). (2025). *Integrative Interventionen in der Onkologie.* Hogrefe.

Marshall M. & Allan K. (2010). *«Ich muss nach Hause». Ruhelose Menschen mit einer Demenz verstehen.* Huber.

Schneider, S. (Hrsg.). (2024). *Gesundheitsrisiko Klimawandel. Ein interprofessionelles Praxis- und Beratungshandbuch.* Hogrefe.

Van Meel, D., Hagen Hodgson, P., Wolf, R. (2026). *Green Care – Lehrbuch und Praxisbuch für Grün- und Gesundheitsberufe.* Hogrefe.

Weber, E. (2027). *Biodiversität und Gesundheit.* Hogrefe. (Plan)

Zoutewelle-Moris, S. (2019). *Wenn es Schokolade regnet – 99 kreative Ideen für die Arbeit mit Menschen mit Demenz* (2. Aufl.). Hogrefe.

## Pflanzengestützte Therapie/ Gartentherapie

Bühring, U. & Sonn, A. (2013). *Heilpflanzen in der Pflege* (2. Aufl.). Huber.

Föhn, M. & Dietrich, C. (Hrsg.) (2013). *Gärten und Demenz – Gestaltung und Nutzung von Außenanlagen für Menschen mit Demenz.* Huber. (E-Book)

Gilliard J. & Marshall, M. (Hrsg.) (2014). *Naturgestützte Pflege von Menschen mit Demenz.* Huber.

Layer, M. (Hrsg.). (2014). *Praxishandbuch Rhythmische Einreibungen nach Wegman/Hauschka* (2. Aufl.). Huber.

Niepel, A. & Vef-Georg, G. (2020). *Praxishandbuch Gartentherapie* (2. Aufl.), Hogrefe.

Niepel, A. (2021). *Wohlfühlgärtnern. Wie Gärtnern glücklich und zufrieden macht.* Hogrefe.

Schneiter R. & Föhn, M. (Hrsg.). (2020). *Lehrbuch Gartentherapie* (2. Aufl.), Hogrefe.

Vogel, B. (2016). *Grün für die Seele. Menschen aufblühen lassen.* Hogrefe.

Waldboth V., Suter-Riederer S., Schneiter-Ulmann, R., Föhn, M. & Imhof, L. (2017). *Pflanzengestützte Pflege. Praxishandbuch für pflanzengestützte Pflegeinterventionen im Heimbereich.* Hogrefe.

## Tiergestützte Therapie

Frick Tanner, E.B. & Tanner-Frick R.A. (2016). *Praxis der tiergestützten Psychotherapie.* Hogrefe.

Germann-Tillmann, T., Merklin, L. & Näf, A.S. (2019). *Tiergestützte Intervention. Praxisbuch zur Förderung von Interaktionen zwischen Mensch und Tier* (2. Aufl.). Hogrefe.

Marcus, D.A. (2015). *Hundegestützte Therapie.* Hogrefe.

Schläffer, M. (2020). *Ergotherapie mit Pferd. Pferdegestützte Intervention in der Therapie.* Hogrefe

## Dementia Green Care

Chalfont, G. (2024). *Praxishandbuch Dementia Green Care.* Hogrefe.

Marshall M. & Allan K. (2010). «Ich muss nach Hause». *Ruhelose Menschen mit einer Demenz verstehen.* Huber.

Zoutewelle-Moris, S. (2019). *Wenn es Schokolade regnet – 99 kreative Ideen für die Arbeit mit Menschen mit Demenz* (2. Aufl.). Hogrefe.

## Integrative, komplementäre Therapien

Champagne, T. (2019). *Sensorische Modulation für Menschen mit Demenz. Assessments und Aktivitäten für eine sensorisch anregende Umgebung zur Bedürfnisbefriedigung und Wahrnehmungsförderung.* Hogrefe.

Gilliard J. & Marshall, M. (Hrsg.) (2014). *Naturgestützte Pflege von Menschen mit Demenz.* Huber.

Lett, A. (2003). *Reflexzonentherapie für Pflege- und Gesundheitsberufe.* Huber.

Mahler, C. & Joos, S. (Hrsg.). (2025). *Integrative Interventionen in der Onkologie.* Hogrefe.

Zusammenstellung: Jürgen Georg
(Stand: 09-2025)

# Sachwortverzeichnis

## H



## I



## K



## L